経腸栄養
100の疑問

監修 大井田尚継
編集 三松　謙司
執筆 三松　謙司　川崎　篤史　吹野　信忠
　　 木田　和利　斎野　容子　和田　裕子
　　 荒居　典子　佐伯　郁子　石黒由希子
　　 難波ひとみ　植木沙央里

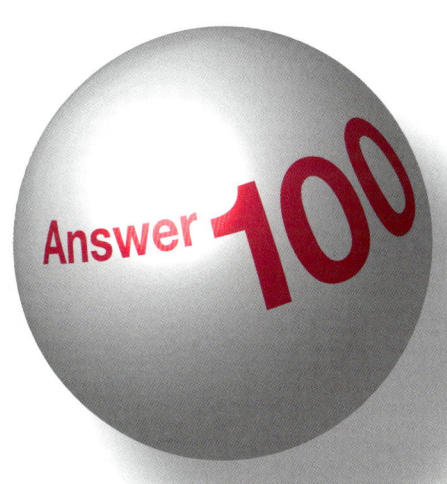

医歯薬出版株式会社

This book was originally published in Japanese
under the title of:

KEICHOU EIYOU　100 NO GIMON
(Enteral nutrition, Frequently Asked Questions)

Editor :
MIMATSU, Kenji
　Director of Surgical Oncology and Nutritional Support Team, Department of Surgery,
　Social Insurance Yokohama Central Hospital

© 2012 1st ed.

ISHIYAKU PUBLISHERS, INC.
　7-10, Honkomagome 1 chome, Bunkyo-ku,
　Tokyo 113-8612, Japan

はじめに

　栄養は，生命維持において欠かせない要素です．人間は毎日食事をし，エネルギーを摂取しています．疾病に罹患した患者さんも栄養が必要であり，入院患者さんに対する疾患や病態に見合った栄養管理は，毎日行われる必須の治療です．また，腸管は，消化と吸収に加えて人体最大の免疫臓器であり，栄養療法の原則として『If the gut works, use it !（腸が働いているなら，腸を使おう！）』とよく言われます．経腸栄養は人体の免疫を賦活化するきわめて生理的な栄養法と言えるのではないでしょうか．

　さて20年ほど前までは，入院患者さんの栄養管理と言えば静脈栄養が中心でした．特に急性期医療の栄養管理では，完全静脈栄養（TPN）が主流の時期でしたが，近年では経腸栄養法が確立し，欧米における Enhanced Recovery After Surgery（ERAS）プロトコールの広がりから，周術期における栄養管理が注目され，侵襲後早期の経腸栄養，術前経口補水が行われるようになってきました．さらに高齢化に伴い，在宅で経腸栄養管理を行う機会も増加しています．

　このような臨床栄養の在り方は，Nutrition Support Team（NST）の普及によるところが大きく，日本静脈経腸栄養学会（JSPEN），日本病態栄養学会，日本外科代謝栄養学会などの栄養に関する学会や研究会が多く開催されています．加えてJSPENでは，NST稼働施設を認定しNSTの普及と啓蒙を行っており，当院（社会保険横浜中央病院）も2009年1月にNST稼働認定施設を取得し，日々のNST活動を行ってきました．

　本書は，当院での2008年3月からのNST活動における院内経腸栄養マニュアルの作成を通して，勉強会や回診時にスタッフのメンバーが疑問に感じたことをまとめた経腸栄養管理のQ&A集です．医師，看護師，栄養士，薬剤師，臨床検査技師が参加するNST回診では，各職種が異なった疑問をもったり，知らなかった知識を披露しあったりと，刺激的なことが多々あります．このような日常診療とNST回診における疑問を整理し，科学的根拠を網羅して，経腸栄養管理に関するQ&A集を各職種で書き上げました．内容については，施設により異なる部分や科学的根拠が明確でない項目もあると思いますが，一般病院での経腸栄養管理としては標準的なものと考えています．

　NSTが普及するとともに，栄養管理はNST任せのような風潮も感じることがありますが，どのような患者さんにも必要な治療が栄養管理であり，患者さんに関わるすべての職種が精通しているべきものではないでしょうか．

　本書が，栄養管理に携わる多くの方々のお手元で，また実際の臨床現場において，経腸栄養管理を行うために役立つことになれば幸いです．

2012年9月

社会保険横浜中央病院　化学療法科部長・NST部長・外科医長

三松 謙司

発刊によせて

　本書を編集された三松謙司氏は，卓越した手術の手腕と幅広い学識を持つ気鋭の外科医である．三松氏は，手術の成果を左右することになら，何ごとにも情熱を持って取り組んできた．その1つが本書の主題である経腸栄養管理である．

　本書には2つの特徴がある．第1の特徴は，医師だけでなく，いろいろな職種の方々が執筆に参加していることである．三松氏は，皆と一緒に回診やカンファレンスを行って，もっとも優れた経腸栄養管理の確立を目指してきた．本書は，そんなチーム医療の現場を活字にしたものだと言ってよい．

　第2の特徴は，これを執筆した方々が，経腸栄養管理だけを専門にしているわけではないことである．三松氏はもちろん，皆それぞれが多忙な日常の業務を幅広く担っている．昨今は，何ごとにつけ，それを専門にしている職種に判断を委ねてしまう風潮がある．そうすれば，自分は責任を逃れられるからである．しかし，それでは本当のチーム医療が実を結ぶことはない．少しでも自分の業務に関連するなら，できる限り関与しようとする姿勢が必要である．本書は，そのようなチーム医療の精神も教えてくれる．

　この2つの特徴のおかげで，本書は，現場でなければ気づかない経腸栄養管理のコツをわかりやすく解説したものになっている．

　職種を問わず，経腸栄養管理の教科書ないしは参考書としておおいに役立つはずである．それとともに，チーム医療の現場とその精神に触れていただけると確信している．

2012年9月

日本大学医学部長・大学院医学研究科長
脳神経外科　主任教授

片山容一

推薦のことば

　消化器外科患者の予後やQOLは，周術期管理法の改良や新規薬剤の開発などにより飛躍的に改善してきた．そのなかでも，栄養管理は生命維持には欠かせない根幹をなすものである．患者さんが自分の口から食物を摂取できることは大きな喜びであり，そのために消化器外科医は，より良い再建法を吟味して手術を施行している．そして，経口摂取への過程として，自分の腸管で消化吸収することができる経腸栄養は生理的に理にかなっており，非常に有用かつ重要な治療法である．

　本書の編者であり著者である三松謙司先生は，卓越した外科医であるだけでなく，化学療法やNSTにも精通しておられる．先生が豊富な知識と経験のもとに行っている術前・術中・術後の状況に則した治療こそ，まさに消化器外科の本質を捉えた診療といえるであろう．外科医は生命の根源に思いを馳せることもある．三松氏もきっとそうであったに違いない．

　本書「経腸栄養　100の疑問」は，そのような消化器外科医が編集した著書ゆえに，これまでにない説得力を有している．実際の診療に則した内容であるために，これから経腸栄養管理を勉強しようと思っている入門者があらかじめ読んでおくと，現場で戸惑うことが少ないと思う．さらに，他人には聞きづらいけれど知りたい経腸栄養のポイントがわかりやすく示されており，日常的に経腸栄養管理を行っている医師もなるほどと思わされる内容である．

　経腸栄養管理では，消化器外科医はもちろんのこと，栄養科やリハビリテーション科など多くの職種がかかわるチーム医療が欠かせない．本書を編集する過程は，チーム医療としての総合力をいかに引き出すかをも示しているように思われ，編者はマネジメントの難しさも体験されたのではとそのご苦労に敬意を表する．三松氏の努力の結晶である本書は，当然のことながら医師ばかりでなく栄養管理に携わるあらゆる職種の方々にも配慮したわかりやすい内容となっているのが特徴である．

　本書は時代に則した，しかも消化器外科医ならではの観点から書かれた栄養管理の名著である．本書は優れた経腸栄養管理の手引書であるのみならず，多職種によるチーム医療を推進するためのヒントもふんだんに盛り込まれている．医師とあらゆる医療職がそれぞれの能力を発揮し，よりよい経腸栄養管理を行う参考にしていただければと祈念している．

2012年9月

日本大学医学部消化器外科　教授

高山忠利

推薦のことば

効果的な NST 活動に向けた実践書として推薦します

　本書は，社会保険横浜中央病院における 4 年余にわたる NST 活動の経験から得られた成果を，チームの構成員が Q & A の形で取りまとめたものです．院内に定着した日常的な NST 活動の中から，経腸栄養の基本的考え方，各種栄養法の実施手順と適応範囲，栄養剤の種類と使用方法，合併症とその対処法，各種疾患や病態への効果と留意点など，臨床現場で NST に取り組む上で問題となる 100 項目について解説し，有効な経腸栄養の実施に向けた指針を示しています．

　チーム医療は，今後の医療における基本的な潮流の 1 つとなっています．なかでも NST 活動は最も成果の上がる領域の 1 つとして，多くの病院が取り組んでいます．本書が，これら NST 活動に取り組まれようとしている病院のみならず，広く栄養管理に携わる方々にとって，大いに役立つものと確信いたします．

　また，高齢の患者・療養者が急増することが見込まれるこれからの時代にあって，医療関係者のすべてが栄養管理の意義と必要性を知ることが求められており，その格好の手引書として，本書を強く推薦したいと思います．

2012 年 9 月

社会保険横浜中央病院　病院長

大道　久

監修者・編集者・執筆者 一覧

監 修	大井田尚継（おおいだたかつぐ）	社会保険横浜中央病院	外科主任部長
		日本大学医学部兼任講師	

編 集	三松 謙司（みまつけんじ）	社会保険横浜中央病院	化学療法科部長・NST 部長・外科医長
		日本大学医学部兼任講師	

執筆者	三松 謙司（みまつけんじ）	社会保険横浜中央病院	化学療法科部長・NST 部長・外科医長
		日本大学医学部兼任講師	
	川崎 篤史（かわさきあつし）	社会保険横浜中央病院	大腸・肛門外科医長
	吹野 信忠（ふきののぶただ）	社会保険横浜中央病院	外科医員
	木田 和利（きだかずとし）	社会保険横浜中央病院	外科医員
	斎野 容子（さいのようこ）	社会保険横浜中央病院	管理栄養士・NST 専門療法士
	和田 裕子（わだゆうこ）	社会保険横浜中央病院	管理栄養士
	荒居 典子（あらいのりこ）	社会保険横浜中央病院	薬剤師・NST 専門療法士
	佐伯 郁子（さえきいくこ）	社会保険横浜中央病院	皮膚排泄ケア看護認定看護師
	石黒由希子（いしぐろゆきこ）	社会保険横浜中央病院	摂食・嚥下障害看護認定看護師
	難波ひとみ（なんば）	社会保険横浜中央病院	看護師
	植木沙央里（うえきさおり）	社会保険横浜中央病院	看護師

目次　　**経腸栄養　100の疑問**

はじめに ··· iii
発刊によせて ··· v
推薦のことば ·· vii
推薦のことば ·· ix
監修者・編集者・執筆者　一覧 ··· x

1　経腸栄養はなぜ有用なのですか？ ··· 1
2　経腸栄養はどこから投与しますか？ ·· 4
3　経腸栄養の適応は？ ·· 6
4　経腸栄養の禁忌は？ ·· 8
5　経腸栄養の歴史について教えてください．いつから経腸栄養は始まったのですか？ ··· 10
6　経鼻胃管による経腸栄養の適応は？ ··· 12
7　経鼻胃管チューブ挿入時の注意点は？ ·· 14
8　経鼻経管栄養で使用するチューブの選択は？ ································· 16
9　経鼻胃管チューブの固定法はどうすればよいですか？ ···················· 19
10　経鼻胃管栄養時の合併症で注意することは何ですか？ ···················· 20
11　nasogastric tube syndromeとは何ですか？ ································· 22
12　経腸栄養チューブ閉塞の対処法はどうすればよいですか？ ·············· 24
13　外科的胃瘻の適応と造設方法は？ ·· 27
14　PEGによる経腸栄養の適応と禁忌は？ ··· 30
15　PEGの種類にはどのようなものがありますか？ ····························· 33
16　PEGの造設にはどのような方法がありますか？ ····························· 36
17　PEGカテーテルの交換は，いつ・どのようにして行いますか？ ········ 40

18	胃切除後の患者にPEG造設は可能ですか？	42
19	脱胃瘻（胃瘻からの解放）のタイミングは？	44
20	PEG造設時の看護ケアについて教えてもらえませんか？	47
21	PEG周囲のスキンケアはどのようにしますか？	51
22	PEG瘻孔部感染に対する予防とケアはどうすればよいですか？	54
23	PEG周囲の不良肉芽に対するケアはどうすればよいですか？	56
24	外科的空腸瘻の適応と造設方法は？	58
25	空腸瘻の入れ替えはできますか？	60
26	PEG-Jとはどのような栄養投与方法ですか？	62
27	PTEGとはどのような栄養投与方法ですか？	64
28	投与エネルギーと三大栄養素の投与量はどのようにして決定するのですか？	67
29	経腸栄養の投与時に必要な物品には何がありますか？	71
30	経腸栄養の投与前に確認することは何ですか？	75
31	経腸栄養の投与手順はどうしますか？	76
32	経腸栄養剤の投与量と投与速度はどのように決定すればよいですか？	78
33	経腸栄養投与時にポンプは必要ですか？	80
34	経腸栄養施行時の追加水は，いつ・どのように投与したらよいですか？	82
35	経腸栄養剤を水で希釈してもよいですか？	84
36	経腸栄養施行時に口腔ケアは必要ですか？	86
37	経腸栄養剤の種類にはどのようなものがありますか？	89
38	成分栄養剤はどのようなときに使いますか？	92
39	消化態栄養剤はどのようなときに使いますか？	94

40	半消化態栄養剤はどのようなときに使いますか？	96
41	immunonutrition とは何ですか？	99
42	免疫増強・調節経腸栄養剤にはどのようなものがありますか？	102
43	GFO® とは何ですか？　どのようなときに使いますか？	105
44	プロバイオティクス・プレバイオティクスとは何ですか？	107
45	シンバイオティクスとは何ですか？	109
46	食物繊維はなぜ必要なのですか？　すべての栄養剤に含まれていますか？	111
47	経腸栄養剤にはどうして薬品扱いと食品扱いがあるのですか？	115
48	半固形化栄養材とは何ですか？	117
49	市販されている半固形化栄養剤にはどのような種類がありますか？	119
50	半固形化栄養材短時間注入法とそのメリットは何ですか？	122
51	半固形化栄養材の投与方法と手順はどのようなものですか？	125
52	半固形化栄養材投与時の水分補給はどのようにすればよいですか？	127
53	半固形化栄養材の投与ルートに制限はありますか？	130
54	経腸栄養投与時によく起こる合併症は何ですか？	132
55	経腸栄養を開始するときに注意しなければならない合併症は何ですか？	135
56	経腸栄養施行中に下痢が起こる原因は何ですか？	137
57	経腸栄養剤に関連のある下痢の対処方法は？	139
58	経腸栄養剤に関連のない下痢の対処方法は？	141
59	経腸栄養施行中に便秘が起こる原因は何ですか？	143
60	便秘時の対処方法は？	145

61	経腸栄養で腹部膨満になるのはなぜですか？	147
62	腹部膨満時の対処方法は？	148
63	経鼻経管栄養で誤嚥しやすいのはなぜですか？	150
64	経口摂取困難患者の栄養投与方法は経鼻胃管とPEG，どちらを選択するのがよいですか？	152
65	嚥下障害患者への補助経管栄養投与にはどのような方法がありますか？	154
66	経鼻経管チューブ留置中の経口摂取は禁忌ですか？	157
67	気管切開患者の嚥下訓練や経口摂取で注意することは何ですか？	159
68	経腸栄養投与中の低Na血症はどうして起こるのですか？	162
69	経腸栄養投与中にビタミン欠乏になりますか？	166
70	経腸栄養投与中に微量元素欠乏になりますか？	169
71	経鼻経管栄養中の薬剤投与はどのように行うのですか？	173
72	簡易懸濁法とはどのような方法ですか？	175
73	抗菌薬投与時に耐性乳酸菌製剤を使うのはなぜですか？	177
74	耐性乳酸菌製剤を使用したほうがよい抗菌薬は何ですか？	179
75	経口抗癌剤を簡易懸濁法により経管チューブから投与してもよいですか？	181
76	腎疾患（透析・非透析）のときに使用できる経腸栄養剤は何ですか？	183
77	糖尿病に対して血糖を考慮した経腸栄養剤は何ですか？	187
78	肝疾患のときに使用できる栄養剤は何ですか？	190
79	呼吸不全のときに使用できる栄養剤は何ですか？	193
80	脳血管障害患者に対する経腸栄養で注意することは何ですか？	199
81	胃食道逆流現象における経腸栄養で注意することは何ですか？	202

82	クローン病に経腸栄養は有用ですか？	204
83	潰瘍性大腸炎に経腸栄養は有用ですか？	206
84	狭窄を有する大腸癌に経腸栄養は有用ですか？	208
85	急性膵炎では経腸栄養を行ってもよいのですか？	210
86	術前患者の栄養管理にはどのような栄養剤を使用したらよいですか？	213
87	ERAS（イーラス）における経腸栄養の役割は何ですか？	216
88	経口補水療法（oral rehydration therapy：ORT）とは何ですか？	220
89	早期経腸栄養は有用ですか？	224
90	食道切除術の栄養管理に経腸栄養は有用ですか？	227
91	胃全摘術後に経腸栄養は必要ですか？	230
92	膵頭部十二指腸切除術後の栄養管理に経腸栄養は有用ですか？	232
93	縫合不全発生時にも経腸栄養は施行可能ですか？	235
94	短腸症候群で経腸栄養は施行可能ですか？	239
95	褥瘡に有用な栄養剤はありますか？	242
96	oral nutritional supplements（ONS）とは何ですか？	247
97	癌化学療法時の口内炎に対して有用な経腸栄養剤はありますか？	249
98	癌悪液質に有用な経腸栄養剤はありますか？	254
99	癌終末期の患者に対して経腸栄養は有用ですか？	259
100	在宅経腸栄養に移行する際の注意点は何ですか？	263

おわりに 265
索引 267

Q1 経腸栄養はなぜ有用なのですか？

A 経腸栄養には，腸管免疫能の維持，bacterial translocation の回避，代謝亢進の抑制，腸管運動の維持などの有用性があり，また，静脈栄養と比較するとカテーテル感染がないことや，安価である，という利点がある．

腸管の役割は，消化・吸収に加えて人体最大の免疫臓器であり，免疫の司令塔である[1]．腸管は粘膜および粘液により外界からの細菌や毒素，アレルゲンの体内への侵入を阻止している．さまざまな細菌，ウイルス，食物蛋白などに曝されている腸管は，これらの取り込みの善し悪しを判断する機構を備えており，"第2の脳"ともいわれている．また，栄養療法の大原則は，"If the gut works, use it！"（腸が働いているなら，腸を使おう！）であり，腸管を使用した栄養管理にはさまざまな利点がある．

静脈栄養と比較した場合の経腸栄養の利点としては，
① 腸管粘膜の萎縮を予防し維持する
② 腸管免疫能を維持し，bacterial translocation を予防する
③ 腸蠕動運動や消化管ホルモン分泌などの消化管生理機能を維持する
④ 胆汁うっ滞の回避
⑤ 侵襲時における代謝亢進や筋蛋白崩壊の抑制
⑥ 中心静脈カテーテル挿入に関する合併症（気胸，カテーテル感染）の危険性がない
⑦ 長期管理が容易である
⑧ 安価である
などがあげられる[2]．

腸管粘膜の維持

絶食や手術，外傷などのストレスにより腸管自体に栄養がゆきわたらないと，小腸の微絨毛の丈が低くなり，腸管の粘膜は廃用萎縮する[3]．腸管粘膜が萎縮すると，腸管内抗原に対する免疫応答の開始部位である腸管関連リンパ組織（gut associated lymphoid tissue：GALT）（小腸にあるパイエル板とよばれるリンパ小節と腸間膜動脈の根部にある腸間膜リンパ節とよばれるリンパ節群の総称）の機能が低下し，腸管免疫能が低下する．腸管粘膜萎縮に対しては，経腸栄養や経口栄養による腸管内栄養を行うことで腸管粘膜の萎縮は防止される．また，水溶性

食物繊維(ペクチン，グアーガムなど)(Q46参照)の投与が腸絨毛の萎縮を改善させることが知られている[4]．

栄養剤では，天然食品＞半消化態栄養剤＞成分栄養剤の順に腸粘膜萎縮が予防される．

■ 腸管免疫能の維持

腸管には体全体の約半分のリンパ球，免疫グロブリンが存在している．しかし，腸管粘膜が萎縮し，GALTの機能が低下すると，小腸にあるリンパ組織のパイエル板における分泌型IgA産生能が低下し腸管の防御機能が障害される．これにより腸管内のエンドトキシンやバクテリアが門脈，リンパ管経由で全身に移行するbacterial translocationの発生リスクが増加する．経腸栄養を行うことで，腸管粘膜防御機能や免疫能が維持され，bacterial translocationが回避できると考えられる．

■ 消化管生理機能の維持

術後腸管麻痺予防には，早期離床と歩行が有効であると信じられているが，実際には明確なエビデンスはない．開腹術後に少なくとも約70 mの歩行を行っても腸蠕動運動の回復は促進されないことが電気生理学的に証明されている[5]．一方で，経腸栄養の投与自体が，術後麻痺性腸閉塞を予防する有効な治療手段であるとの報告[6]があり，経腸栄養が腸蠕動運動に影響を与えると考えられる．

また，腸管内に経腸栄養を投与することで，消化管ホルモンの分泌を刺激することができる．さらに，早期に経腸栄養を行うことにより侵襲によるストレスホルモンの分泌を抑制する効果もある．熱傷後では，空腸粘膜重量や粘膜の厚さとストレスホルモンの分泌量との間に逆相関がみられることが報告されている[7]．このため，経腸栄養により腸管粘膜萎縮を予防すれば，ストレスホルモン分泌を抑制できることが考えられる．

■ 胆汁うっ滞の回避

静脈栄養では投与した量の成分がすべて体内に入るため，肝臓での代謝に負担がかかるが，経腸栄養では，生体の吸収能に応じて栄養素を吸収するため肝臓代謝に負担がかからず，肝機能障害や胆汁うっ滞が少ないと考えられている．また，経腸栄養により腸管蠕動が促されることで，腸肝循環が改善されて胆汁の十二指腸への排出がよくなり，胆汁うっ滞を回避すると考えられる．

■ 代謝亢進や筋蛋白崩壊の抑制

生体が侵襲を受けると神経内分泌反応が活性化され，血中にストレスホルモン(カテコールアミン，グルカゴン，コルチコイド)が増加し，その作用により筋肉が崩壊する．経腸栄養は，侵襲後のストレスホルモン分泌を抑制し，筋蛋白の崩

壊を防止する効果がある．

　このように，経腸栄養の有用性は多岐にわたる．臨床的には，手術，外傷，感染症などの侵襲を受けた急性期患者や，在宅や施設などでの長期にわたる栄養管理として有用性がある．腸管の消化・吸収機能が正常に働いていれば，腸管を使用した経腸栄養を施行することを常に念頭において栄養管理を行うべきである．

（三松謙司）

文　献

1) 清野　宏：今なぜ粘膜免疫なのか―その特徴と未来性―　生体防御の最前線．粘膜免疫　腸は免疫の司令塔．清野　宏，他編，中山書店，東京，2005，p2-30．
2) 井上善文：経腸栄養法の意義．経腸栄養剤の種類と選択．井上善文，他編，フジメディカル出版，大阪，2005，p9-15．
3) 大熊利忠：経腸栄養法の適応と投与方法．キーワードでわかる臨床栄養．改訂版，大熊利忠 編，羊土社，東京，2011，p157-168．
4) 髙橋秀久：水様性食物繊維の新しい機能．化学と生物，**33**：87-289，1995．
5) Waldhausen, J. H., Schirmer, B. D.: The effect of ambulation on recovery from postoperative ileus. *Ann Surg*, **212**：671-677, 1990.
6) Holte, K., Kehelt. H.: Postoperative ileus : a preventable event. *Br J Surg*, **87**：1480-1493, 2000.
7) Mochizuki, H., Trocki, O., Dominiori, L.: Mechanism of prevention of post burn hypermetabolism and catabolism by early enteral feeding. *Ann Surg*, **200**：279-310, 1984.

Q2 経腸栄養はどこから投与しますか？

A 経口摂取が不可能な患者への栄養補給は，腸管への栄養カテーテルの留置や消化管瘻を造設して栄養剤を投与することで行われる．消化管への経腸栄養アクセスには，さまざまな方法があり，患者の病態や全身状態を考慮して決定される．

　腸管は，人体で最も大きな免疫臓器としてさまざまな病原体や毒素，アレルゲンからその侵入を阻止し，消化・吸収機能が正常に働いているかぎり，正常な免疫機能を果たし，生体の防御機能を司っている．したがって，人体への栄養投与は，可能なかぎり消化管を使用することが望ましいと考えられる．

　経口摂取が困難，あるいは不十分な患者への栄養補給には，消化管を使用した経腸栄養が推奨され，経腸栄養は，消化管機能を維持し，生体の免疫機能を正常に保つ栄養法である．

　経腸栄養を投与するためのアクセスルートには，経鼻や胃瘻，空腸瘻，食道瘻など瘻孔から投与する方法があり，投与臓器は胃もしくは空腸である（**図 2-1**）．

　以下に栄養補給のアクセスルートを列記する[1]．

■ 栄養補給アクセスルート

1） **経口摂取**
嚥下機能が正常なときに，補食として経腸栄養剤を摂取する．

2） **経鼻経管栄養法**
　① 経鼻胃管栄養法
　② 経鼻十二指腸・経鼻空腸栄養法

3） **経瘻孔法による栄養法**
　① 食道瘻
　　PTEG（percutaneous endoscopic trans esophageal gastrotubing）
　② 胃瘻
　　PEG（percutaneous endoscopic gastrostomy）
　　PEG-J（percutaneous endoscopic gastrostomy with jejunal extension）
　③ 空腸瘻
　　Direct PEJ（direct percutaneous endoscopic jejunostomy）

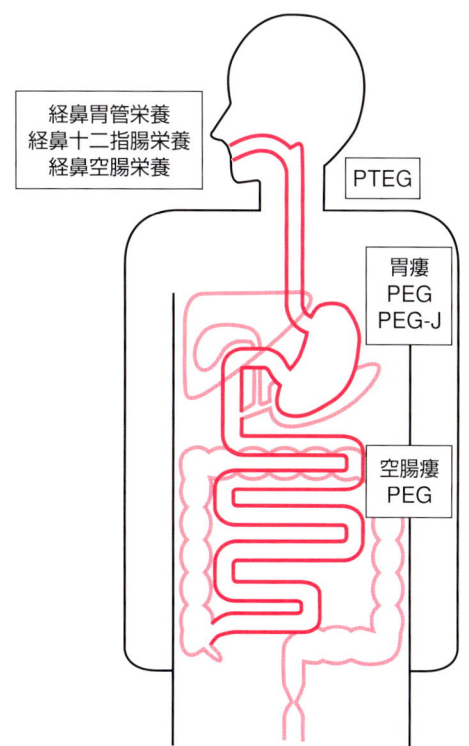

図 2-1　経腸栄養の投与経路

　これらのアクセスルートは，消化管のどのレベルが機能しているのかを評価することにより決定される．

　嚥下障害のみがあり，食道以下の消化管機能が正常であれば経鼻胃管や経食道瘻，食道機能が不完全な場合（アカラシアなど）や食道の通過障害（食道癌など）があれば胃瘻，胃の障害がある場合（胃切除後や胃食道逆流など）は腸瘻が選択される．また，経腸栄養が4～6週間以上と長期になる場合には経鼻胃管を胃瘻や腸瘻に変更する必要もある．このように，アクセスルートの選択は，患者の病態と全身状態を考慮して決定される．

（三松謙司）

文　献

1) 日本静脈経腸栄養学会，日本外科代謝栄養学会：経腸栄養．経腸栄養のアクセスと栄養剤の選択（PEG を含む）．NST 医師教育セミナー・入門編．2008, p140-151.

Q3 経腸栄養の適応は？

A 経腸栄養の適応は広く，「腸管が一部でも機能していれば経腸栄養の適応」といわれている．

わが国では，日本静脈経腸栄養学会のNSTプロジェクトにより「When the gut works, use it! 腸が機能しているときは腸を利用すること」という教えが浸透している．

ASPENガイドラインには，栄養療法と投与経路のアルゴリズム（**図 3-1**）[1]が示されており，消化管が安全に使用できるか否かが選択の判断基準となる．消化管が安全に使用できる場合には，経腸栄養法が第一選択になる．一方，消化管が使用できないか，または使用しないほうが望ましいと判断された場合には静脈栄養が選択される．経腸栄養は，比較的短期間の場合，4週間以内では経鼻経管栄養

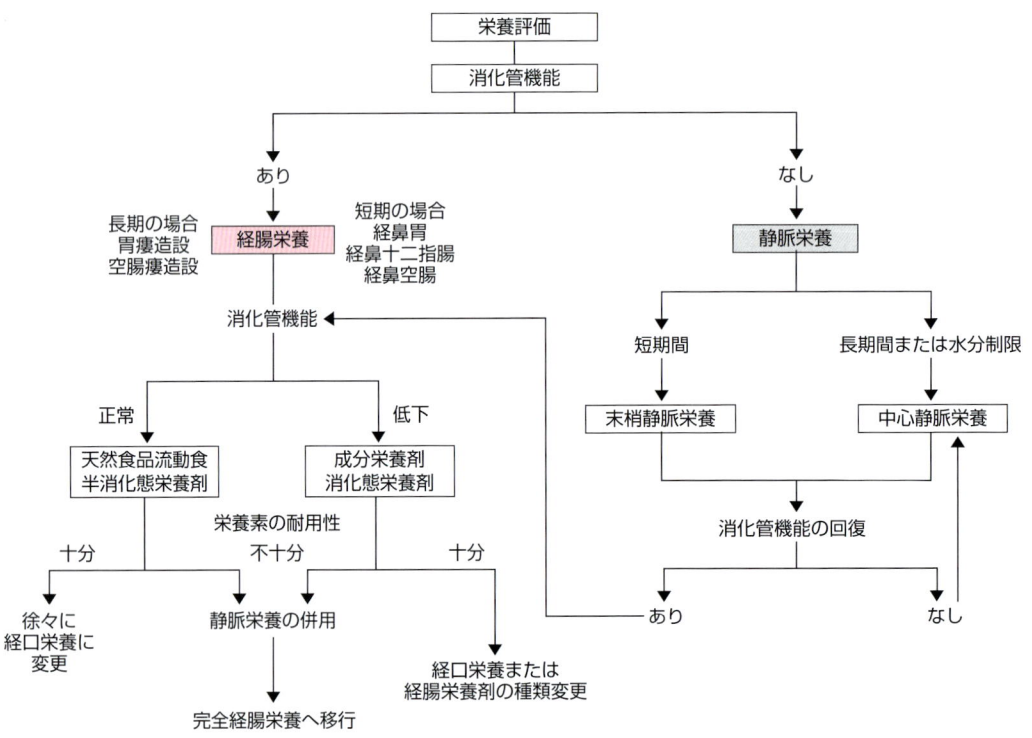

図 3-1　経腸栄養の投与経路

表 3-1　経腸栄養の適応疾患

1．経口摂取が不可能または不十分な場合 　（1）上部消化管の通過障害 　　　食道癌，胃癌など 　（2）手術後（食道癌，胃癌，膵癌など） 　（3）意識障害（脳血管疾患など） 　（4）化学療法・放射線治療中 　（5）神経性食思不振症 2．消化管の安静が必要な場合 　（1）上部消化管術後 　（2）消化管外瘻（排液量が少ない場合） 　（3）消化管縫合不全 　（4）急性膵炎 　（5）炎症性腸疾患（クローン病，潰瘍性大腸炎）	3．吸収不良症候群 　　短腸症候群（小腸が30 cm以上残存）， 　　盲管症候群，慢性膵炎，放射性腸炎など 4．代謝亢進状態 　　重症外傷，重症熱傷など 5．肝障害，腎障害 6．呼吸不全，糖尿病 7．その他の疾患 　　蛋白漏出性胃腸症，アレルギー性腸炎 8．術前，検査前の管理

を行い，それ以上の長期になる場合には胃瘻や腸瘻などの瘻孔法を選択する．

経腸栄養の適応疾患（**表 3-1**）には，

① 経口摂取が不可能または不十分となるような疾患や病態（食道癌や膵癌などの高度侵襲を受ける手術後，意識障害のある脳血管疾患）

② 消化管の安静が必要となる病態（消化管外瘻，消化管縫合不全，急性膵炎）

③ 消化管の消化・吸収が不良である病態（短腸症候群，炎症性腸疾患，放射線性腸炎）

④ 高度の代謝亢進状態となる病態（重症外傷や重症熱傷）

などがある．

しかし，これらの適応も病態によっては静脈栄養を併用して栄養療法を行うことがある．また，在宅などでの慢性的な栄養管理では，長期の栄養補助や衛生管理の面からも静脈栄養に比較して経腸栄養が有用である．

（三松謙司）

文　献

1) ASPEN Board of Directors：Guidelines for the use of parenteral and enteral nutrition in adult and pediatric patients. *JPEN*, **26**(Suppl)：8SA, 2002.

Q4 経腸栄養の禁忌は？

A 経腸栄養法は，腸管を介して行う栄養方法であるため，腸管の消化吸収機能が極端に低下もしくは廃絶している病態では施行することができず，禁忌となる．

■ 経腸栄養の禁忌

　経腸栄養の禁忌は，腸管の消化吸収機能が低下もしくは廃絶しているために腸が使用できない病態である(**表 4-1**)[1]．特に，消化管機能が廃絶している場合や，腸管の完全閉塞による通過障害がある場合は禁忌である．具体的な病態としては，癌などによる消化管の機械的完全閉塞，麻痺性腸閉塞，消化管出血，難治性下痢症や急性腸炎による激しい下痢，難治性嘔吐症，炎症性腸疾患の急性増悪期，排液量が多い消化管外瘻，ショック状態や多臓器不全などがある．

　しかし，癌による消化管閉塞では，閉塞部位によっては，閉塞部位を越えて肛門側にチューブを留置できれば可能な場合もある．術後消化管縫合不全でも，瘻孔化し消化管外瘻となった状態では，経腸栄養を施行することがあるが，排液量が 1 日 500 mL 以上のハイアウトプットでは，水分・電解質・栄養素の喪失が多く，全身状態の悪化を招きやすいため，消化液流出に伴う脱水や電解質喪失に注意する必要がある[2]（Q93 参照）．

　ショック状態や多臓器不全における厳重な呼吸器管理では，厳密な水分・電解質管理が必要であるため静脈栄養が選択される．また，重症急性膵炎では，膵外

表 4-1　経腸栄養の禁忌

- 癌などによる腸管の機械的完全閉塞
- 麻痺性腸閉塞
- 消化管出血
- 難治性下痢，急性腸炎による激しい下痢
- 難治性嘔吐
- 炎症性疾患の急性増悪期
- 排液量が多い消化管外瘻
- ショック状態，多臓器不全

表 4-2　経腸栄養の効果が期待できない病態

- 術後 1 週間以内に経口摂取可能
- 残存小腸 30 cm 以下の短腸症候群
- 化学療法や放射線療法による高度の腸管障害
- 癌終末期で予後がきわめて悪い場合

分泌を刺激させないために静脈栄養が施行されてきたが，経腸栄養の投与部位を空腸とし，成分栄養剤などの膵外分泌を刺激しない組成の栄養剤を投与することで，静脈栄養よりも腸管のバリア機能や免疫機能を維持でき，経過が良好であると報告されている[3]（Q85 参照）．

禁忌ではないが経腸栄養の効果が期待できない病態

　経腸栄養の効果が期待できない病態として，術後 1 週間以内に経口摂取が可能になる場合，残存小腸の長さが 30 cm 以下の短腸症候群の場合，癌化学療法や放射線療法による腸管障害が強い場合，癌終末期などの予後がきわめて不良な場合，などがある（**表 4-2**）．

　経腸栄養が禁忌となる病態もさまざまであり，個々の患者の基礎疾患，病態，腸管の消化吸収機能を判断して慎重に施行する必要がある．

（三松謙司）

文　献

1) 城谷典保：経静脈・経腸栄養のすべて．メディカルフレンド社，東京，2001，p11-15．
2) 橋口陽二郎，上野秀紀，神藤英二，他：術後合併症発生時の栄養療法．特に縫合不全発生時．臨床外科，**66**：770-775，2011．
3) Pennington, C. R.: Feeding the inflated pancreas. *Gut*, **42**：315-316, 1998.

Q5 経腸栄養の歴史について教えてください．いつから経腸栄養は始まったのですか？

A 経腸栄養は紀元前のエジプトやギリシアですでに行われていたとされている．上部消化管からの栄養剤の注入は，1598年にCapivacceusにより行われ，現在の経鼻胃管法は1917年にMoreにより初めて行われた．1950年代に宇宙食の開発が契機となって経腸栄養剤の評価が高まり，さまざまな栄養剤の開発と有用性が検討されるようになり，現在にいたっている．

表 5-1　経腸栄養の歴史的経過

海　外	西暦	日　本
エジプトやギリシアで筒を使って卵やミルクをワインに混ぜて注腸していた．	紀元前	
Capivacceusが嚥下障害患者に動物の膀胱で袋を作り栄養剤を入れ，チューブで食道に栄養剤を注入した．	1598年	
Fabriciusが破傷風患者に小型銀製チューブを鼻に挿入して栄養治療を行った．	1617年	
John Hunterが柔軟性カテーテルを胃に挿管する方法を考案．	1776年	
John Hunterが鯨のひげとウナギの皮で精巧なチューブを作り嚥下筋麻痺患者に経管栄養を行った．	1793年	
	1817年	吐法論（喜多村県良）に竹筒を使った薬餌補給法が紹介された
	1878年	「海軍医療機器給与規定」に胃喞筒（カテーテル）の記載があり，ゴム製の弾性カテーテルが使用されていた．
Buschがウシに刺された患者の空腸から直接栄養補給を行った．	1885年	
Clement Dukesはゴム製のチューブで，食事摂取困難者の食道栄養を行った．	1887年	
	1888年	瀬尾原如は「人工胃瘻の説」で多くの人工胃瘻造設患者の栄養法と術後経過を記した．
Moreが現在行われている経鼻経管栄養を初めて行った．この患者は21年7カ月経管栄養が行われ，84歳で死亡した．	1917年	

表 5-1　経腸栄養の歴史的経過(つづき)

海　外	西暦	日　本
Levin チューブ開発	1921 年	
Parerira が初めて癌終末期患者に，経管栄養で蛋白質 210 g を含む 3,500 kcal の栄養を強制的投与して，体重増加と食欲増進させることを報告した．	1955 年	
Abbott-Rawson チューブ開発	1939 年	
J. P. Greenstein が化学的既成食 Chemically Defined Diet（CDD）を開発．M. Winitz が NASA と宇宙食，低残渣食を共同開発し CDD を発展させた．	1957 年	
	1958 年	第 1 回栄養談話会でチューブ栄養の実際として使用するチューブや栄養物について報告された．
	1961 年	第 8 回栄養談話会で経管栄養法の欠点に対してバロンのフードポンプの使用が報告された．
Stephans は消化管術後の縫合不全の治療に CDD を使用し，高カロリー輸液と同様の効果を示した．Elemental Diet を提唱．	1969 年	
M. V. Kaminisky は経腸的に必要な栄養素を投与する方法 "Enteral Hyperlimentation" を発表した．	1976 年	
ASPEN 発足	1977 年	
Page が needle catheter jejunostomy を発表	1979 年	
Ponsky が PEG を開発．ESPEN 発足	1980 年	
	1981 年	成分栄養剤 Elental® が開発され発売された．
	1985 年	日本静脈経腸栄養研究会発足
	1990 年	経腸栄養法の適応，手技の確立
免疫増強栄養剤開発	1991 年	
	2000 年	TNT プロジェクトによる本邦での経腸栄養の広がり
	2010 年	NST 加算

（三松謙司）

文　献

1) 福島秀樹, 森脇久隆：経静脈・経腸栄養―プランニングとその実践．わが国の栄養療法の現状．栄養療法発展の歴史的背景．medicina, **43**：718-721, 2006.
2) 岩佐正人, 岩佐幹恵, 小越章平：臨床栄養法の発展の軌跡．特集/外科栄養法の新たな潮流．臨床外科, **60**：551-557, 2005.
3) 山下光雄：人工栄養補給法略史．静脈経腸栄養年鑑 2011．ジェフコーポレーション, 東京, 2011, p208-211.

Q6 経鼻胃管による経腸栄養の適応は？

A 経鼻胃管による経腸栄養は，消化管が安全に使用可能であれば，4～6週間未満の経管栄養として行われる．

経腸栄養の投与では，消化管が安全に使用することができるかどうかが，最も重要なアセスメント項目である．消化管が使用可能で，経口摂取が不可能もしくは不十分であれば，経腸栄養が行われることが多い．経腸栄養を投与するためのアクセスルートには，経鼻や胃瘻，空腸瘻，食道瘻など瘻孔から投与する方法があり，投与臓器は胃もしくは空腸がある．これらのアクセスルートのうち経鼻を使用した経腸栄養は，経鼻チューブの咽頭違和感，鼻出血などの合併症や，留置されたチューブによる消化液や栄養剤の上気道への逆流により，誤嚥性肺炎を引き起こす危険性があるため，短期間の使用にとどめることが望ましい．

経腸栄養投与方法のdecision tree（**図6-1**）[1,2]では，4～6週間未満の短期間では経鼻経腸栄養を行い，4～6週間以上の長期に経腸栄養の施行が必要な場合には，胃瘻や腸瘻を造設して瘻孔法による経腸栄養を投与することが望ましいとされて

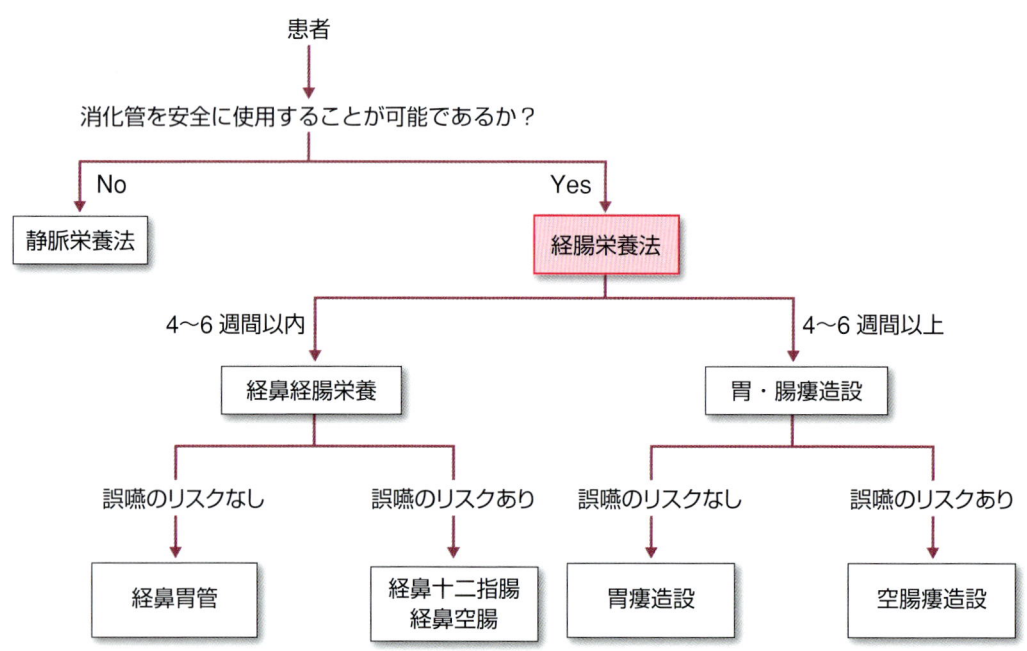

図6-1 経腸栄養投与方法のdecision tree

いる．また，経鼻経腸栄養は，誤嚥性肺炎のリスクを考慮して行うことが大切である．このため，誤嚥のリスクがない場合には経鼻胃管で投与し，誤嚥のリスクがある場合には，幽門輪を越えてチューブを留置して十二指腸や上部空腸に投与する．

（三松謙司）

文　献

1) 井上善文：経腸栄養のルートとチューブ選択．*JJPEN*, **19**：387-391, 1997．
2) Gorman, R. C., Morris, J. B.：Minimally invasive access to the gastrointestinal tract. *In*：Clinical Nutrition：Enteral and tube feeding. Rombeau, J. L., Rolandelli, R. H., eds, WB Standers, Philadelphia, 1997, p174.

Q7 経鼻胃管チューブ挿入時の注意点は？

A ベッドアップ30度，頸部前屈の体位とし，挿入の際にはチューブの角度を鼻腔に対し60〜90度の感覚で挿入するのがポイントである．

消化管の減圧や経腸栄養などのために行う経鼻胃管チューブの挿入は，医師，看護師には必要不可欠な基本的手技である．

以下に経鼻胃管チューブの挿入手順と注意点を示す[1]．

挿入手順と注意点

① 患者にチューブ挿入の目的を説明し，同意を得る．

注意点：チューブを嚥下する際に患者の協力が必要となるため，チューブの違和感（鼻腔と咽頭部），挿入時の嘔吐反射の誘発についても説明する．

② バイタルサイン，一般状態の観察をする．

③ 義歯をはずす．

④ 鼻中隔彎曲や外傷の既往の有無を確認し，鼻孔の変形がないか確認する．

注意点：鼻中隔彎曲症ではチューブ挿入が困難で，鼻粘膜を損傷し鼻出血の危険性があるので必ず確認する．

⑤ 体位はベットアップ30度，頸部前屈．

注意点：体位は水平臥位より頭側高位にして，頸部前屈できるように枕などを入れる．水平臥位では頸部の位置から気道が確保された状態になるためチューブが気管に入りやすくなる．

⑥ 挿入の長さを決める．

注意点：鼻孔から噴門までの長さ約45 cm前後（眉間と剣状突起先端の距離に等しい）を参考にしてチューブの留置長を決める．

⑦ チューブ先端から15〜20 cmの部位にキシロカインゼリーを塗布する．

注意点：キシロカインアレルギーに注意する．

⑧ チューブ先端から5 cmほどの部位を利き手で持ち，鼻孔よりチューブ先端を頭側に2 cmほど挿入する．その後先端が咽頭に向かうようにすすめる．

注意点：チューブの角度を鼻腔に対し60〜90°の感覚で挿入する（**図7-1**）

⑨ 口腔内，咽頭で迷走していないことを確認する．

注意点：ペンライトで口腔内を照らして観察し，口腔内でとぐろを巻いていないことを確認する．

⑩ 咽頭で正中線と経鼻栄養チューブが交差していないことを確認する．

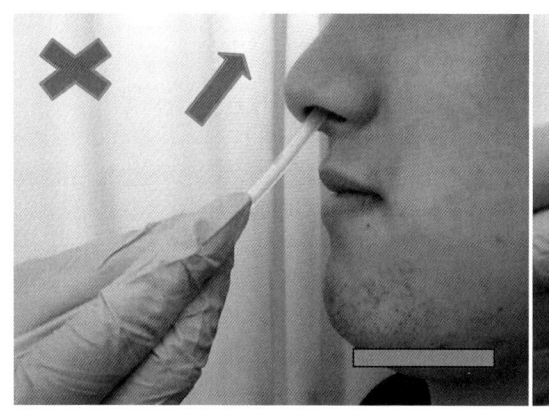 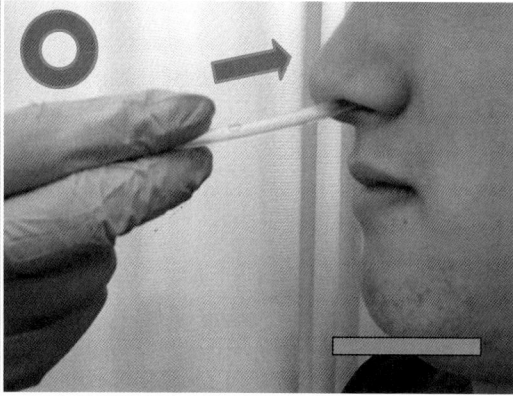

図 7-1 チューブ挿入の角度

注意点：挿入する鼻腔の反対側に頸部を回旋して挿入する（Q66 参照）．ペンライトで咽頭を照らし，咽頭でチューブと正中線が交差していないか，同側の鼻腔から梨状陥凹に向かっているかどうかを確認する．

⑪ 患者に唾液を飲み込むように声かけして（筆者は患者に，「うどんを飲み込むように"ごっくん"としてください」とお願いしている（うどんの麺の径は 1.7 mm 以上 3.8 mm 未満（日本農林規格（JAS）），10 Fr の経鼻胃管は径 3.3 mm とほぼ同じ）．

注意点：甲状軟骨が下がったときにチューブを進める．1 回の嚥下で 5 cm ほど進める．

⑫ チューブの先端が胃内にあることを確認する．
・口腔内でとぐろを巻いていない
・チューブから呼吸音が聞こえない
・チューブ内に結露ができない
・咳き込みがある場合にはチューブを抜去し再挿入する
・注射器で胃液が吸引できる
・聴診器を上腹部にあてて，注射器で空気を 10 mL ほどよく注入し，気泡音を聴取する
・X 線撮影で位置を確認する

⑬ 絆創膏でチューブを固定する．鼻部と頬部の 2 カ所で固定する．
⑭ チューブの長さを記録する．

（木田和利）

文 献

1) 神奈川県看護協会業務委員会：安全な経鼻栄養チューブの挿入・管理について．ニュースレター No. 2, 平成 21 年 3 月．

Q8 経鼻経管栄養で使用するチューブの選択は？

A 経鼻栄養チューブは材質，長さ，太さに注意して選択する必要がある．また，減圧用に留置したチューブをそのまま経腸栄養に使用するのではなく，経腸栄養専用の細径チューブに入れ替えて経管栄養を行うことも重要である．

経腸栄養チューブの種類

経鼻経管栄養ではチューブを胃や腸管に留置する必要があるが，その選択に際してはチューブの材質，長さ，太さに留意して，施行する患者に合った適切なチューブを選択する必要がある．チューブの材質では，ポリ塩化ビニル，シリコン，ポリウレタン，ポリブタジエン，ポリオレフィンなどがある[1]（**表8-1**）．ポリ塩化ビニルには，チューブの柔軟性を保持するために可塑剤（di-2-ethylhexyl phthalate：DEHP）が添加されている．DEHPは，精巣毒性を有し，脂肪含有栄養剤により溶出する可能性がある．したがって，ポリ塩化ビニル製のチューブは使用しないほうが無難である．最近では，DEHPフリーの無可塑剤ポリ塩化ビニル製のチューブも多く市販されている．

シリコンは，軟らかい材質であるために粘膜や皮膚に対する刺激は少ないが，軟らかいために挿入の際に腰がなく，ガイドワイヤーやスタイレットを必要とする．また，外径に比して内径が比較的狭くなる．ポリウレタンは，挿入に際して

表 8-1 経腸栄養チューブの材質

	ポリウレタン	シリコン	ポリ塩化ビニル	ポリブタジエン，ポリオレフィン
チューブ挿入	スタイレット必要	スタイレット必要	容易	容易
柔軟性	軟	軟	やや硬	軟
強度	強い	弱い	比較的強い	比較的強い
内腔	広い	比較的狭い	比較的広い	広い
可塑剤	なし	なし	あり/なし	なし
消化液による変化	少ない	少ない	多い	少ない
抗血栓性	良好	良好	難あり	良好
コスト	高価	高価	安価	高価

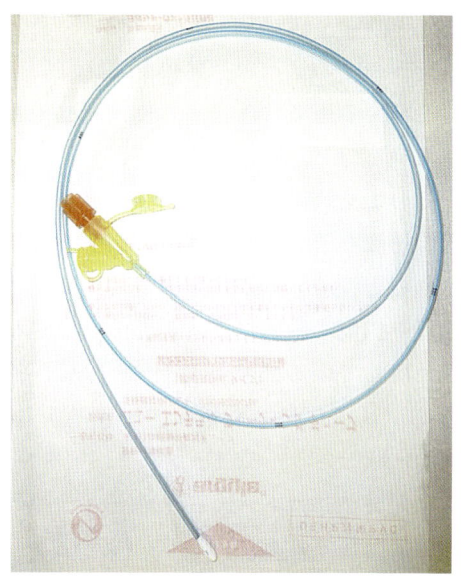

図 8-1 アーガイルニューエンテラルフィーディングチューブ（日本コヴィディエン株式会社）
　腸管壁を傷つけないように先端に保護部位が付いている．挿入補助のスタイレットが付いているために挿入が容易である．チューブはX線不透過のため，X線による位置確認が可能である．

もある程度の硬さを有し，体温により適度に軟らかくなるが，シリコンより強い材質であり，内腔も広くすることができる．また，消化液による材質の変化も少ないために，最も使用される材質である．ポリブタジエン，ポリオレフィンは，柔軟性はあるが比較的強度が強いため，挿入は容易である．また，可塑剤も添加されておらず内腔も広いが高価である．

　チューブの長さは，乳幼児用 40 cm と成人用 90～120 cm のものが主流である．胃内への留置する場合には 70～90 cm のチューブを，幽門輪を越えて十二指腸以降に留置する場合には 90～120 cm のチューブを体型に合わせて選択すればよいと考えられる．太さの選択は投与する経腸栄養剤によって考慮しなければならない．高濃度，高脂肪含有，非水溶性食物繊維を配合した経腸栄養剤は，チューブが詰まりやすいため，太いチューブを選択する必要がある．目安としては，成分栄養剤は 5 Fr 以上，半消化態栄養剤では 8 Fr 以上，高濃度，高脂肪，非水溶性食物繊維を配合した経腸栄養剤では，10 Fr 以上を選択する．経腸栄養ポンプを使用する場合には，1 段階細径のチューブでも投与可能であるが，適宜白湯でのフラッシュを怠ると，チューブ詰まりが発生するので注意が必要である．

経腸栄養チューブの選択

　経腸栄養チューブの選択は，現在50種類以上経腸栄養チューブが市販[2]されているため，投与する患者の体格，状態，経腸栄養剤の種類からチューブの材質や太さ，長さを考慮して決定する必要がある．また，減圧目的に留置した胃管チューブをそのまま経腸栄養投与に使用することは避けなければならない．減圧チューブ内の排液をそのまま腸管内に戻すことになり感染のリスクとなる．減圧用に使用される胃管チューブは，材質が硬く，太く，先端がコーティングされていないため胃壁損傷，潰瘍形成，鼻腔，咽頭違和感が強いなどの弊害がある．

　筆者らが使用している経腸栄養チューブは，適度な硬度があり，長期留置も可能な無可塑剤ポリ塩化ビニル製のアーガイルニューエンテラルフィーディングチューブ(**図 8-1**)である．6.5 Fr から 12 Fr を常備しており，成分栄養剤には 6.5 Fr，半消化態栄養剤には 8〜10 Fr，高濃度，高脂肪，食物繊維配合の多い栄養剤には 12 Fr を選択している．

(三松謙司)

文　献

1) 碓井貞仁：経腸栄養チューブの材質別特徴．小腸機能からみた経腸栄養ハンドブック，メディカルレビュー社，東京，2004，p82-88．
2) 経腸栄養チューブ・カテーテル．製剤・器具一覧．静脈経腸栄養年鑑 2011．ジェフコーポレーション，東京，2011，p161-166．

Q9 経鼻胃管チューブの固定法はどうすればよいですか？

A 上顎固定もしくはエレファントノーズ型固定が推奨される．

経鼻チューブの固定

　チューブ固定の際には必ず固定位置を確認する必要がある．チューブ留置の際に，最適な位置が決定されるが，経鼻胃管では，鼻孔から噴門までの長さが約45cm前後であり，これは眉間から剣状突起先端の距離に等しい．チューブの固定はテープで行うが，使用するテープは，皮膚に優しく固定力が強いものを選択し，固定テープは，1日1回貼り替えを行う．また，鼻翼の接触壊死に注意して，固定位置をときどき変えることが望ましい．

　固定方法には上顎固定法とエレファントノーズ型固定法がある[1]（図9-1）．

　上顎固定法は，鼻孔部出口の上顎に固定する方法で，鼻翼にチューブが当たらないため鼻翼壊死はできにくいが，口の動きでチューブが動き不快感がある．

　エレファントノーズ型は，鼻翼に固定するがまっすぐにチューブを前方に伸ばす固定方法で，上顎に固定しないため口の動きに影響を受けにくい固定法である．

　チューブの交換は2週間に1回行う．チューブ固定に関しては，特に鼻翼壊死に注意する必要がある．経鼻経管栄養は4～6週間以内の施行が推奨されているが，実際にはさまざまな理由により，それ以上の長期にわたって経鼻経管栄養が行われる場合もあるため，鼻部固定法にも注意が必要である．

（三松謙司）

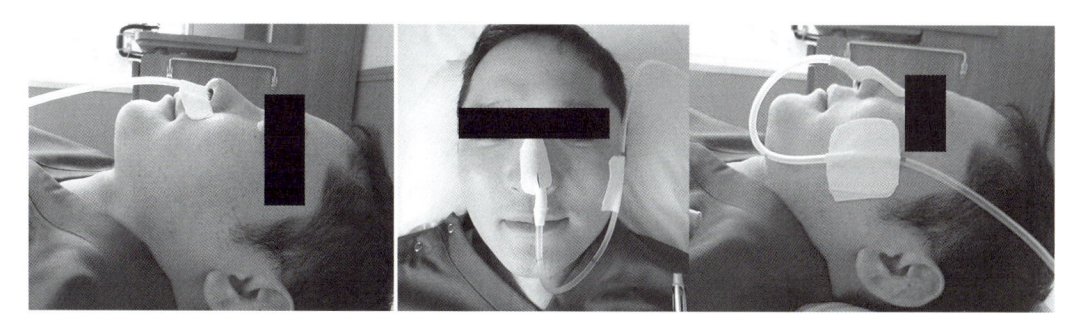

図9-1 経腸栄養チューブの鼻部固定法（左：上顎固定，中央・右：エレファントノーズ型固定）

文献

1) 粟井一哉：経腸栄養の実際/経腸栄養チューブによる経腸栄養施行中のチェック項目と管理の実際．NST完全ガイド．栄養療法の基礎と実践．東口髙志編，照林社，東京，2007，p69-71．

Q10 経鼻胃管栄養時の合併症について注意することは何ですか？

A 経鼻胃管栄養時の合併症は，挿入時，留置時，接続時に起こりうる．挿入時には気管内誤挿入，留置時は誤嚥性肺炎に注意が必要である．

　経鼻胃管栄養時の合併症は，挿入時，留置時，接続時に起こりうる．挿入時は，鼻咽頭の粘膜損傷による鼻出血や気管内誤挿入に注意が必要である．まれに消化管穿孔の報告もある．留置時には，鼻翼壊死・潰瘍，誤嚥性肺炎，逆流性食道炎，チューブ閉塞・断裂，自己抜去などがあり，長期になれば副鼻腔炎の合併も多く認められ，咽頭炎，中耳炎，耳管閉塞などもある．高齢者や全身状態の不良な患者に対しては，気管内挿入が肺炎の発症の引き金となり，致死的な合併症となることもあり，十分な注意が必要である．誤接続は，誤接続防止コネクターがチューブに付いているため少なくなった．

　これらの合併症を回避するためには，確実に胃管を胃内に留置することである．チューブが胃に入ったことの確認は通常以下の要領で行う．

　①胃管を吸引する．胃液か判断できないときは，試験紙を使ってpH測定で5.5以下の確認をする．気道分泌物はpH 7以上である．ただし，制酸薬の影響があり不確実である．

　②10〜20 mLを送気して左上腹部に聴診器をあてて水泡音を聴診する．正診率は60%にすぎないとの報告があり注意が必要である．

　③X線検査でチューブの位置を確認する（**図10-1**）．これが一番確実な方法で

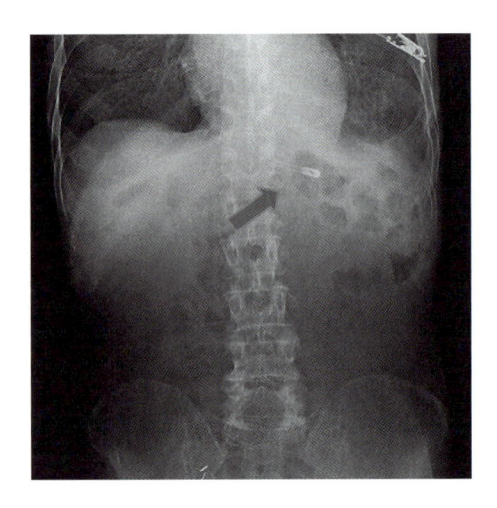

図10-1　チューブの胃内留置位置

ある.

　また，チューブの留置位置は，10 Fr 以下のフィーディングチューブでは，噴門から 15 cm 以内に留置する．それ以上の太いチューブでは，胃泡の中に先端がおさまっていないと胃壁損傷の危険があるため，噴門から 5 cm 以内に先端をおくようにする[1]．

　以上のように，挿入時の合併症を回避するためには，先端が胃内に留置できていることを確認してから経腸栄養を開始するべきである．また，留置時には，上記の合併症を念頭においたチューブの管理が必要で，挿入したチューブの長さ，位置確認を週 1 回は X 線を撮影して行い，固定の状態を 1 日 1 回は観察しておく必要がある．

（木田和利）

文献

1) 谷口正哲：経腸栄養の実際/経鼻栄養チューブによる経腸栄養　留置部位とその管理．NST 完全ガイド．栄養療法の基礎と実践．東口高志編，照林社，東京，2007，p64-66．

Q11 nasogastric tube syndrome とは何ですか？

A nasogastric tube syndrome とは，経鼻経管チューブ留置による圧迫のため食道入口部粘膜を傷害し，声帯開大筋である後輪状披裂筋の機能障害から上気道の閉塞症状を起こす病態である．

経鼻経管チューブの留置には，さまざまな弊害や合併症がある．おもな問題点としては，口腔内の不衛生，嚥下運動の障害，胃食道逆流症，誤嚥性肺炎のリスクなどがあげられる．これらに対しては，臨床症状や患者の状態から発生の予測と診断が可能であり，その対処法も考えられるが，比較的まれで，特殊なものとして nasogastric tube syndrome がある．

1939 年に Iglauer と Molt[1]が，経鼻経管チューブのために発症した食道潰瘍の穿孔によって，後輪状披裂筋の機能障害から両側の声帯麻痺が起こった症例を報告した．これを 1990 年に Sofferman ら[2]は，nasogastric tube syndrome と提唱した．

nasogastric tube syndrome とは

nasogastric tube syndrome は，経鼻経管チューブの留置によって，食道入口部の粘膜が機械的圧迫を受け，そのために声帯を開大する筋肉である後輪状披裂筋が機能障害を受けて，声帯の麻痺により上気道の閉塞症状をきたす症候群である．その発生機序として，チューブによる輪状後部粘膜の損傷や虚血による潰瘍形成，それに伴う細菌感染が後輪状披裂筋に及び，両側の声帯の麻痺を起こすことが報告されている[3,4]．

nasogastric tube syndrome の診断基準[2]は，① 経鼻経管チューブの留置，② 咽頭痛や嚥下痛と喘鳴，③ 両側の声帯麻痺，の 3 徴である．糖尿病や免疫不全状態は nasogastric tube syndrome のリスクファクターであると考えられている[4]．

また，意思疎通ができない患者や衰弱した患者では，嚥下痛などの訴えが聴取できない場合があり注意が必要である．

31 例の nasogastric tube syndrome の報告[5]では，年齢は 4～77 歳（平均 47.4 歳），発症期間はチューブ挿入後 2～52 日（平均 24.6 日）で，77％の症例で気管切開が必要となっている．nasogastric tube syndrome が疑われた場合には，喉頭鏡や内視鏡検査を行い，両側の声帯外転障害の有無を確認する必要がある．また，チューブ留置に関して，Friedman ら[6]は 3 例の自験例すべてで輪状後部の正中にチューブがあり，チューブが正中に位置する場合には輪状後部粘膜で炎症を起こ

しやすく，100例の経鼻チューブ留置例のX線検査で，47例が正中に位置したと報告しており，胃管チューブの留置位置に注意する必要がある．

nasogastric tube syndromeの治療は，診断されたらすぐにチューブを抜去し，経静脈的に抗菌薬とステロイドを投与するが，場合によっては気管切開を検討する必要がある[5]．また，栄養管理は経皮的胃瘻で行う．適切な処置が行われれば，1〜12週でほとんどの症例は治癒するといわれている[7]．

（三松謙司）

文　献

1) Iglauer, S., Molt, W. F.: Severe injury to the larynx resulting from the indwelling duodenal tube. *Ann Otol Rhinol Laryngol*, **48**: 886-904, 1939.
2) Sofferman, R. A., Harisch, C. E., Kirchner, J. A. et al.: The nasogastric tube syndrome. *Laryngoscope*, **100**: 962-968, 1990.
3) Sofferman, R. A., Hubbell, R. N.: Laryngeal complications of nasogastric tubes. *Ann Otol Rhinol Laryngol*, **190**: 465-468, 1981.
4) Isozaki, E., Tobisawa, S., Naito, R. et al.: A variant form of nasogastric tube syndrome. *Int Med* **44**: 1286-1290, 2005.
5) Apostolakis, L. W., Funk, G. F., Urdaneta, L. F. et al.: The nasogastric tube syndrome: two case reports and review of the literature. *Head Neck*, **23**: 59-63, 2001.
6) Friedman, M., Baim, H., Shelton, V. et al.: Laryngeal injuries secondary to nasogastric tubes. *Ann Otol Rinol Laryngol*, **90**: 469-474, 1981.
7) Sanaka, M., Kishida, S., Yoritaka, A. et al.: Acute upper airway obstruction induced by an indwelling long intestinal tube: attention to the nasogastric tube syndrome. *J Clin Gastroenterol*, **38**: 913, 2004.

Q12 経腸栄養チューブ閉塞の対処法はどうすればよいですか？

A 経腸栄養チューブ閉塞の予防としては，微温湯や水による定期的なチューブのフラッシング，酢水の充填などの方法があり，閉塞時の対処法には，微温湯でのフラッシュ，ガイドワイヤーを使用して内腔を再開通させる方法がある．

　経腸栄養チューブは，内径が 10 Fr サイズで 3 mm 程度（1 Fr＝約 0.3 mm）と細く，長いため管理が不備であると容易に閉塞する．特に薬剤を投与する場合や半消化態栄養剤を投与している場合には閉塞しやすいので注意を要する．

チューブ閉塞の原因

　チューブ閉塞の原因は，細菌による汚染，蛋白質のカード（curd）化，栄養剤の粘度，薬剤の投与，チューブの材質などである．経腸栄養チューブ先端に腸内細菌をはじめとする各種の細菌が付着すると，細菌増殖によって pH が酸性になる．すると，栄養剤中の蛋白質が変性しヨーグルトのように凝集し固形化してしまう．これが蛋白質のカード化である（**図 12-1**）[1]．
　カード化がチューブ先端で起こると，栄養剤の流れは障害されて，さらにチューブの上流でカード化が進み，チューブが閉塞する．カード化は，蛋白質が含まれる半消化態栄養剤で起こり，窒素源がアミノ酸やペプチドである成分栄養剤や消化態栄養剤では，蛋白質が含まれないためカード化現象を起こすことはない．このため成分栄養剤や消化態栄養剤では，チューブ閉塞は起きにくく，細径のチューブを使用しての投与が可能である．
　したがって，成分栄養剤は 5 Fr チューブ以上であれば閉塞の心配なく投与が可能であるが，半消化態栄養剤は 8 Fr 以上のチューブ径が必要である．薬剤の投与は，薬剤が難溶性，疎水性で，通常は懸濁困難なため閉塞しやすい．また，チューブ素材では，ポリウレタン＞シリコン＞塩化ビニルの順にチューブは詰まりにくい[2]．

チューブ閉塞の予防法

　チューブ閉塞の予防法（**表 12-1**）は，フラッシング，酢水や消化酵素懸濁液の充填，細菌汚染の防止などがある．フラッシングは，微温湯や水を通してチューブ内腔を洗浄することである．間歇的投与の場合には，投与時間の前後に水 20〜30 mL 程度でチューブ内腔をフラッシュし，栄養剤がチューブ内に残らないように

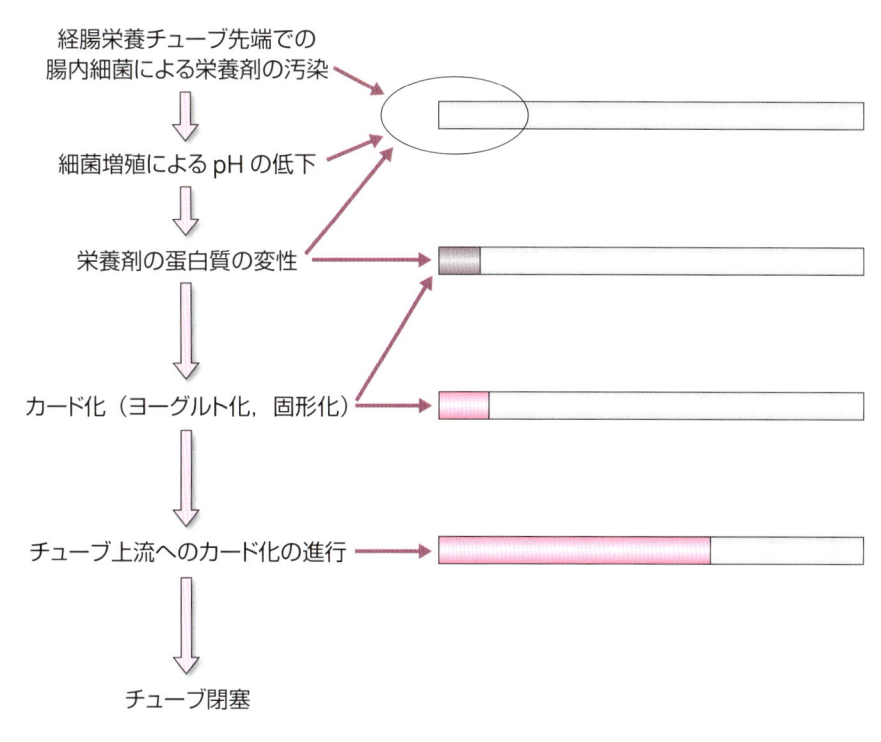

図 12-1 経腸栄養チューブのカード化（文献 1 より）

表 12-1 チューブ閉塞の予防と対処法

チューブ閉塞の予防法	微温湯でのフラッシング
	酢水・消化酵素懸濁液・1%重曹水の充填
	細菌汚染の防止
	定期的なチューブの入れ替え
チューブ閉塞時の対処法	小さいシリンジを使用した微温湯のフラッシング
	ガイドワイヤーによる再開通
	チューブの入れ替え

する．持続的投与の場合には，投与中にも時間を決めてフラッシュする必要がある．成分栄養剤，消化態栄養剤では 1 日 1 回，通常の半消化態栄養剤では 6～8 時間ごとのフラッシュでよいが，粘度の高い栄養剤では，時間間隔を短くしてフラッシュする必要がある．酢水での充填法は，栄養剤投与終了後に栄養剤を洗い流した状態で，10 倍希釈の食用酢（ミツカン酢）をチューブ内に注入しクランプする方法である[1-3]．この際，栄養剤を残したまま酢水でクランプすると栄養剤のカード化が起こるため注意する．酢水クランプは，酢酸の抗菌効果によりチューブ内を衛生に保つことで細菌の繁殖を防ぎ，カード化を予防する方法である．

消化酵素懸濁液は，脂肪・蛋白分解酵素を含む消化酵素剤(ベリチーム®)を水で溶き，上澄みをチューブ内に充填する方法や，pH 7.9 に調整したカイモラールやパンクレアチン水溶液をチューブに充填する方法が報告されている[2,4]．われわれは，消化酵素配合薬のセブンイー®・P を微温湯で溶いて，上澄み液をチューブに充填させている．また，最近ではチューブ閉塞を繰り返す症例に 1 日 1 回 1% 重曹水で洗浄し，投与休止時には充填することで閉塞がなくなりその有用性が報告されている[5]．細菌増殖の観点からは，チューブ内で細菌の繁殖を予防してカード化を防ぐために栄養剤投与を 8 時間以内に終了すること，容器を次亜塩素酸ナトリウム(ミルトン)で消毒することが有用である．また，経鼻経管栄養チューブは 2 週間に 1 回程度交換するのが望ましい．

　チューブ閉塞時の対処(**表 12-1**)としては，小さなシリンジを用いて微温湯でカテーテルをフラッシュする，ガイドワイヤーを内腔に通して再開通を図る，などのことが試されるが，これらの方法でも再開通しない場合には，チューブを入れ替えることが勧められる．しかし，ガイドワイヤーにより再開通させる場合には，チューブ破損によりガイドワイヤーが飛び出し，消化管を損傷する危険性があることを周知しておく必要がある．

〈三松謙司〉

文　献

1) 丸山道夫：経腸栄養の実際/胃瘻・腸瘻による経腸栄養　施行中のチェック項目と管理の実際．NST 完全ガイド改訂版―経腸・静脈栄養の基礎と実践―．東口髙志編，照林社，東京，2009，p133-137．
2) 日本静脈経腸栄養学会・日本外科栄養代謝学会：経腸栄養　投与の実際と合併症．NST 医師教育セミナー・入門編，2008，p140-151．
3) 岩佐幹恵：経腸栄養の合併症とその対策．コメディカルのための経腸栄養ハンドブック．日本静脈経腸栄養学会編，南江堂，東京，2008，p201-207．
4) 松下涼子，岩奥玲子，中野真汎，他：経腸栄養チューブ閉塞に対する蛋白分解酵素製剤の効果について．外科と代謝・栄養 **27**：76-80，1993．
5) 田渕裕子，大石雅子，辻本貴江，他：1%重曹水による経腸栄養チューブ閉塞防止に関する基礎的および臨床的検討．静脈経腸栄養，**26**：1119-1123，2011．

Q13 外科的胃瘻の適応と造設方法は？

A 外科的胃瘻の適応は PEG が適応にならない症例であり，開腹による胃瘻造設方法には Stamm 法[1]と Witzel 法[2]がある．最近では腹腔鏡下に胃瘻を造設する方法[3]もある．

外科的胃瘻の適応

胃瘻は，上部消化管の通過障害（食道癌など）や嚥下困難者に対する栄養管理目的や，下部消化管に通過障害のある患者に対する減圧目的で造設される．特に，外科的胃瘻（開腹胃瘻）は PEG 造設が困難な場合に適応となることが多い．

PEG 造設が困難な例は，内視鏡通過困難例と解剖学的 PEG 造設不能例がある．内視鏡通過困難例としては，咽頭，食道，胃噴門部に内視鏡が通過できない狭窄や閉塞を有する症例であり，解剖学的 PEG 造設不能例は，PEG 造設の際に腹壁から胃壁に穿刺が不可能な症例，極度の肥満や亀背症例，腹水や腹腔内癒着を認める症例，肝腫大症例，横隔膜ヘルニアを有する症例，BillrothⅡ法再建の残胃症例などである[3]．

このような場合の胃瘻造設では外科的胃瘻の適応となる．

外科的胃瘻造設方法

近年では，腹腔鏡下手術の普及により，腹腔鏡補助下経皮内視鏡的胃瘻造設術（laparoscope assisted PEG：LAPEG）[4]や小開腹下にて腹腔鏡と内視鏡両方を用いた胃瘻造設[5]など，いろいろな術式が報告されているが，重要なことは，着実かつ安全に施行できる術式を選択すべきであるということである．

開腹胃瘻造設術について，基本的かつ汎用されている Stamm 法[1]と Witzel 法[2]の手術手順を解説する．

1）皮膚切開

筆者らは上腹部正中切開を基本としている．

切開距離は 6 cm 前後であるが，上腹部手術歴のある症例や体型を考慮した視野確保を行う．特に上腹部手術歴のある患者では大網や横行結腸の癒着の可能性が高いため，注意を払わなければならない．

2）胃瘻チューブの挿入部の選択

胃壁の伸展性を考慮すると胃体大彎が最も伸展性がよい[6]．仰臥位で胃瘻を施行した場合，穹窿部（fornix）に逆流をすると嘔吐の原因となる．2つを考慮する

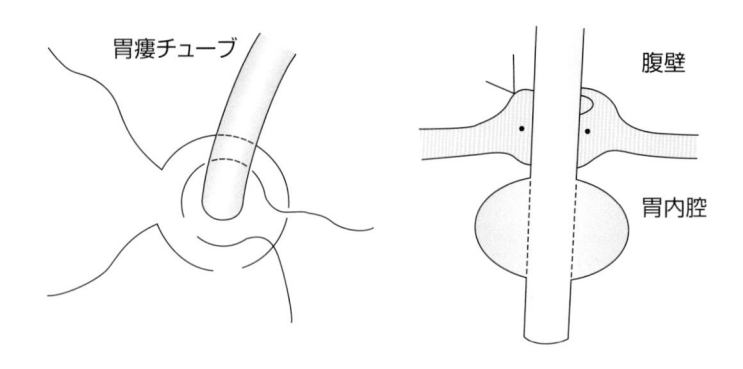

図13-1　Stamm法

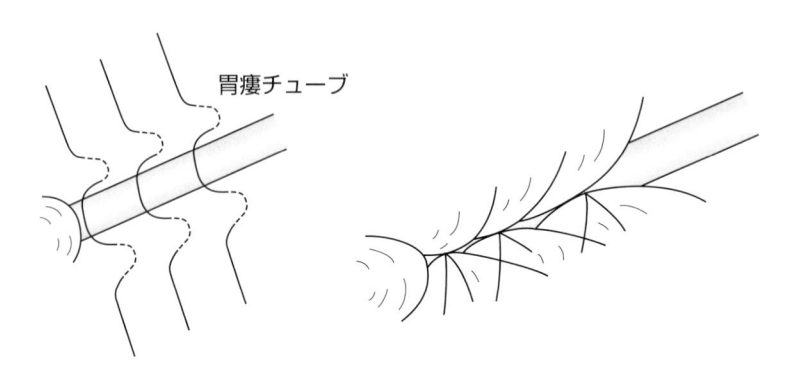

図13-2　Witzel法

と，体下部前壁の大彎側が第一選択部位である．

3）体外への誘導部位

胃瘻チューブの体外への誘導部位は，吊り上げる胃壁の伸展性と過度の緊張がかからない左上腹部を選択する．注意すべき点は，閉腹可能な距離をとることと，閉創時に正中へ軽度引き込まれることを想定し，やや外側に誘導部位を選択することである．

4）Stamm法（図13-1）[1,3]

胃前壁にチューブ挿入孔を開け，チューブを胃壁に対し垂直に挿入する．チューブの固定は二重の巾着縫合で行う．漏れを防止する目的で，腹膜と胃漿膜筋層とを確実に固定する．筆者らは絹糸で3～4針固定している．Stamm法の利点は，チューブと胃壁が垂直であるため，チューブの交換がスムーズに行えることである．

5）Witzel法（図13-2）[2,3]

胃前壁にチューブ挿入孔を開け，チューブを胃壁に対し垂直に挿入する．チューブの固定は一重ないし二重の巾着縫合で行う．さらに筋層・漿膜縫合を追

加して覆う．筆者らは絹糸にて3針程度で筋層・漿膜縫合を加えている．最後に，腹壁との固定は前述と同様に行う．Witzel法の利点は，チューブ脇からの漏れを予防してあり，チューブを引き抜いたときに漏れないことである．しかし，チューブ交換を要する胃瘻には不向きである．

(吹野信忠)

文献

1) Stamm, M.: Gastrostomy by a new method. *Medical News*, **65** : 324-326, 1894.
2) Witzel, O.: Zur Technik der Magenfistelanlegung. *Centralbl Chir*, **32** : 601-604, 1891.
3) 木田和利：胃・小腸瘻造設の際にはWitzel型とStamm型ではどちらがよいのでしょうか？ 外科研修医Q&A. VOL.1 消化管編．大井田尚継編，医歯薬出版，東京，2011, p108.
4) 広川雅之：腹腔鏡補助下経皮内視鏡的胃瘻造設術(LAPEG). 外科 **64** : 395-399, 2002.
5) 三浦義夫，浅原利正：小開腹創による胃瘻造設術．外科 **64** : 400-403, 2002.
6) 馬場秀夫，宮成信友：胃瘻造設術．卒後5年でマスターする消化器標準手術．桑野博行編，メジカルビュー社，東京，2006, p88-94.

Q14 PEG による経腸栄養の適応と禁忌は？

A 経皮内視鏡的胃瘻造設術（percutaneous endoscopic gastrostomy：PEG）の適応は，医学的側面と倫理的側面から検討される．PEG 禁忌例は，内視鏡施行不能例，穿刺困難例，出血傾向のある症例などがある．

PEG の適応

消化器内視鏡学会監修の『消化器内視鏡ガイドライン第3版』[1]には，PEG の適応として医学的適応（図14-1）と倫理的適応（図14-2）が記載されている．

これによると，医学的適応は，自発的に経口摂取が不可能で，4週間以上の生命予後が見込まれる成人や小児であり，全身状態が悪く，予後の見通しが立たない症例や，経腸栄養を行う期間が4週間以内の場合は，一般に PEG より経鼻経管栄養が適応である．

また，倫理的適応は，患者本人が意思表示できる，もしくは発症前に本人の意

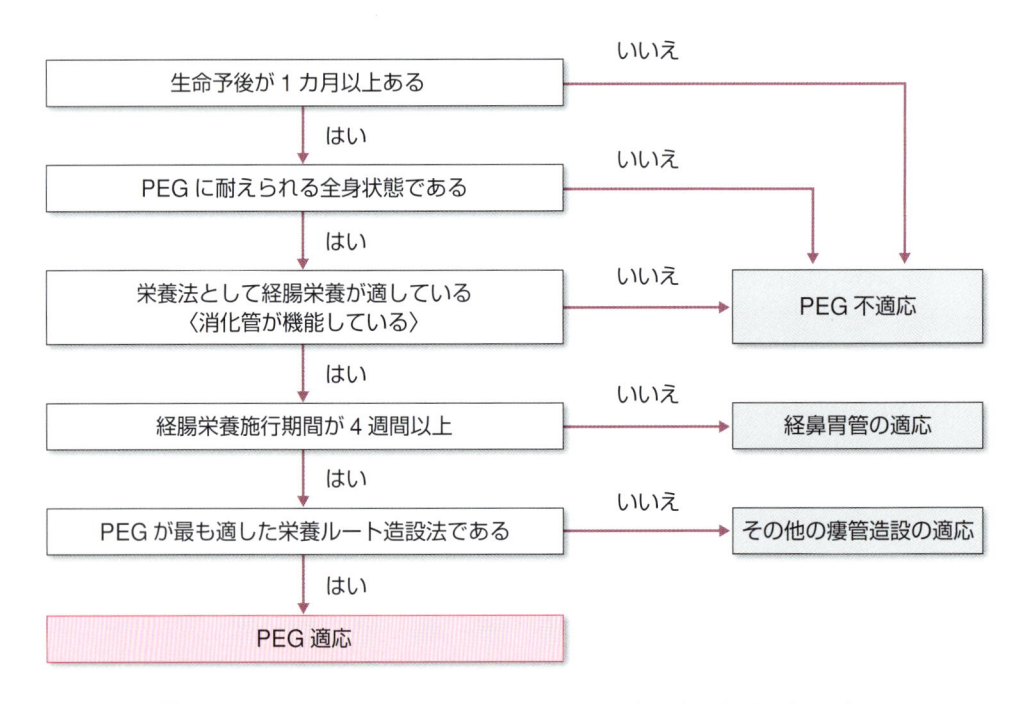

```
生命予後が1カ月以上ある ──いいえ──┐
        │はい                          │
PEG に耐えられる全身状態である ──いいえ──┤
        │はい                          │
栄養法として経腸栄養が適している
〈消化管が機能している〉──いいえ──→ PEG 不適応
        │はい
経腸栄養施行期間が4週間以上 ──いいえ──→ 経鼻胃管の適応
        │はい
PEG が最も適した栄養ルート造設法である ──いいえ──→ その他の瘻管造設の適応
        │はい
      PEG 適応
```

図14-1　医学的適応からみた PEG 適応のアルゴリズム（文献1）より）

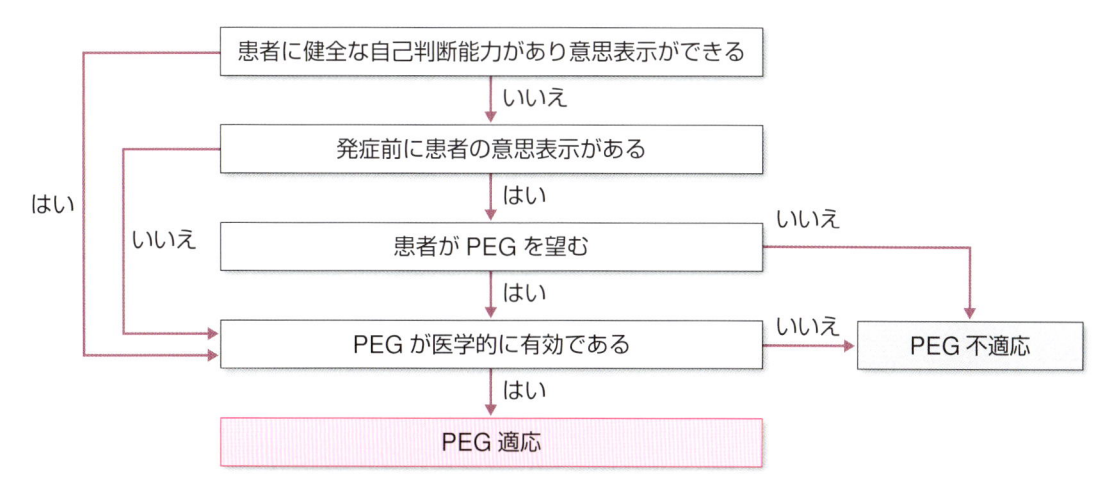

```
はい ──┐
       │  患者に健全な自己判断能力があり意思表示ができる
       │           │ いいえ
       │           ▼
       │   発症前に患者の意思表示がある
       │  いいえ    │ はい                    いいえ
       │           ▼                         ────────┐
       │     患者が PEG を望む                        │
       │           │ はい                             │
       │           ▼                                  ▼
       └──▶ PEG が医学的に有効である ──いいえ──▶ PEG 不適応
                   │ はい
                   ▼
               PEG 適応
```

図 14-2　倫理的適応からみた PEG 適応のアルゴリズム（文献 1）より）

思表示があり，患者本人が PEG を希望することである．

実際の臨床現場では，PEG の適応を決めるにあたり，治療の選択ができない状況の患者が多く認められ，この場合には，家族もしくは肉親の判断に委ねられることが多い．

PEG の禁忌

PEG の禁忌には，絶対的禁忌と相対的禁忌がある[1]．絶対的禁忌には，食道癌や咽頭癌などにより上部消化管狭窄により内視鏡が施行できない症例，PEG 留置において胃前壁に穿刺ができない症例，出血傾向を認める症例がある（**表 14-1**）．また，相対的禁忌には，腹水貯留，胃内病変の存在，腹膜透析，極度の肥満症例などがあげられる（**表 14-2**）．

PEG と経鼻胃管

経腸栄養を施行するアクセスルートとして，経鼻胃管と PEG は最も頻用される投与方法であるが，経鼻胃管と PEG を比較検討した randomized controlled trial (RCT) は少なく，また，対象とした疾患群や年齢，全身状態などが予後や合併症に与える影響が大きいため，エビデンスレベルの高い報告も少ない．Baeten ら[2]は，さまざまな疾患群を対象としているが，経鼻胃管 46 例と PEG 44 例を比較検討し誤嚥性肺炎の発生率はともに 6.5% と有意差は認めなかったが，身体拘束率や患者満足度では PEG に優位性があると述べている．

一方で，急性脳血管障害に伴う嚥下障害患者を対象にした試験では，6 週目における生存率，栄養状態，早期退院率などすべてにおいて PEG が経鼻胃管より有意に優っていた[3]．また，非ランダム化試験であるが，65 歳以上の長期経腸栄養患者を対象とした研究では，誤嚥性肺炎発生率，チューブ抜去率は経鼻胃管で有意に高く，生存率は PEG で有意に高いと報告している[4]．

表 14-1　PEG の絶対的禁忌

①内視鏡が施行できない症例（内視鏡通過不可能など）
②胃前壁を腹壁に近接できない症例（CT にて胃の腹側に横行結腸が存在する場合など）
③出血傾向を有する症例
④消化管閉塞症例（減圧目的以外の場合）

（文献 1）より）

表 14-2　PEG の相対的禁忌

①大量の腹水貯留
②極度の肥満
③著明な肝腫大
④胃の腫瘍性病変や急性粘膜病変
⑤横隔膜ヘルニア
⑥妊　娠
⑦門脈圧亢進
⑧腹膜透析
⑨癌性腹膜炎
⑩全身状態不良
⑪生命予後不良
⑫Billroth Ⅱ法の残胃症例
⑬極度の亀背
⑭説明と同意が得られない

（文献 1）より）

　これらより，経腸栄養によって引き起こされる合併症で，最も危惧される誤嚥性肺炎は PEG のほうが経鼻胃管よりも発生しにくいと考えられる．また，チューブの自己抜去が少なく，確実に経腸栄養剤を投与できる点においても PEG が優ると考えられる．

高齢者における PEG 適応に関する問題点

　わが国では，高齢化と医療情勢から在宅療養の機会が増加しており，在宅療養では介護者の負担軽減も重要な要素である．PEG 患者の QOL を調査した研究では，栄養状態と予後との関連は示されなかったが，患者回答者の 55％，介護者の 80％が PEG をよいと判定していた[5]．近年では，高度認知症患者や寝たきり患者に対する経腸栄養そのものや PEG 造設に関する臨床的アウトカムや倫理的な議論もあり，今後，経腸栄養の意義や適応がさらに検討されると考えられる．

（吹野信忠，三松謙司）

文　献

1) 鈴木　裕，上野文昭，蟹江治郎：経皮内視鏡的胃瘻造設術ガイドライン．消化器内視鏡ガイドライン．第 3 版，日本消化器内視鏡学会監修，医学書院，東京，2006，p310-323．
2) Baeten, C., Hoefnagels, J.: Feeding via nasogastric tube or percutaneous endoscopic gastrostomy. A comparison. *Scand J Gastroenterol Suppl*, **194**：95-98, 1992.
3) Norton, B., Hormer-Ward, M., Donnelly, M. T. et al.: A randomized prospective comparison of percutaneous endoscopic gastrostomy and nasogastric tube feeding after acute dysphagic stroke. *BMJ*, **6**：13-16, 1996.
4) Dwolatzky, T., Berezovski, S., Friedmann, R. et al.: A prospective comparison of the use of nasogastric and percutaneous endoscopic gastrostomy tubes for long-term enteral feeding in older people. *Clin Nutr*, **20**：535-540, 2001.
5) Bannerman, E., Pendlebury, J., Phillips F. et al.: A cross-sectional and longitudinal study of health-related quality of life after percutaneous gastrostomy. *Eur J Gastroenterol Hepatol*, **12**：1101-1109, 2000.

Q15 PEGの種類にはどのようなものがありますか？

A PEGカテーテルの外部ストッパーにはチューブ型とボタン型，内部ストッパーにはバルーン型とバンパー型がある．この外部ストッパーと内部ストッパーの組み合わせでPEGには4種類のタイプがある．

　PEGの種類には，外部ストッパーのチューブ型とボタン型，内部ストッパーのバルーン型とバンパー型を組み合わせた4つのタイプがある（**図15-1**）．

外部ストッパー

　チューブ型：長いチューブのカテーテルで，栄養チューブの接続が容易で，チューブを固定しているストッパーを瘻孔の状態をみて緩めたり閉めたり位置を変えることができるという利点がある．

　ボタン型：短いカテーテルで，体表から出ている部分が少ないため目立たず，動作の邪魔になりにくいという利点がある．栄養剤を投与する際には接続チューブを付けてから栄養チューブを接続する．また，ボタン型カテーテルには逆流防止弁が付いており，逆流防止弁は外部ストッパーに付いている場合と内部ストッパーに付いている場合がある（**図15-2**）．逆流防止弁の位置によって接続チューブの種類も異なるため注意が必要である．

接続チューブの種類

　外部ストッパーに逆流防止弁があるボタン型の接続チューブには，持続投与用とボーラス投与用の2種類（**図15-3a, b**）があり，カテーテルに接続チューブを連結すると栄養剤の投与ができ，また，逆流防止弁が開くため減圧も可能となる．

　内部ストッパーに逆流防止弁があるボタン型の接続チューブには，持続投与用とボーラス投与用に減圧用を加えた3種類の接続チューブがあり（**図15-3a〜c**），栄養剤の投与と減圧でチューブを変える必要がある[1]．

内部ストッパー

　バルーン型：胃内でカテーテル先端にあるバルーンを固定水（蒸留水）で膨らませて固定するもので，固定水は自然に減っていくことがあり，事故抜去の危険性があるため，1〜2週間に1回程度，定期的に入れ換える必要がある．

　バンパー型：バルーン型に比べて自然に抜けてしまったり，事故抜去したりする危険性は少ない．バンパーの形状にはドーム状やバスケット状などさまざまな

●バルーン・ボタン型

長所	・バルーン内の蒸留水を抜いて挿入・抜去するため，交換が容易 ・目立たず，邪魔にならない ・事故抜去されにくい ・逆流防止機能がある
短所	・バルーンが破裂することがある ・短期間で交換が必要 ・栄養チューブとの接続が難しい ・外部ストッパーの位置が変えられない

●バルーン・チューブ型

長所	・バルーン内の蒸留水を抜いて挿入・抜去するため，交換が容易 ・栄養チューブとの接続が容易 ・外部ストッパーの位置が変えられる
短所	・バルーンが破裂することがある ・短期間で交換が必要 ・チューブ内が汚染しやすい ・事故抜去されやすい

●バンパー・ボタン型

長所	・カテーテルが抜けにくい ・目立たず，邪魔にならない ・事故抜去されにくい ・逆流防止機能がある
短所	・交換時に痛みを伴う ・栄養チューブとの接続が難しい ・外部ストッパーの位置が変えられない

●バンパー・チューブ型

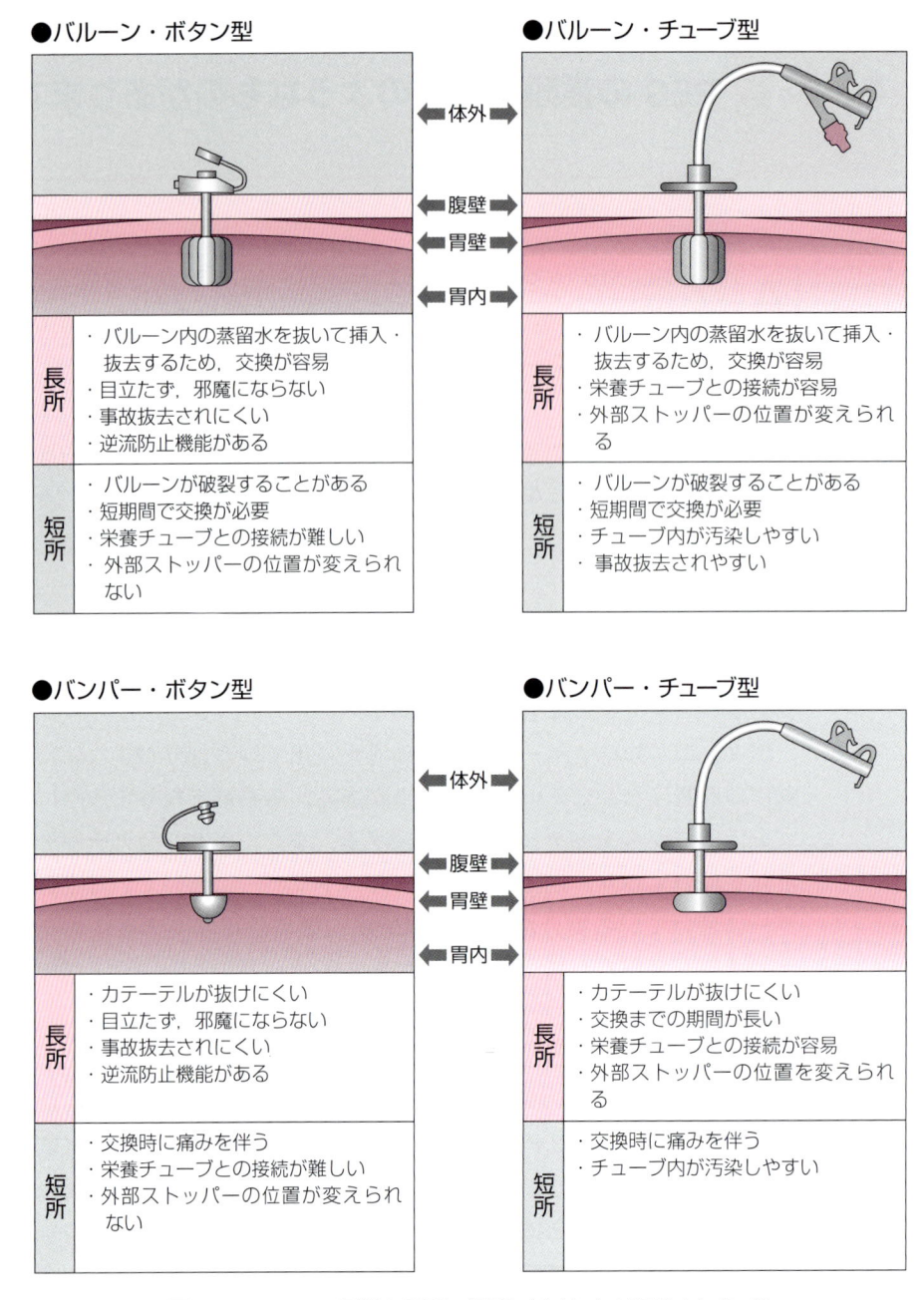

長所	・カテーテルが抜けにくい ・交換までの期間が長い ・栄養チューブとの接続が容易 ・外部ストッパーの位置を変えられる
短所	・交換時に痛みを伴う ・チューブ内が汚染しやすい

図 15-1　PEG の種類と長所・短所（文献 2）の資料より作成）

ものがある．

　バルーン・ボタン型，バルーン・チューブ型，バンパー・ボタン型，バンパー・チューブ型の 4 種類から，患者の状態と目的に合わせて選択し，在宅経腸栄養に使用する場合には，介護者，家族と相談して選択することが必要である．また，PEG 造設医と管理医師，看護師，介護者が，どのようなタイプの PEG カテーテルを留置しているかの情報を共有していることは，管理上重要である．

内部ストッパーに付いているタイプ	外部ストッパーに付いているタイプ
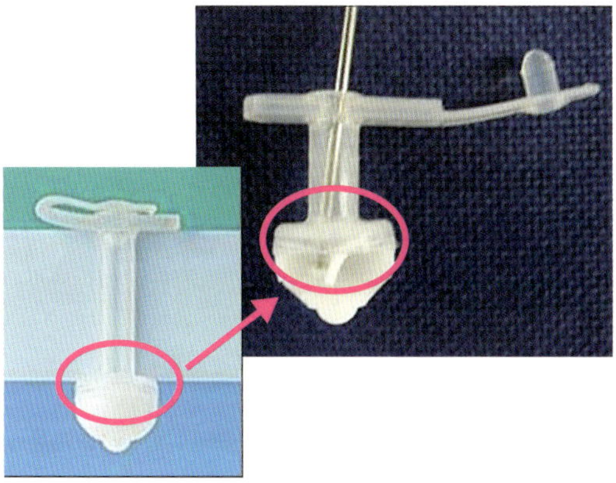	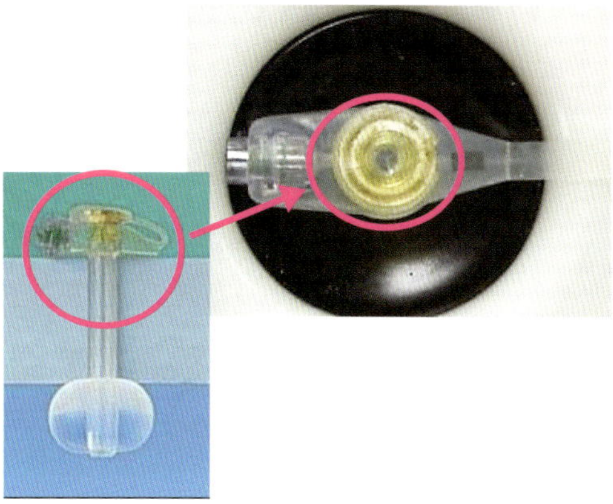

図 15-2 逆流防止弁の種類

a 持続注入用 （全長：約65cm）	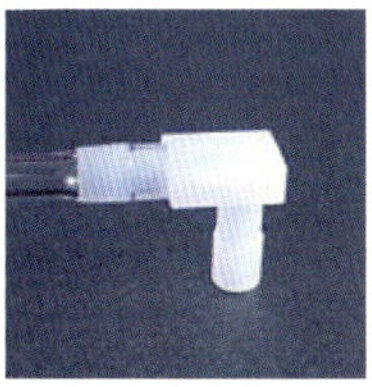	・一般的に栄養剤を持続的に投与する際に使用する ・先端部はスキンレベルでの管理を容易にした 90 度アングルで，ガストロボタンに接続してもチューブを皮膚に固定しやすい形状
b ボーラス用 （全長：約30cm）	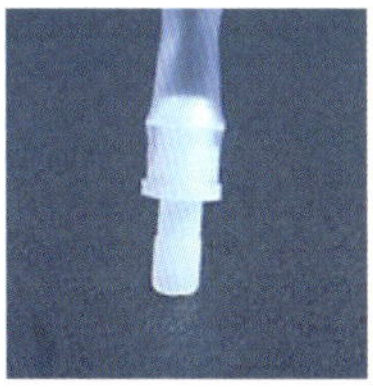	・濃度の高い栄養剤や薬剤をカテーテルチップによりワンショット注入できるチューブ ・持続注入用に比べて径が広く根詰まりしにくい形状になっている
c 減圧用 （全長：約64cm）	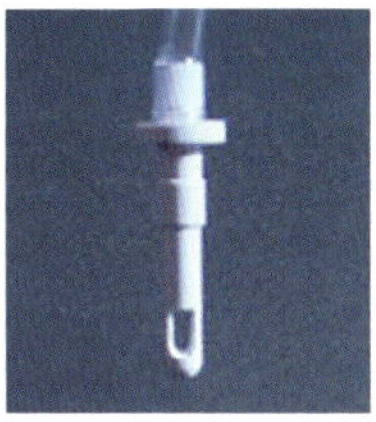	・胃内に溜まったガスを抜いたり胃内容物の吸引を行うチューブ ・ガストロボタンの逆流防止弁を開放させて吸引しやすい形状になっている

図 15-3 ボタン型カテーテルの接続チューブ

（三松謙司）

文　献

1) 西山順博：胃ろう(PEG)ケア　はじめの一歩．小山茂樹監修．秀和システム，東京，2010, p44-45.
2) 西口幸雄：カテーテルの種類と交換．PEG．NPO 法人 PEG ドクターズネットワーク (http://www/peg.or.jp/)

Q16 PEGの造設にはどのような方法がありますか？

A PEGの造設方法には，プル・プッシュ法とイントロデューサー法の2つの方法があり，イントロデューサー法はさらに原法と変法の2つに分類される．

プル・プッシュ法は，ガイドワイヤーを内視鏡的に把持して経口的に体外に出し，ガイドワイヤーを利用して胃瘻カテーテルを経口的に挿入する方法で，プル法は，Ponsky, Gaudererら[1]が開発し，プッシュ法は，Sacksら[2]が開発した方法である．イントロデューサー法は，経皮的にカテーテルを胃内に留置する方法で，上野ら[3]がバルーンカテーテルを留置する方法を開発し，Russellら[4]がマレコットカテーテルを留置する方法を開発した．

PEGの造設方法は，PEG・在宅医療研究会(HEQ)学術・用語委員会において，「PEGに関する用語の統一」が討議され，PEGが口腔内を通過するか否かにより，「プル・プッシュ法」，「イントロデューサー法」の2種類に分類することが決定された[5]．イントロデューサー法は，さらに原法と変法に分類され，原法はバルーン型の胃瘻カテーテルが留置される方法で，変法はバンパー型の胃瘻カテーテルが留置される方法である（**表16-1**）．

PEGの手術手技

1) プル・プッシュ法（**図16-1**）
① 内視鏡を経口的に挿入し，送気により胃内を拡張させる．
② 内視鏡の透過光を体表面で確認し（イルミネーションサイン），透過光部位を

表16-1 PEGの分類

① プル・プッシュ法（Pull/Push法）
造設用の胃瘻カテーテルを，口腔・咽頭を通過させ，胃内腔から腹壁外への経路にて造設させる方法． プル法：胃瘻カテーテルを腹壁から引っ張って造設する方法． プッシュ法；胃瘻カテーテルを口腔から押し込んで造設する方法．
② イントロデューサー法（Introducer法）
造設用の胃瘻カテーテルを，口腔・咽頭を通過させず，腹壁外から胃内腔への経路にて造設させる方法 原法：バルーン型の胃瘻カテーテルを留置する方法 変法：バンパー型の胃瘻カテーテルを留置する方法

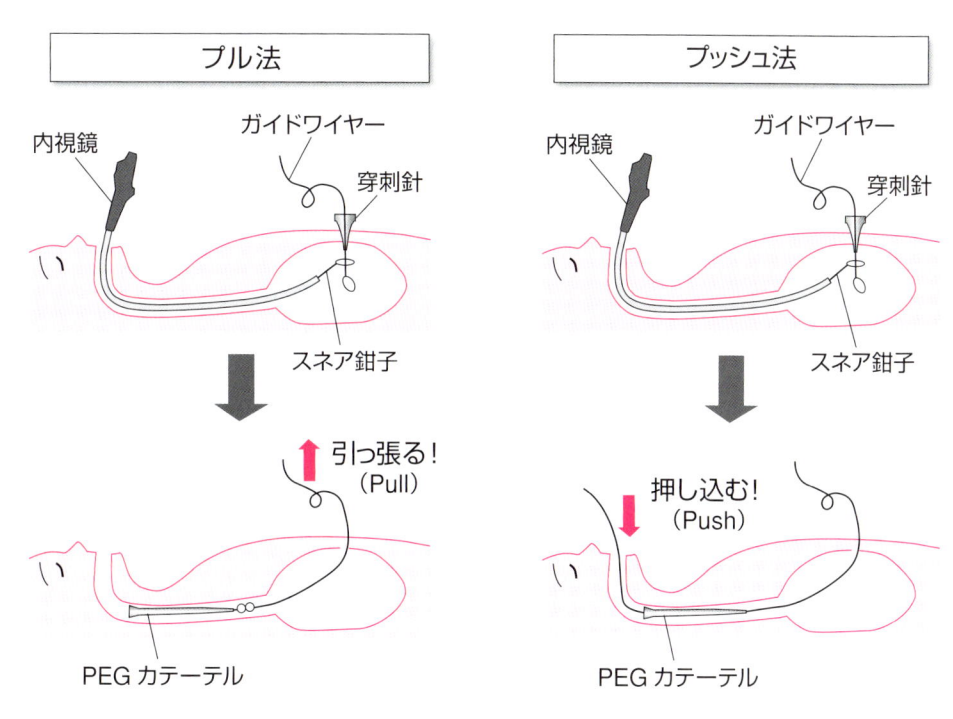

図 16-1　プル・プッシュ法

指で押し，内視鏡で胃内腔からその圧迫を確認する（フィンガーサイン）ことで穿刺部位と胃と体表間に腸管や肝臓が存在しないことを確認する．
　③ 穿刺部位に局所麻酔をして，試験穿刺する．
　④ 外筒付きの針を穿刺して内筒を抜き，ガイドワイヤーを胃内に挿入する．
　⑤ 内視鏡にループスネアもしくは把持鉗子を挿入し，ループワイヤーもしくはガイドワイヤーを把持し，そのまま内視鏡を抜去してワイヤーを口腔から体外に誘導する．
　⑥ プル法では，ループワイヤーに胃瘻カテーテルの先端についたワイヤーを連結させて，穿刺部よりループワイヤーを引っ張る（プル（pull））ことで胃瘻カテーテルを体外に引き出して造設する．
　⑦ プッシュ法では，口腔から体外に誘導したガイドワイヤーに胃瘻カテーテルを通して胃内へ押し込む（プッシュ（push））ことで造設する．
　2）イントロデューサー法（図 16-2）
　① 内視鏡からの送気で胃を拡張する．
　② 穿刺予定部位の胃壁と腹壁を，2～4 カ所ほど胃壁固定具を使用して固定する．
　③ 穿刺部位を決定し，局所麻酔と試験穿刺を行う．
　④ 原法では，腹壁をメスで小切開してシースを装着したトロッカー針を腹壁から胃内に穿刺する．内筒を抜去し，シースの中に胃瘻カテーテルを通し，胃内へ

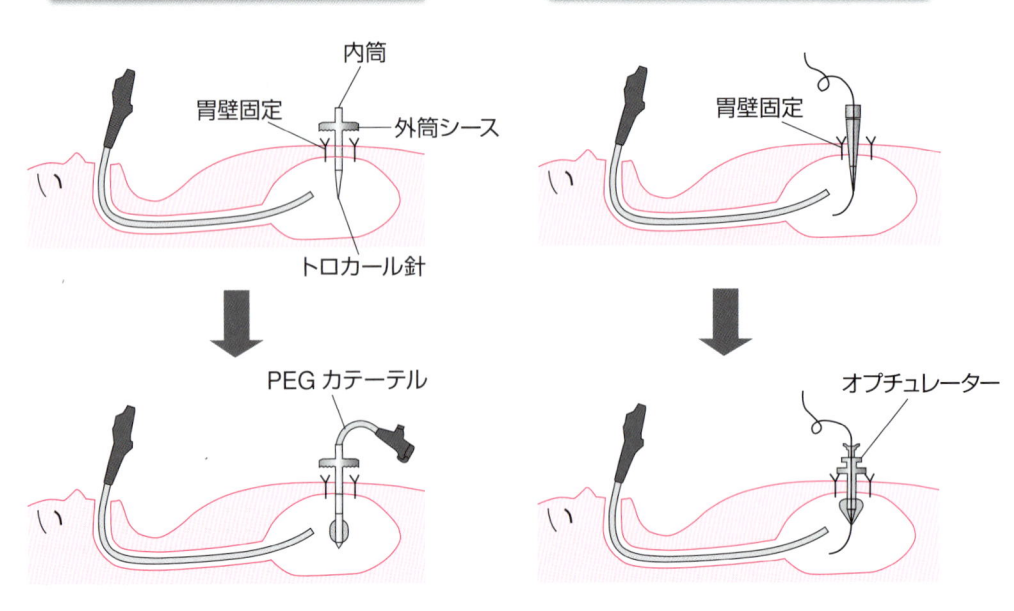

図 16-2 イントロデューサー法

挿入後に注水孔バルブから蒸留水を注入してバルーンを膨らませる．シースをピールオフして外部ストッパーを装着する．

⑤ 変法では，外筒付きの針を穿刺して内筒を抜きガイドワイヤーを胃内に挿入する．ガイドワイヤーに沿わせてダイレーターを挿入し瘻孔を拡張させる．胃瘻カテーテルのボタン部分をオプチュレーターによって真っ直ぐにして挿入する．オプチュレーターとガイドワイヤーを抜去して完了する．

■ プル・プッシュ法とイントロデューサー法の比較(表 16-2)．

　プル・プッシュ法は，カテーテル径が太く，自己抜去のリスクは少ないが，カテーテルが口腔内を通過するため，創感染のリスクは高い．イントロデューサー法は，創感染のリスクは少なく，内視鏡の挿入も1回ですむが，原法では，カテーテル径が細くバルーン型カテーテルのため自己抜去の危険があり，変法では，手技がやや煩雑である．

　PEG の造設の手技方法，合併症に関することは，PDN（PEG ドクターズネットワーク）の PDN レクチャー（http://www.peg.or.jp/lecture/index.html）を参照するとよい．

表 16-2 PEG 造設法の比較

	プル・プッシュ法	イントロデューサー原法	イントロデューサー変法
カテーテル径	太い（20，24 Fr）	細い（13 Fr）	太い（20，24 Fr）
胃内カテーテル形状	バンパー型	バルーン型	バンパー型
体外カテーテル形状	ボタン型・チューブ型	チューブ型	ボタン型・チューブ型
内視鏡挿入回数	2回	1回	1回
経鼻内視鏡の使用	可能（専用把持鉗子必要）	可能	可能
胃腹壁固定	必要に応じて	必須	必須
カテーテルの咽頭通過	あり	なし	なし
頭頸部・食道癌の Implantation の可能性	あり	なし	なし
創感染リスク	あり	なし	なし
自己抜去の危険性	なし	あり	なし
気腹	少ない	少ない	あり
胃粘膜損傷	少ない	少ない	可能性あり
難易度	比較的容易	容易	熟練を要する
交換時の痛み	強い	弱い	強い
減圧目的	可能	困難	条件により可能
PEG-J 予定	可能	不可能	不可能

（三松謙司）

文　献

1) Gauderer, M. W., Ponsky, J. L., Izant, R. J. Jr.：Gastrostomy without laparotomy：a percutaneous endoscopic technique. *J Pediatr Surg*, **15**：872–875, 1980.
2) Sacks, B. A., Vine, H. S., Palestrant, A. M. et al.：A nonoperative technique for establishment of a gastrostomy in the dog. *Invest Radiol*, **18**：485–487, 1983.
3) 上野文昭，門田俊夫：経皮内視鏡的胃瘻造設術─簡易化された新技術に関する報告．*Progress of Digestive Endoscopy*, **23**：60–62, 1983.
4) Russell, T. R., Brotman, M., Norris, F.：Percutaneous gastrostomy. A new simplified and cost-effective technique. *Am J Surg*, **148**：132–137, 1984.
5) 倉　敏郎，小山茂樹，上野文昭，他：第9回 PEG・在宅医療研究会（HEQ）学術・用語委員会報告．在宅医療と内視鏡治療，**14**：91–94，2010．

Q17 PEGカテーテルの交換はいつ・どのようにして行いますか？

A PEGカテーテルの交換時期は内部ストッパーの形状によって異なり，バルーン型は1～3カ月，バンパー型は5～6カ月ごとの交換が必要となる．

PEGカテーテルの交換間隔

　PEGカテーテルは，使用している患者にとっては重要な栄養補給路である．長期に使用していると，内腔が汚染されたり劣化したり，チューブ型では詰まることもある．汚れには専用ブラシが市販されているが，定期的な交換が必要となる．PEGカテーテルの交換は，内部ストッパーの形状により異なり，バルーン型では1～3カ月ごと，バンパー型では5～6カ月ごとに交換することが望ましい．

　2012年4月の診療報酬改訂から，胃瘻カテーテル交換法から経管栄養カテーテル交換法に名称が変更になった．経管栄養カテーテル交換法は，胃瘻カテーテルまたは経皮経食道胃管カテーテルについて，十分に安全管理に留意し，画像診断または内視鏡診断で確認を行った場合にかぎり手技料200点が認められ，同時に交換用カテーテルの材料費も保険請求が可能である．バルーン型は24時間以上，バンパー型は4カ月以上経過していれば交換して保険請求が可能である（**表17-1**）．

　カテーテルの破損や汚染があるときはすみやかに交換し，尿道カテーテルなどを留置することは避ける．また，PEG患者の療養場所，交換する場所，交換する医師により胃瘻交換における保険請求は変わってくるので注意が必要である[1]．

表17-1　PEGカテーテル交換の保険請求

処置名	該当製品	手技料	特定保険医療材料費
経管栄養カテーテル交換法	交換用胃瘻カテーテル	200点	(1) 胃留置型 ① バンパー型（留置後4ヶ月以上経過） （ア）ガイドワイヤーあり：　　　　　21,700円 （イ）ガイドワイヤーなし：　　　　　19,600円 ② バルーン型（留置後24時間以上経過）：　8,200円 (2) 小腸留置型：　　　　　　　　　　16,300円
	交換用経皮経食道胃管カテーテル	200点	16,500円

PEG カテーテルの交換の実際

　　PEG カテーテルの交換では，交換前に，PEG カテーテルの種類，太さ，長さ，バルーンの場合にはバルーン注水量を調べておく必要がある．ただし，交換時に必ずしも前回と同様のカテーテルを留置する必要はなく，患者の状態や介護者の希望によってカテーテルの種類やサイズを変更することもできる．経管栄養による栄養管理で体格がよくなった場合は，ボタン型の PEG はきつくなるため，サイズアップすることがある．また，チューブ型でチューブの汚染が気になったり，介護の際にチューブが邪魔になったりする場合にはボタン型に変更する場合もある．

　　バルーン型カテーテルの交換では，バルーン内の水を抜いてカテーテルを抜去・挿入するため，交換が容易で瘻孔を破損する危険性も少ないが，バルーンが破裂する危険性があり，短期間で交換しなければならない場合もある．また，バルーン型では，1週間に1回程度バルーン内の水を交換して，適切な量の水がバルーン内に注入されているか確認する必要がある．外部ストッパーを押し込み気味にして，注水バルブからバルーン内の水を吸引し，新しい水（注意！：生理食塩水はバルーン内で結晶化して固まる危険性があるため，必ず蒸留水を使用する）に交換する．水の交換後には内部ストッパーが胃内にあるかどうかを，PEG カテーテルを回転させて確認する．

　　バンパー型カテーテルの交換では，カテーテルの抜去・挿入時に，バンパーによる瘻孔破損の危険性と疼痛を伴うという欠点がある．また，交換に伴う医療事故も散見されるため安全な交換法を選択すべきである．交換法には，内部ストッパーを切り離さずにカテーテルが一体となったまま用手的に抜き去り，新しいカテーテルを挿入する方法（カテーテル非切断法）と，内部ストッパーを切り離し，古いカテーテルを抜いた後で，新しいカテーテルを用手的に挿入し，最後に内視鏡で古い内部ストッパーを回収する方法（カテーテル切断法）[2]がある．瘻孔破損による誤挿入には十分注意する必要があり，X 線透視下や内視鏡で胃内に留置されたことを必ず確認する必要がある．

　　PEG カテーテル交換では，誤挿入の危険性があるため，造設時だけでなく，書面にて同意を得ておくほうがよい．また，次回交換日を予定して患者や家族に知らせておくことも大切である．

（三松謙司）

文　献

1) 西山順博：PEG カテーテル交換の保険請求．胃ろう（PEG）ケアはじめの一歩．小山茂樹 監修，秀和システム，東京，2010，p158．
2) 嶋　尾仁：内視鏡的胃瘻造設術—手技から在宅管理まで．改訂第2版，永井書店，大阪，2005，p140-142．

Q18 胃切除後の患者に PEG 造設は可能ですか？

A 胃切除後の PEG 造設は，残胃の位置異常のため困難な場合が多いが，イルミネーションテストや指サインを行い，透視下で穿刺位置を慎重に決定することで施行が可能となることもある．

　胃潰瘍や胃癌に対する胃切除後の患者が高齢化しており，残胃症例に対する PEG 造設も増加している．胃切除後では，残胃が小さかったり，肋弓内に残胃が留まったり，位置異常が起こるので，PEG 造設のための胃内への経腹的な穿刺アプローチが困難なことを経験する．

　PEG 造設予定 660 症例の検討では，660 例中 9 例（1.4％）が PEG 造設不能であり，このうち胃切除症例が 5 例（55.6％）と最も頻度が高かった．また，胃切除 21 症例の中で PEG 造設が可能であった症例は 16 例（76.2％）で，不能は 5 例（23.8％）であったと報告されている[1]．また，Singh ら[2]の報告では，3,400 例の胃・腸瘻造設患者のうちで 15 例が胃切除後であり，このうち 8 例に PEG の造設が行われたが，1 例はイルミネーションテストによる胃壁の確認ができず施行不可能であった．また，PEG が造設された 7 例では造設に関連した合併症はなかったと報告されている．

　これらの報告から，胃切除後でも PEG 造設は可能であると考えられる．しかし，通常胃の場合と比べて胃切除後の残胃に対する PEG 造設には，腸管，肝臓への誤穿刺にはさらなる注意が必要である．

胃切除後の PEG 造設における注意点

術　前

　CT 検査，X 線検査，内視鏡検査を行い，残胃の位置，変形を確認し，おおよその穿刺部位をマーキングしておく．

術　中

　① 内視鏡挿入後に残胃内に十分送気を行う．
　② 腹壁から残胃を押して，胃内の穿刺位置を確認する指サイン（finger push test）や内視鏡の透過光で腹壁の穿刺部位を確認するイルミネーションテスト（transillumination test）を行い，穿刺部位を決定する[3]．
　③ X 透視下に，胃内ガスと腸管ガスの位置を把握しておく．
　④ 局所麻酔針による試験穿刺を行う．

　以上の手順は，通常，胃でも残胃でも同様に行われるが，残胃症例では特に慎

重に穿刺部位を決定する必要がある．

　穿刺時には，陰圧をかけながら腹壁に垂直に行うが，数 cm 刺入しても胃壁を貫通するのが内視鏡で確認されない場合には，針を抜き，穿刺角度を変えて再度穿刺する．残胃症例では胸腔側に残胃が移動していることがあり，角度を頭側に向けて穿刺する[3]．腹壁からは残胃への穿刺が不可能な場合に，CT ガイド下に肋間からアプローチする方法も報告されている[4]．

　さまざまな工夫を行っても，安全な穿刺部位が見つからない場合にはPEG造設は断念して，PTEG や PEJ などを選択する必要がある．

（三松謙司）

文　献

1) 蟹江治郎：内視鏡的胃瘻造設術における術後合併症の検討―胃瘻造設10年の施行症例より―．*Gastroenterol Endosc*, **45**：1267-1272, 2003.
2) Singh, P., Kahn, D., Greenberg, R. et al.: Feasibility and safety of percutaneous endoscopic gastrostomy in patients with subtotal gastrostomy. *Endoscopy*, **35**：311-314, 2003.
3) 倉　敏郎, 佐々木宏嘉．胃切除後の経皮内視鏡的胃瘻造設術(PEG)．胃切除後の諸問題．臨床消化器内科, **24**：1515-1521, 2009.
4) Lin, X. Z., Yang, S. H., Chen, C. Y. et al.: Percutaneous endoscopic gastrostomy in a patient with subtotal gastrectomy. *Hepatogastroenterology*, **46**：180-181, 1999.

Q19 脱胃瘻(胃瘻からの解放)のタイミングは？

A 胃瘻を抜去するタイミングは，栄養状態，摂食・嚥下機能，筋萎縮などの身体的状態，胃瘻の目的を患者ごとに考慮して決定する必要がある．

　超高齢社会となった昨今，摂食・嚥下障害患者は増加しており，胃瘻での栄養管理も増えている．十分な経口摂取が困難な患者にとって胃瘻からの経腸栄養投与は有用な栄養管理である．しかし，胃瘻による栄養管理は不利益も存在する．胃瘻交換のトラブル，介護の問題，食べる楽しみの喪失，QOLの低下などさまざまな問題がある．また，世間では一度胃瘻を造設したらやめられない，食べられないという偏見や誤解もある．医師のなかにも胃瘻患者は経口摂取ができないと考えている者も少なくない．

　たしかに，重症の意識障害や脳血管・神経疾患による摂食・嚥下障害患者では経口摂取はきわめて困難になる．しかし，胃瘻患者の10%程度は脱胃瘻が可能であり，胃瘻と経口摂取を併用している患者はさらに多いといわれている[1]．胃瘻は一生ではなく，胃瘻を抜けば胃瘻の穴は自然に閉鎖し，再造設も可能である．胃瘻は有用な栄養管理方法の1つであるが，経口摂取を否定するものではない．胃瘻患者に食べるチャンスをつくることが重要で，そのためには，クリアしなければならない条件や評価項目を知る必要がある．

脱胃瘻の条件

1) 栄養状態

　胃瘻造設後に適切なエネルギーが投与されていないと低栄養状態が遷延している可能性がある．中等度以上の栄養障害では，摂食・嚥下機能に影響を及ぼし，改善しない可能性が高くなるといわれている[2]．栄養状態の評価には，上腕筋囲，上腕周囲皮下脂肪厚などの身体計測，血清アルブミン，総リンパ球数などの血液検査を行い，総合的に判定する必要がある．

2) 胃瘻の目的

　摂食・嚥下障害患者における胃瘻造設の適応は，消化管が使用可能，経口摂取のみでは6週間以上必要な水分・栄養を摂取できない，身体機能的に胃瘻造設が可能，患者もしくは家族の同意が得られること，などである[1]．

　このような適応から鑑みて，当該患者に最初に，胃瘻が造設されたのはなぜか，現状でも胃瘻は必要なのか，などについて，患者，介護者から病歴を聴取すること

は大切である．造設当初の目的が果たされれば胃瘻を抜去する判断にもなる．また，造設時には，身体的な衰弱や嚥下機能障害により胃瘻の必要性があっても，病状の改善とともに胃瘻の必要性が少なくなっている場合も多いため，病歴聴取は重要である．ただし，高齢者では経口摂取が可能となっても，病状が不安定で食事が食べられないときや，水分補給，薬剤投与ルートとして胃瘻を残す場合も多い[3]．このため，胃瘻を使用しなくなってから半年くらいは抜去しないで観察することが望ましいとの意見もある[4]．

3）摂食・嚥下機能

水のみテスト，フードテストで嚥下スクリーニングを行い，必要であれば嚥下造影，嚥下内視鏡検査を行い摂食・嚥下が可能かを評価する．摂食・嚥下障害で胃瘻による経管栄養を行っている患者では，適切な嚥下評価とリハビリを行うことで経口摂取が開始できる場合が少なくない．胃瘻抜去の前に，経口摂取と胃瘻を併用する．毎日少しずつ摂食量を上げていき，3食の食事が経口摂取で完全に摂取できるようなら抜去を考慮するが，比較的若い年齢に限られることが多い[3]．無理な胃瘻からの離脱を行うことは避けるようにする．

4）筋萎縮など身体的条件

高齢者では身体的な運動機能の低下をみることが多い．加齢のための筋萎縮による廃用症候群，栄養障害によるサルコペニア*，悪液質などを生じている．高齢者のサルコペニアでは，嚥下筋，四肢体幹筋，呼吸筋の萎縮による嚥下障害，歩行障害，寝たきり状態，呼吸障害とADLの低下に直結する．特に嚥下筋萎縮による嚥下障害は，経口摂取の再開にかかわるため，栄養管理と嚥下リハによる予防と治療が必須となる．

脱胃瘻を決定するためには，胃瘻患者における経口摂取の可能性をさまざまな角度から検討する必要がある．また，胃瘻は，心臓ペースメーカーや車いすなどと同様に緩和ケアのアイテムとしてWHOも認めているものであり，胃瘻のイメージを払拭し，食べるための胃瘻コンセプトを啓蒙する必要がある．

---

*サルコペニア

サルコペニア（sarcopenia）とは，骨格筋（sarco-）が減少（-penia）している状態のことで，狭義の定義では加齢に伴う筋肉量の低下[5]で，老年症候群の1つとされている．また，広義には，すべての原因による筋肉量と筋力の低下を意味する[6]．加齢のみが原因のサルコペニアを原発性サルコペニアといい，活動，栄養，疾患が原因の場合には二次性サルコペニアと称されている．禁食では嚥下筋のサルコペニアが起こり，摂食・嚥下機能障害を引き起こすことになる．したがって，不要な安静や禁食を避けて，早期離床と経口摂取の再開が大切である．また，サルコペニアの治療には栄養とリハビリテーションが必要である．

〈三松謙司〉

文　献

1) 若林秀隆：脱胃瘻の工夫—リハビリテーションの取り組みから．高齢者と嚥下障害．日医雑誌，**138**：1763-1765，2009．
2) 若林秀隆：低栄養状態が摂食・嚥下リハビリテーションの帰結に与える影響．プライマリ・ケア，**30**：238-241，2007．
3) 福本　礼，佐藤央一：私たちはこうしている．生きるための胃瘻から食べるための胃瘻へ．胃瘻からの脱却を目指して—嚥下リハの挑戦．臨床リハ，**17**：867-872，2008．
4) 三原千恵：脳卒中後の嚥下リハビリテーションの栄養管理．リハビリテーションの栄養管理．静脈経腸栄養，**26**：1371-1378，2011．
5) Baumgartner, R. N., Koehler, K. M., Gallagher, D. et al.：Epidemiology of sarcopenia among the elderly in New Mexico. *Am J Epidemiol*, **147**：755-763, 1998.
6) Crutz-Jentoft, A. J., Baeyens, J. P., Bauer, J. M. et al.：Sarcopenia：European consensus on definition and diagnosis：Report of the European Working Group on Sarcopenia in Older People. *Age Ageing*, **39**：412-423, 2010.

Q20 PEG造設時の看護ケアについて教えてもらえませんか？

A PEG造設前は，造設に伴うトラブルや感染性合併症を予防するためのアセスメントが必要である．造設後は，PEGの事故抜去に注意した観察とケアが必要である．

　PEG造設に伴う合併症の発生リスクを低減し，患者・家族が胃瘻を保有しながら快適な生活を送るには，造設の術前から術後長期にわたりケア介入が必要となる．

　PEG造設後の腹壁と胃壁の癒着は約2週間とされており[1]，PEGの管理は瘻孔完成前（術直後～約2週間まで）と瘻孔完成後（術後約2週間以降）では異なる[2]．瘻孔完成までの期間は，患者の栄養状態や全身状態によって個人差がある．また，瘻孔完成前にカテーテルが抜けてしまうと，栄養剤が腹腔内に漏れて腹膜炎を生じ重篤な合併症となりうる．したがって，術後約2週間までは特に慎重に観察を行い，カテーテルが抜けないように管理する必要がある．瘻孔完成後は重篤な合併症は少ないが，瘻孔周囲の皮膚の状態や，破損，位置異常，閉塞などのカテーテルの状態，栄養剤の注入状態，全身状態の観察は必要である[2]．

■ 術 前

1）インフォームド・コンセント

　脳血管障害や認知症などにより，意思疎通が困難な患者の場合家族の意向が重要となるが，家族の都合だけでなく，患者の価値観に基づいて決定できるよう支援する必要がある．患者や家族の思いや価値観などを引き出し，胃瘻を保有した生活の継続が可能かということをともに考えるには，看護師が患者説明の場に同席し，情報を共有することが重要である．

2）必要な検査および中止薬の確認

　必要な血液検査や画像検査が行われているか前日までに必ず確認する．特に，抗凝固薬を内服している場合は医師の指示のもと投与を中止し，凝固止血能を確認することが必要である．

　また，瘻孔周囲炎や瘻孔部感染の原因の1つに口腔咽頭内の細菌付着が関与している．MRSA感染がある場合，瘻孔部の炎症や感染が重症化し難治性となりやすい．術前に喀痰または咽頭の細菌培養を確認し，術前の口腔ケアの徹底や術後の適切なスキンケアにより合併症のリスクを低減する必要がある．

3）口腔ケアの徹底

経口摂取が困難な患者は嚥下機能の廃用に伴い，唾液の分泌量が減少し，口腔内の自浄作用が保たれず細菌が繁殖しやすい環境となっている．また，高齢者は加齢による生理的変化から口腔環境の変化や嚥下機能の低下が生じている．

PEGの場合，内視鏡を口腔から挿入する際に細菌の繁殖した唾液を誤嚥すると，誤嚥性肺炎のリスクが高まる．また，プル・プッシュ法による造設では，胃瘻カテーテルが口腔から咽頭を通過するため，口腔咽頭内の細菌がカテーテルに付着し瘻孔周囲炎や瘻孔部感染のリスクになる可能性がある[3]．術前からの口腔ケアは，合併症のリスクを低減するために重要なケアといえる．

4）便秘への対応

大腸に便やガスが貯留していると，横行結腸誤穿刺のリスクが高まるため，浣腸などで便やガスの排泄を促しておく必要がある．

5）造設部位のマーキング

腹部のしわが生じる部位に胃瘻を造設すると，カテーテルの機械的刺激により瘻孔周囲炎，潰瘍形成，不良肉芽などのスキントラブルが発生するリスクが高まる．術前に，栄養剤投与時の体位などで生じる腹部のしわをマーキングし，しわを避けた位置に造設することが望ましい．

術　後；瘻孔完成前（術直後〜術後2週間くらいまで）

1）出血の徴候

造設術中の血管損傷などによりカテーテル周囲や胃内から出血することがある．出血による貧血症状（血圧の低下，意識レベルの低下，呼吸状態など）がないか観察する．術当日から翌日までは，カテーテルを排液バッグに接続し排液量や性状を観察する．

2）腹膜炎の徴候

造設術中の誤穿刺による腹腔内への消化液の漏出や，カテーテルの事故抜去や腹腔内誤挿入による腹腔内への栄養剤の漏出などにより腹膜炎を生じると，重篤な合併症となりうる．腹膜刺激症状（発熱，腹痛，嘔吐，筋性防御など）がないか観察する．

3）局所の感染徴候

術後2日目頃までは，創傷治癒過程における炎症期となるため，カテーテル周囲皮膚に軽度の発赤がみられることもある．しかし，3日目以降も炎症徴候がみられる場合は，瘻孔部感染の可能性がある．瘻孔部周囲のスキンケアを適切に行うとともに，瘻孔周囲皮膚の発赤・腫脹・疼痛・熱感，排膿などの感染徴候がないか観察し，異常時はただちに医師に報告する．

4）誤嚥の徴候

胃瘻造設を必要とする患者の多くは嚥下機能が低下しており，内視鏡挿入や嘔吐などにより誤嚥するリスクが高い．呼吸音の聴取や肺雑音の有無など呼吸状態

5）腹腔内誤挿入の徴候

瘻孔が完成していない時期や瘻孔の強度が不足している時期にカテーテル交換を行うと，カテーテルの先端が胃内にまっすぐに入らず，腹腔内に誤挿入されることがある．誤挿入に気づかず栄養剤などを注入してしまうと，重篤な腹膜炎となりうるため，注入前には必ずカテーテルの動き（スムーズに回転する，上下に移動する）や胃壁固定部の異常の有無を確認する．

6）事故抜去の可能性（認知症状，上肢の動き）

事故抜去は，「外力による抜去」と「自然抜去」の2つに大別される．「外力による抜去」は，患者自身が引っ張って抜いてしまう場合と，カテーテルが引っかかるなどして抜けてしまう場合がある．「自然抜去」は，バルーン型カテーテルのバルーン内の蒸留水が何らかの理由で減少した場合や，バルーンが破損した場合に起こる．

瘻孔完成前にカテーテルの事故抜去が起こると，腹膜炎となることがあるため，瘻孔部およびカテーテルに異常がないか観察するとともに，「外力による抜去」を予防する対策が必要である．特に，チューブ型カテーテルは，体表にチューブが出ているため患者自身が引き抜いてしまう危険性がある．患者の手に触れないように，下着や腹帯，つなぎ型寝衣の着用，接続チューブを足元から出すなど患者に適した方法を工夫する．また，可能であればボタン型カテーテルの使用を検討する．

術後；瘻孔完成後（術後 2 週間以降）

1）PEG 瘻孔周囲の観察とケア

瘻孔周囲の皮膚発赤，滲出液，不良肉芽の形成，栄養剤の漏れなどの観察を行い，清潔を保つようにケアを行う．

2）PEG カテーテルの状態

1日1回は，カテーテルが回転するか確認する．スムーズに動かない場合は内部バンパーが胃壁内に埋没するバンパー埋没症候群[4]の危険性がある．また，回転させたときに痛みがある場合には，瘻孔感染などの炎症の可能性があるため注意する．

カテーテルの内腔はきれいに保ち閉塞が起こらないように，栄養剤投与後は確実にフラッシュすることが大切である（Q12 参照）．

また，適合しないタイプの接続チューブの使用は，カテーテル接続部の破損の危険性があるため，カテーテルや接続チューブの構成を理解しておく必要がある．

位置異常では，カテーテルの引き込みに注意が必要で，バルーン・チューブ型カテーテルの場合に，胃の蠕動運動によって引き込まれたバルーンが十二指腸にはまり込むと，嘔吐，腹痛などの消化管閉塞症状を起こす ball valve syndrome[5] をきたすことがある．外部ストッパーが緩く，ずれてしまうことがあり，固定した

目盛り位置にテープを巻くなどしてマーキングしておくとよい．

3）栄養剤の注入状態（Q30，31参照）
4）全身状態の観察

下痢，腹部膨満，嘔吐，発熱などの出現は，通常の観察として行う．また，水分バランスや栄養状態を評価することも大切である．

（佐伯郁子）

文　献

1) 門田俊夫：経皮内視鏡的胃瘻造設術（PEG）の実技―門田・上野法．経皮内視鏡的胃瘻造設術と在宅管理．メディカル・コア，東京，1996，p21-33．
2) 松原康美：PEG造設術後長期の瘻孔ケア；内視鏡的胃瘻造設術．改訂第2版，嶋尾　仁編，永井書店，大阪，2005，p83-90．
3) 西山順博：胃ろう（PEG）ケアはじめの一歩．小山茂樹監修，秀和システム，東京，2010，p33．
4) 岡田晋吾：PEGの造設方法．早わかりPEG（胃瘻）ケアノート．岡田晋吾編，照林社，東京，2010，p106-107．
5) 岡田晋吾：PEGの造設方法．早わかりPEG（胃瘻）ケアノート．岡田晋吾編，照林社，東京，2010，p86-87．

Q21 PEG周囲のスキンケアはどのようにしますか？

A PEG周囲のスキンケアでは，洗浄と保護が重要である．

消　毒

　消毒薬は創傷治癒過程を妨げる可能性があるといわれている[1]．また，消毒薬は血液や滲出液などの体液に触れると，すぐに失活し，長時間の効果の持続は得られない．したがって，術直後や瘻孔部感染が発生した場合でも原則消毒は不要である．瘻孔部感染が発生した場合，抗菌薬含有の外用薬やドレッシング材の使用を考慮するが，後述する「洗浄」が最も重要である．

洗　浄

　瘻孔部周囲の皮膚は，血液や滲出液，汗や垢などが付着し，汚れやすい．汚れが残存していると細菌繁殖の温床となり，瘻孔部感染や皮膚障害の原因となる．栄養剤の漏れがある場合（**図21-1**），細菌に栄養を与える形となり，さらに細菌は繁殖しやすくなり皮膚障害の発生リスクが高まる．汚れを除去するには，十分な量の微温湯を用いた洗浄が最も効果的である．

　術翌日から1週間ほどは微温湯のみの洗浄とし，1週間目以降は洗浄剤を用いた洗浄を行う[2]．洗い流しが困難な場合は，湿したガーゼでの拭き取りも可能だが，機械的刺激（摩擦）による皮膚障害が発生しないように愛護的に拭き取るよう

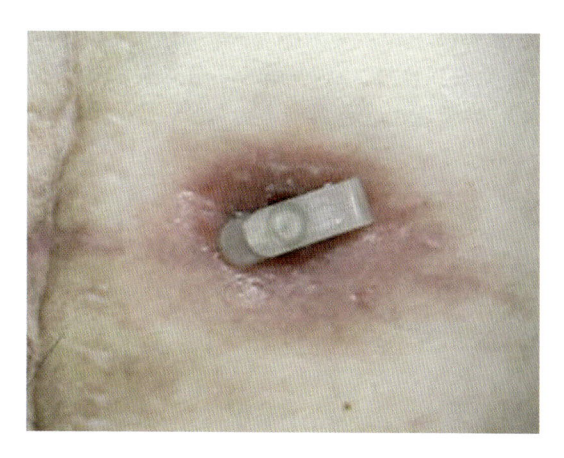

図21-1　栄養剤の漏れによる皮膚の炎症
真菌感染を併発している．

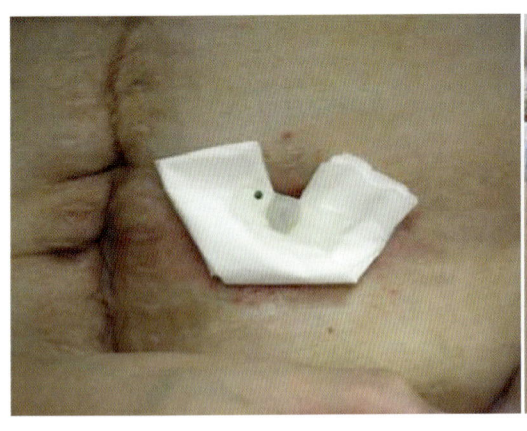

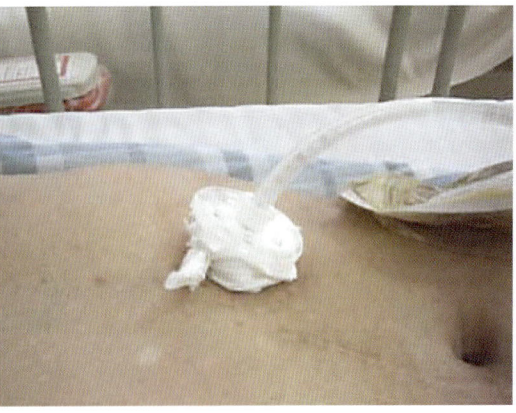

図 21-2　ティッシュこより
　ティッシュペーパー 1/2〜1 枚をこまかく畳んだり，こより状にしたりして PEG 周囲に巻き付ける．厚すぎると圧迫の原因となるため注意する．

にする．また，泡立て，洗い流し不要の洗浄剤（リモイス®クレンズ，セキューラ CL®）の使用も有効かつ簡便である．
　シャワー浴は術後 1 週間，入浴は術後 2 週間から可能だが，局所および全身の状態により医師の指示のもと行う．

保　護

　外部ストッパーと皮膚の間にガーゼを挟み込むと，ガーゼの厚みによって内部ストッパーが胃粘膜にくい込み，圧迫壊死，胃出血や潰瘍形成などが発生する危険性がある[2]．また，ガーゼの性質上，吸収した水分が拡散・後戻りすることで皮膚の湿潤した状態が持続しやすく，繊維が皮膚に固着しやすいため，皮膚障害の原因ともなりやすい．したがって，術翌日よりガーゼでの保護は原則不要である[3]．
　少量の滲出液や栄養剤の漏れがある場合，ティッシュをこより状にしたもの（図 21-2）を巻き付け，汚染時には適宜交換する．PEG 用の皮膚保護剤（ペグケアー®）を貼付することも有効である．
　栄養剤の漏れなどが多量にある場合，漏れの原因をアセスメントし除去すると同時にスキンケア（清潔の保持と皮膚の保護）も行い，スキントラブルの予防に努める．皮膚を保護する方法としては，皮膚被膜剤（リモイス®コート，キャビロン™など）や撥水クリーム（リモイス®バリア，セキューラ PO®）の塗布，皮膚保護剤（粉状，練状，板状）の貼付や，パウチング（ストーマ袋などを瘻孔部に貼付する）がある．
　瘻孔部からの漏れの量や性状，皮膚の状態や腹壁の形状などをアセスメントし，実施可能かつ有効な方法を検討する．白色ワセリンの使用は，かえって皮膚の浸軟（ふやけ）を助長させ，スキントラブルの要因となる場合もあるため，やむ

表21-1 スキンケアに使用する物品

用途	商品名	メーカー	特徴
皮膚清拭・洗浄剤	リモイス®クレンズ	アルケア	・天然オイルで汚れを浮き上がらせ，拭き取るだけで皮膚を清潔にする清拭剤． ・保湿剤配合で肌をしっとり滑らかに保ち乾燥を防ぐ．
	セキューラCL®	スミス・アンド・ネフュー	・皮膚のpHに近い弱酸性洗浄剤． ・汚れが付着した皮膚にスプレーして洗浄しガーゼで拭き取る． ・洗浄前に泡立てる必要がないので楽にケアできる．
皮膚保護剤	ペグケアー®	アルケア	・PEG専用の皮膚保護剤． ・薄型皮膚保護剤でPEGキットに負荷を与えない． ・滲出液に対して優れたpH緩衝作用をもつ．
皮膚被膜剤	リモイス®コート	アルケア	・微粒子からなる均一な保護膜を形成し，汚れや刺激から皮膚を守る皮膚被覆剤． ・失禁部位，テープの貼付部位，ストーマ周囲などに使用する．
	キャビロン™	3M	・便，尿などの汚染部位，テープや粘着製品の剥離部位から撥水性の被膜形成で皮膚を保護する皮膚被覆剤．
撥水クリーム	リモイス®バリア	アルケア	・撥水性をもつ保護膜により汚れや外的刺激から皮膚を保護する撥水クリーム． ・保湿剤配合で肌をしっとり滑らかに保ち乾燥を防ぐ．

をえず使用する場合は短期間にとどめたほうがよい．また，栄養剤の漏れなどにより皮膚の湿潤した状態が続くと，真菌感染を併発することもある．感染が疑わしい場合は皮膚科医へコンサルトし診断を受けるようにする必要がある．

(佐伯郁子)

文献

1) 夏井　睦：消毒薬は創傷治癒を障害する．これからの創傷治療．医学書院，東京，2003，p79．
2) 岡田晋吾：PEGの造設方法．早わかりPEG（胃瘻）ケアノート．岡田晋吾編，照林社，東京，2010，p20．
3) 舟山裕士：栄養瘻―特にPEG（内視鏡的胃瘻造設術）について―．ストーマリハビリテーション．実践と理論．金原出版，東京，2006，p243-250．

Q22 PEG瘻孔部感染に対する予防とケアはどうすればよいですか？

A PEG造設後の瘻孔部の感染を予防するには，プル・プッシュ法での造設前の口腔ケアの徹底，ストッパーの適度な緩みをつくる管理，周囲の清潔保持が大切である．

　PEG造設術後2～3日後までは，創傷治癒過程における軽度の発赤を伴うが，発赤・腫脹・疼痛・熱感などの炎症徴候が持続する場合は，局所の感染や血流障害などが考えられる．放置すると，感染や組織の血流障害が進み，潰瘍や壊死に陥ること（図22-1）もあるため，予防と十分な観察による早期発見に努め，適切なケアを行う必要がある．また，高齢者や低栄養状態の患者，糖尿病などの基礎疾患のある患者は免疫力が低下し易感染状態となっているため注意が必要である．

瘻孔部感染の原因

　ストッパーや胃壁固定糸の過度の締め付け・圧迫による組織の血流障害から易感染状態に陥り，炎症・感染の原因となる．また，プル・プッシュ法では，造設術時にカテーテルが口腔咽頭内を通過するため口腔咽頭内の細菌がカテーテルに付着し，瘻孔部に移送された細菌が繁殖することも原因となる[1]．

瘻孔部感染の予防策

1）術前の口腔ケア

　胃瘻造設術前より口腔ケアを徹底することで，造設時に瘻孔部へ移送される細菌量を減らし瘻孔部感染のリスクを低減する[1]．

2）ストッパーの適度な緩み

　術後，瘻孔造設部周囲の胃壁は浮腫をきたしており，造設術時にほぼ密着するように設定したストッパーは，浮腫のため胃壁を圧迫した状態になっている[2]．術翌日には必ず外部ストッパーを緩めて1cm程度のゆとりをつくり[3]，その後も皮膚面と外部ストッパーの間が1～1.5cm程度のゆとりを保つよう調整する[4]．また，胃壁固定を行っている場合，固定糸の圧迫による血流障害を防ぐため術後1週間程度で抜糸することが望ましい．

3）清潔の保持（十分な洗浄）

　術翌日より瘻孔部周囲皮膚を微温湯で洗浄，または湿したガーゼで清拭し，細菌繁殖を防ぐ（Q21参照）．

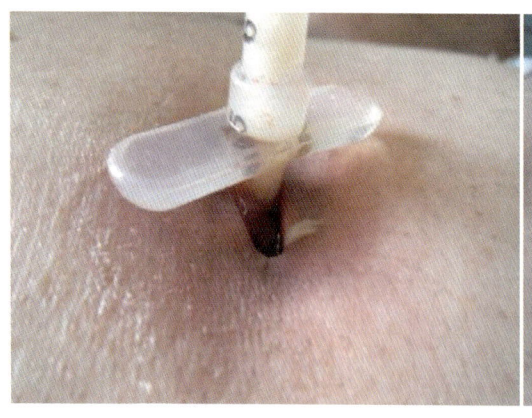

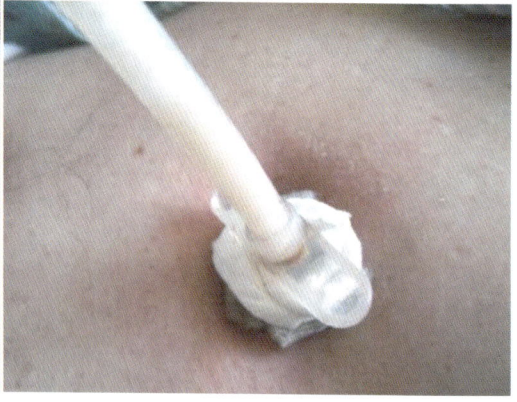

図 22-1　潰瘍形成を伴う PEG 瘻孔部感染　皮下膿瘍を形成していた．

図 22-2　抗菌薬含有ドレッシング＋ティッシュこより

瘻孔部感染発生時のケア方法

1) ストッパーの適度な緩み

圧迫による血流障害が原因となっている場合，ただちに外部ストッパーを緩める．炎症や感染により組織の腫脹や浮腫をきたす場合もあるため，皮膚面と外部ストッパーの間が 1〜1.5 cm 程度のゆとりを保つよう調整する[4]．

2) 局所管理

瘻孔部周囲皮膚を微温湯で十分に洗浄し，膿や壊死組織などを除去する(図22-1)．また，医師の指示のもと，必要に応じて抗菌薬含有の外用薬やドレッシング材の使用(図22-2)も検討する．ただし，感染や壊死組織が残存している状態で完全に密閉してしまうと，かえって感染を助長させる危険性が高いため十分な注意を要する．

3) 全身管理

炎症や感染の程度により栄養剤注入の一時中止や抗菌薬の投与を検討する．

（佐伯郁子）

文　献

1) 西山順博：胃ろう(PEG)ケアはじめの一歩．小山茂樹監修，秀和システム，東京，2010, p33.
2) 内藤亜由美，安部正敏：PEG 造設部位周囲のスキントラブル．病態・処置別スキントラブルケアガイド．学研，東京，2008, p76-80.
3) 松原康美：PEG 造設術後長期の瘻孔ケア．内視鏡的胃瘻造設術．改訂第 2 版，嶋尾　仁編，永井書店，大阪，2005, p83-90.
4) 岡田晋吾：PEG の造設方法．早わかり PEG(胃瘻)ケアノート．岡田晋吾編，照林社，東京，2010, p19.

Q23 PEG 周囲の不良肉芽に対するケアはどうすればよいですか？

A 小さい肉芽の場合，瘻孔部のスキンケアを行い，清潔を保ち経過をみる．大きい肉芽の場合，ステロイド軟膏塗布，硝酸銀焼灼，外科的切除などを検討する．

■ 不良肉芽の発生原因

不良肉芽は，瘻孔部に赤く浸潤した小隆起として認められ(図 23-1)，体位や呼吸などにより生じるカテーテルから瘻孔壁への摩擦刺激，カテーテルの異物反応により発生することがある[1]．また，瘻孔部感染や潰瘍形成が発生した際，その治癒過程において肉芽組織が過剰に形成される場合もある．

■ 不良肉芽の予防策

カテーテルは人体にとって異物であり，摩擦刺激を完全に除去することは困難であるが，ティッシュこよりや切り込みを入れた化粧用パフなどで瘻孔部を保護し，刺激を軽減することが可能である．

■ 不良肉芽発生時のケア方法

滲出液や出血が少なく，痛みがなくケアに支障がない程度の大きさの場合は，通常のスキンケア(清潔の保持，瘻孔部の保護)で様子を観察する．小さな肉芽で

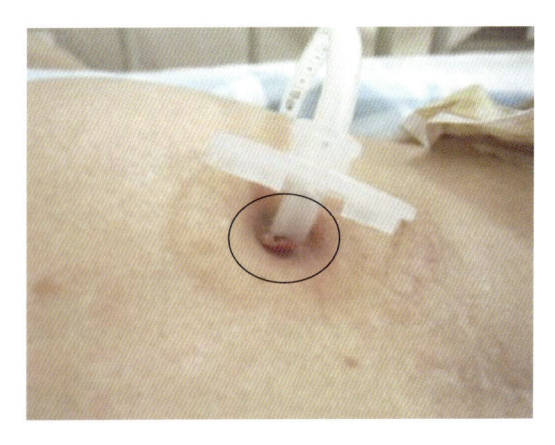

図 23-1 不良肉芽
1日1回の洗浄とティッシュこよりで消失した．

あっても多少の滲出液や出血はあり，これを放置すると乾燥して瘻孔部に固着してしまうため，清潔の保持と瘻孔部の保護は必要である．チューブ型のPEGで一部もしくは半周のみに肉芽を生じている場合には，チューブが一方向だけに無理な力がかかっていることが原因となっていることもあり，肉芽方向にチューブを倒して固定することで，数日で肉芽が消失することがある[2]．

　滲出液や出血が多く痛みを伴う場合，ステロイド軟膏の塗布や硝酸銀液による焼灼，外科的切除を検討する．この際もスキンケアは通常どおり行う．シャワー浴や入浴も可能である．

　不良肉芽は，スキンケアや治療により一時治癒しても再発することがあるため[3]，継続した観察とケアが重要である．

（佐伯郁子）

文　献

1) 松原康美：PEG造設術後長期の瘻孔ケア．内視鏡的胃瘻造設術．改訂第2版，嶋尾　仁編，永井書店，大阪，2005，p83-90.
2) 西山順博：胃ろうPEGケアはじめの一歩．小山茂樹監修，秀和システム，東京，2010，p113-117.
3) 内藤亜由美，安部正敏：PEG造設部位周囲のスキントラブル．病態・処置別スキントラブルケアガイド．学研，東京，2008，p76-80.

Q24 外科的空腸瘻の適応と造設方法は？

A 外科的空腸瘻は，開腹手術時に術後の栄養瘻として造設されることが多く，造設には needle catheter jejunostomy が有用である．

経腸栄養を導入する際に問題になるのは，チューブの挿入部位とチューブ先端の留置部位の2点である．現在最も頻用されているのは，下記のいずれかである．
- 経鼻胃管（チューブ挿入部位：鼻，チューブ先端：胃）
- 内視鏡的に造設された経皮胃瘻（チューブ挿入部位：腹壁，チューブ先端：胃）
- 空腸瘻（チューブ挿入部位：腹壁，チューブ先端：空腸）

経管栄養にて消化管が安全に使用できる場合，最初に選択されるべき方法は経鼻胃管である．一般に経鼻胃管の継続期間は4週未満とされており[1]，それ以上になる場合は胃瘻もしくは空腸瘻の適応になる．空腸瘻は胃切除後で胃がない，もしくは胃瘻造設が困難な場合に選択される．

最近は，内視鏡的に空腸瘻を造設するdirect percutaneous endoscopic Jejunostomy（direct PEJ）が開発され，臨床応用が始まっているが，経皮内視鏡的胃瘻造設術と比較して技術的に難易度が高い[2]．外科的空腸瘻は，おもに開腹手術時に術後の栄養瘻として造設されることが多い．

外科的空腸瘻の適応

1）胃切除後などで経皮内視鏡的胃瘻造設術 PEG が困難な場合
胃切除後でも PEG 造設は可能（Q18 参照）である場合もあるため，PEG の可否はあくまでも CT 検査や内視鏡検査で判断すべきである．

2）胃排出遅滞・胃食道逆流症・誤嚥性肺炎の危険性がある場合
胃からの排出遅滞があり，栄養剤が時間どおりに注入できない，あるいは排出遅滞により胃食道逆流症や誤嚥性肺炎を繰返す症例では，チューブ先端の留置位置を空腸にする必要がある．PTEG（Q27 参照）や空腸瘻の適応になる．

3）食道癌手術，膵臓癌手術など高侵襲手術後の栄養管理目的で挿入する場合
術後の栄養管理のために開腹手術時に造設する．

外科的空腸瘻の造設

当科における造設方法

① 麻酔・体位
全身麻酔下で仰臥位にて行う．

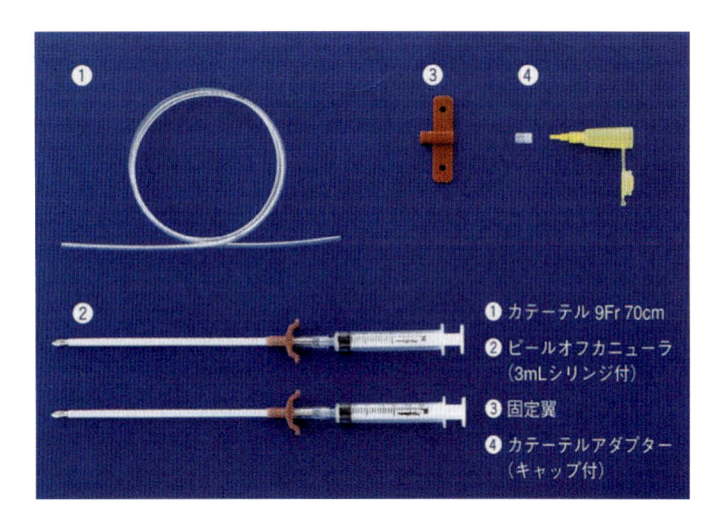

図 24-1 ジェジュノストミイカテーテル（日本シャーウッド）
カテーテル本体（外径3mm），ピールオフカニューラ付イントロデューサー2本（腸管穿刺用，腹壁穿刺用），カテーテル固定器具，カテーテルアダプタからなる．カテーテルはポリウレタン製で，留置中に適度な柔軟性がある．

② **皮膚切開部位**

上腹部正中切開（約7～8 cm）で開腹する．

③ **Needle catheter jejunostomy**[3]

当科ではジェジュノストミイカテーテル（日本シャーウッド）（**図 24-1**）を用いている．

トライツ靱帯から約40 cmの空腸に，ピールオフカニューラ付イントロデューサーにて穿刺する．カテーテルを20～30 cm程度挿入しイントロデューサーをピールオフした後，カテーテル周囲を3-0絹糸にて巾着縫合で結紮する．

カテーテルと空腸の漿膜面の間に2 cm程度 Witzel 型のトンネルを作製する．

腹壁との固定は，Witzel 型のトンネルを作製した範囲が「面」になるように行い，長軸方向に5 cm程固定し，テント状に吊り上がらないよう注意する．

（川崎篤史）

文献

1) ＡＳＰＥＮ Board of Directors：Guidelines for the use of parenteral and enteral nutrition in adult and pediatric patients. *JPEN*, **26**(Suppl)：8SA, 2002.
2) 福島亮治，岩崎晃太，稲葉　毅：縫合・吻合法の実際―胃瘻・空腸瘻．外科治療，**102**（増刊号）：572-580, 2010.
3) Delany, H. M., Cornevale, N. J., Garrey, J. W.：Jejunostomy by a needle catheter technique. *Surgery*, **73**：786-790, 1973.

Q25 空腸瘻の入れ替えはできますか？

A 空腸瘻チューブの入れ替えは困難だが，太いチューブが留置されていて瘻孔が完全に形成されていれば，ガイドワイヤーを使用して入れ替えることも可能である．

空腸瘻に用いるチューブは，内腔が細いため適切な管理を行わないと閉塞しやすい．また，チューブの留置位置が移動するおそれがあり[1]，長期的な維持・管理のためには定期的なチューブ交換が必要になる．閉塞や破損，位置異常がなければ基本的に交換の必要はないが，交換が必要になった場合は，造設後2週間以上経過し，4週間以上後に完全に瘻孔形成が確認できてからが望ましい．

空腸瘻の入れ替え
① **用意するもの**
- 交換用チューブ
- ラジフォーカス® ガイドワイヤー M（TERUMO）外径：0.035″（0.89 mm）長さ：150 cm
- 生理食塩水
- 消化管系造影剤ガストログラフィン®（バイエル）

② **手　順**
- X線透視下にて行う．
- 生理食塩水で古い空腸瘻チューブをフラッシングする．
- 上記ガイドワイヤーを古い空腸瘻チューブに挿入して，先端からガイドワイヤーが20〜30 cm出たら，ガイドワイヤーを残してゆっくりと古い空腸瘻チューブのみを抜く．
- 生理食塩水でフラッシングした新しい空腸瘻チューブを挿入し適切な場所に留置し，ガイドワイヤーをゆっくりと抜去する．
- 消化管系造影剤ガストログラフィンで造影して消化管内であることを確認する．
- 最後に生理食塩水でフラッシングして終了．

③ **注　意**
- 空腸瘻はガイドワイヤーなしで完全に抜けてしまうと再挿入が非常に困難である．したがって，交換の際にはX線透視下でガイドワイヤーを必ず用いる．
- ガイドワイヤーの操作に自信がない場合は，2人以上で行うことが望ましい．
- ガストログラフィンで造影した後は，チューブの閉塞防止のため必ず生理食

塩水でフラッシングを行う.

(川崎篤史)

文　献

1) Montecalvo, M. A., Steqer, K. A., Farber, H. W. et al.: Nutritional outcome and pneumonia in critical care patients randomized to gastric versus jejunal tube feedings. The Critical Care Research Team. *Crit Care Med*, **20**：1377-1387, 1992.

Q26 PEG-J とはどのような栄養投与方法ですか？

A PEG-J（percutaneous endoscopic gastrostomy with jejunal extension：経皮経胃瘻的空腸瘻造設術）は，PEG キットの胃瘻チューブを通して空腸チューブを留置する内視鏡的消化管瘻造設法である[1]．

　胃瘻から直接空腸にチューブを挿入し，経腸栄養を投与する方法を経胃瘻的空腸栄養という．PEG-J は，胃瘻チューブから経胃瘻的空腸栄養（transgastrostomal jejunal：TGJ）チューブを挿入し，先端を空腸に留置する内視鏡的消化管瘻造設法である．

PEG-J の適応

　胃食道逆流症は，胃酸の食道への逆流によって引き起こされる，胸焼け，逆流感，食道つかえ感などを主訴とする病態である（Q81 参照）．特に，食道裂孔ヘルニアの患者は，胃内容が食道に逆流する危険性が高く，誤嚥性肺炎や嘔吐を引き起こす原因となる．このような患者に対して，胃に経腸栄養剤を投与すると，逆流の危険性があるため，投与時間を遅くしたり，上体を挙上したり，半固形化栄養剤を使用したり，逆流を防ぐ投与方法で対処されるが，幽門輪を越えて十二指腸や空腸に栄養カテーテルを留置することで逆流を予防する PEG-J も適応になる．

PEG-J の長所と短所

　PEG-J の長所は，経腸栄養剤が直接空腸に注入されるために，胃から食道に逆流する危険性が少ない[2]．したがって，胃食道逆流症による嘔吐や誤嚥の危険性が少ないため，臥位でも経腸栄養投与ができることである．

　PEG-J の短所は，幽門輪を越えてチューブを空腸に留置するため，チューブの挿入や交換に内視鏡操作が必要となり手技が煩雑であること，TGJ チューブは比較的細径で長いためチューブ閉塞を起こしやすいことである[2]．また，空腸内に経腸栄養剤を投与するため，投与速度や栄養剤の浸透圧に注意をして投与しないと，腹部膨満や下痢，腹痛などの消化器症状が出現する．このため，投与には経腸栄養ポンプを使用し，高浸透圧の栄養剤投与には注意が必要である．

PEG-J の挿入方法

　PEG-J の挿入方法は，内視鏡を胃内にまで進め，胃瘻からガイドワイヤーを挿

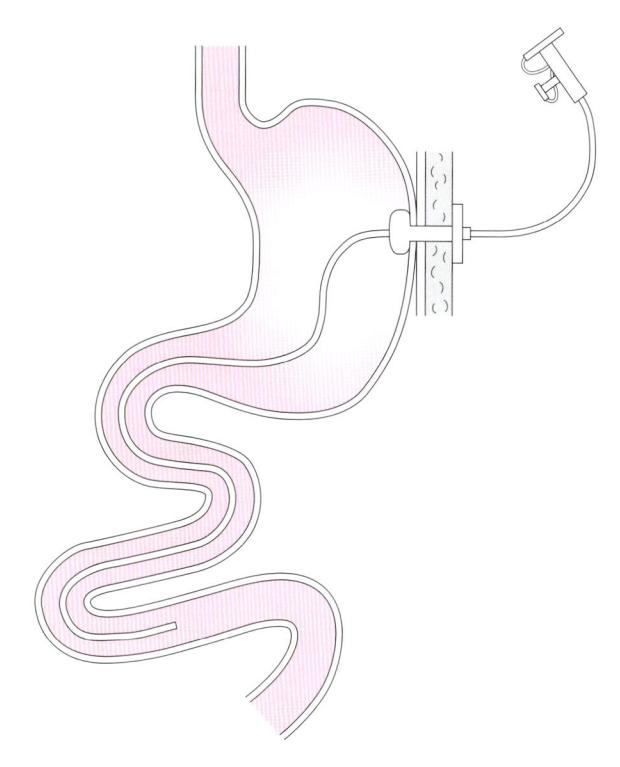

図26-1　PEG-J

入して内視鏡下に透視を用いてガイドワイヤーを十二指腸に進める．TGJチューブをガイドワイヤーに通して十二指腸からさらに空腸に誘導する．チューブが空腸に誘導されたら内視鏡とガイドワイヤーを抜去してアダプターをPEGに接続固定する．

　TGJチューブには，胃減圧孔が付いていて消化管の減圧をしながら栄養剤を投与できるもの，チューブ先端に非透過性の造影リングが付いていて位置確認が透視で容易に行えるチューブなどが市販されている[3]．

（三松謙司）

文　献

1) 宇野良治：経皮内視鏡的腸瘻．胃と腸，**41**：702，2006．
2) やさしく学ぶための輸液・栄養の第一歩．第2版，日本静脈経腸栄養学会編，2008，p265．
3) 経腸栄養チューブ・カテーテル（胃瘻用・腸瘻用）．静脈経腸栄養年鑑2011．ジェフコーポレーション，東京，2011，p171-179．

Q27 PTEGとはどのような栄養投与方法ですか？

A PTEG(percutaneous transesophageal gastrotubing：経皮経食道胃管挿入術)は，非破裂型穿刺バルーン(rupture-free baloon：RFB)を使用して超音波ガイド下に造設する頸部食道瘻造設術である．

PTEGは，1983年にChen[1]によって開発された手技で，1994年に癌性腹膜炎による消化管通過障害で長期間の腸管減圧を必要とし，経皮内視鏡的胃瘻造設術(percutaneous endoscopic gastrstomy：PEG)が困難な患者に対する代替手段に，緩和医療として施行された[2]．

さらに非破裂型穿刺用バルーンの開発[3]で，現在は，PTEGキット(住友ベークライト社)として販売され，経管経腸栄養法としても使用されている．一時保険適用外となったが，2011年4月より暫定点数による保険診療として復活し，手技料，材料費が保険請求できるようになった．

PTEGの適応

PTEGの適応は，通常の消化管瘻と同様に経腸栄養を施行する場合や腸管の長期の減圧を必要とする場合であるが，特にPEGや経皮内視鏡的空腸瘻造設(percutaneous endoscopic jejunostomy：PEJ)の困難な症例である．PEGやPEJが造設困難な症例とは，多量の腹水が貯留している症例，食道切除後の胃管再建のために胃が胸腔内にある症例，胃全摘後症例，胃と腹壁の間に肝臓や横行結腸が存在する症例，高度進行胃癌症例，V-Pシャント留置例などがある[2](Q14参照)．

特に，胃切除後でPEG造設において，穿刺部位が確保できない場合では，PEJとともによい適応となるが，PEJよりも安全に確実にチューブが挿入できる．一方，禁忌は，肝硬変に合併した食道静脈瘤，穿刺部位が確保できない症例，血液凝固異常がある症例，右反回神経麻痺を認める症例，内視鏡が咽頭，頸部食道を通過できない症例などである[2]．

PTEG造設方法[4]

① 経鼻的にストレート型ガイドワイヤーを用いて非破裂型穿刺用バルーン(rupture-free balloon：RFB)を挿入し，希釈造影剤約10 mLをRFBに注入して拡張させ，食道入口部に留置する．
② 頸部エコーで穿刺部位を確保する．
③ 穿刺部を局所麻酔後に外筒付き穿刺針をRFBに穿刺する．

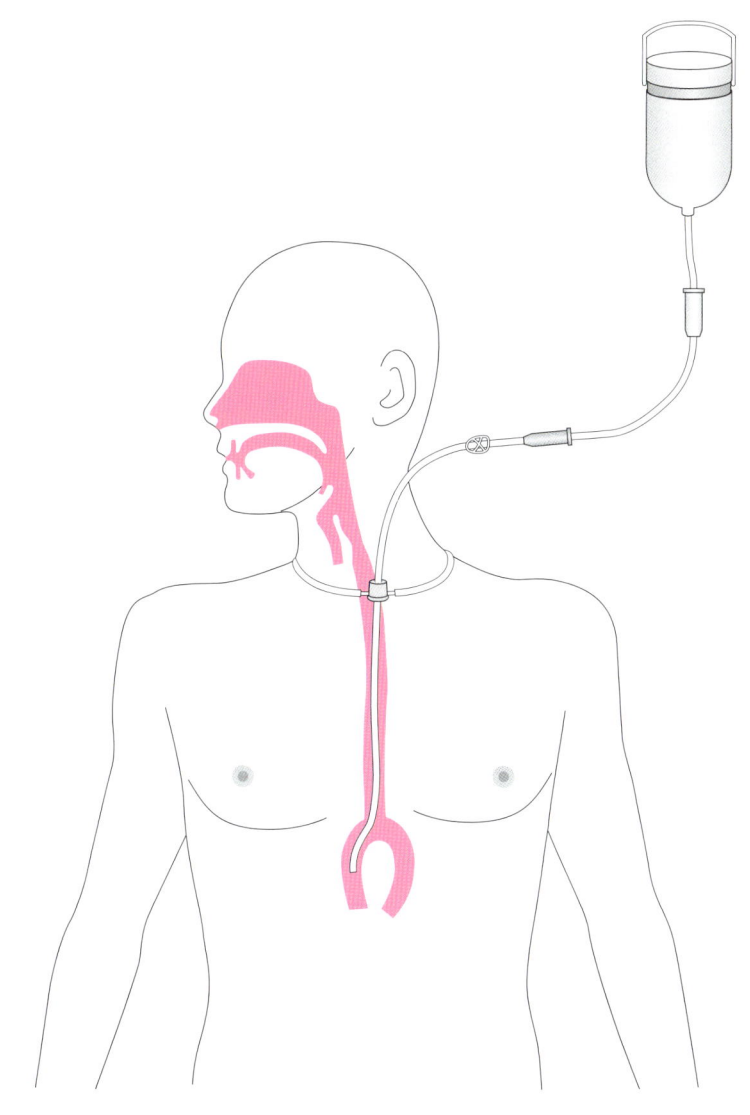

図 27-1 PTEG
((株) 住友ベークライトのホームページより)

④内針を抜去して造影剤が流出するのを確認し，アングル型ガイドワイヤーをRFB内に約5cm挿入する．

⑤RFBを虚脱させて，肛門側へ追加挿入するとガイドワイヤーも肛門側に引き込まれ，さらに自然にRFB内からリリースされる．

⑥経鼻的に挿入したRFBとストレート型ガイドワイヤーを抜去する．

⑦頸部から穿刺されているアングル型ガイドワイヤーに沿って皮膚に小切開をおき，ダイレーターを食道内に挿入する．このとき，ダイレーターが食道に向かいストレートになるように透視で確認しながら挿入する．無理なダイレーター

の挿入は食道損傷などの危険性があるため十分に注意する．

⑧ダイレーターとガイドワイヤーを抜去しピールアウェイシースのみ残し，シースよりチューブを留置する．

⑨チューブを目的の部位に留置した後，シースをピールオフする．

PTEG造設後のトラブルは，事故(自己)抜去とチューブ閉塞が多い．刺入部が頸部にあるため，やや患者の違和感が強い場合があり，認知症などの症例では自己抜去される場合があるため，縫合固定，テープ固定，衣類で隠すなどの工夫が必要である．

万一抜去された場合には，瘻孔形成後であれば抜去後すぐなら容易に再留置できるが，時間が経つと瘻孔は閉鎖する．また，留置チューブが細くて長いため閉塞することがある．この場合には経鼻経管チューブと同様にフラッシングで再通過させる．また，酢水の充填などで閉塞を予防することも大切である(Q12参照)．

(三松謙司)

文 献

1) Chen, A. S.：Method and means for esophageal feeding. United States patent. Washington D. C., 1983, p4384-5842.
2) 大石英人，城谷典保，亀岡信悟：経皮経食道胃管挿入術(PTEG)．特集/栄養管理を極める．外科，**73**：709-713，2011.
3) 大石英人，村田 勇，亀岡信悟：経皮経食道胃管ドレナージ術；穿刺用非破裂バルーンカテーテルの開発とその将来性．日外会誌，**99**：275，1998.
4) 大石英人，城谷典保，亀岡信悟：PTEGの手技の実際．医事新報，**4244**：33-36，2005.

Q28 投与エネルギーと三大栄養素の投与量はどのようにして決定するのですか？

A Harris-Benedict の式より基礎エネルギー量(BEE)を算出し，BEE に活動係数とストレス係数をかけた値が1日必要エネルギー量となる．三大栄養素は蛋白，脂質，糖質の順に決定する．

■ 必要エネルギーの算出方法

1日必要エネルギー量(kcal) = 基礎エネルギー(BEE)×活動係数×ストレス係数

基礎エネルギーの算出(Harris-Benedictの式より)

男性：66.5 + (13.8×体重(kg)) + (5×身長(cm)) − (6.8×年齢(歳))

女性：655.1 + (9.6×体重(kg)) + (1.8×身長(cm)) − (4.7×年齢(歳))

＊体重は標準体重(標準体重(kg) = 身長(m)×身長(m)×22)を用いるが，実測体重との差が大きいときは実測体重で計算する．

＊身長の簡易式推定身長：推定身長(cm) = 3.23×脛骨長(cm) + 49.6

Harris-Benedictの式は1918年にHarris, J. A. とBenedict, F. G.[1]によって発表された．欧米人のデータからまとめられた式で，身長151〜200 cm，体重25〜124.9 kg，年齢21〜70歳の範囲に限定されているため，身長150 cm以下や70歳以上の小柄な日本人や高齢者では，Harris-Benedictの式でBEEを計算すると高めに出るといわれている．このため，高齢者などではHarris-Benedictの式で求められた値の70〜80％程度をBEEとして使用し，1日必要エネルギーを算出する．

若林[2]は，65歳以上の高齢者の身長，体重，年齢のデータで，Harris-Benedict式で計算した基礎エネルギー消費量と，日本人の食事摂取基準(2010年)で計算した基礎エネルギー消費量をそれぞれ計算して比較したところ，全体の平均値で

活動係数

生活活動レベル	活動係数
寝たきり(意識低下状態)	1.0
寝たきり(覚醒状態)	1.1
ベッド上安静	1.2
ベッド外活動	1.3〜1.4
一般職業従事者	1.5〜1.7

ストレス係数

ストレス要因	ストレスレベル	ストレス係数
褥瘡	軽度	1.2
	中等度	1.4
	高度	1.6
手術	軽度	1.1
	中等度	1.2
	高度	1.8
外傷	骨折	1.35
	筋肉外傷	1.35
	頭部損傷でステロイド投与	1.6
	鈍傷	1.35
感染症	軽度	1.2
	中等度	1.5
	高度	1.8
熱傷	体表面積の20%以下	1.3
	体表面積の20〜40%	1.5
	体表面積の40%以上	1.95

＊術前栄養管理のストレス係数は1.0

は，Harris-Benedict式では，1,058 kcal/日，日本人の食事摂取基準では1,076 kcal/日とそれほど大きな違いはなく，また，性別で比較すると男性では日本人の食事摂取基準のほうがやや高めに，女性ではHarris-Benedict式のほうがやや高めになり，誤差は最大でも200 kcal程度であったため，200 kcal程度の誤差はあるものと考えておけば，日本人の高齢者の基礎エネルギー消費量の推定にもHarris-Benedict式を使用してもよいのかもしれないと述べている．

また，50歳以上であれば男性21.5 kcal/kg/日，女性20.7 kcal/kg/日で同じため，Harris-Benedict式で計算しなくても，この基礎代謝量で簡単に算出すれば十分かもしれないと述べている．

BEEは，日本人の簡易式があるためこれを使用してもよい．

日本人の簡易式：男性　BEE（kcal/日）＝14.1×体重＋620
　　　　　　　　女性　BEE（kcal/日）＝10.8×体重＋620

> 1日必要エネルギー（kcal/日）
> ストレスの程度による簡易式
> 　　　　ストレスなし：体重（kg）×25-25（kcal）
> 　　　　ストレス中等度：体重（kg）×25-30（kcal）
> 　　　　ストレス高度：体重（kg）×30-35（kcal）

■ 三大栄養素の算出方法

1) 蛋白質

蛋白質は→アミノ酸として計算
＝<u>必要エネルギー量（kcal）÷NPC/N</u> × <u>6.25</u>
　　　　　↑　　　　　　　　　　　　　↑
　　　（投与窒素量を表す）　　　（1gの窒素はアミノ酸6.25gに相当）

　NPC/N（non-protein calorie/nitorogen）比：投与された窒素が最も効率よく生体構成成分に利用されるためには同時に至適エネルギーが必要で，窒素に対するエネルギー量の比を非蛋白カロリー（NPC）/窒素（N）比という．

　一般的には，窒素（N）1gに対して150 kcalのエネルギーが必要なため，NPC/N比は150とされる．手術などの侵襲が加わってアミノ酸需要量が増加したときには，NPC/N比は100程度に低く設定し，腎不全では窒素負荷ができないためNPC/N比は250〜300と高く設定する．

> 必要蛋白質量の簡易式：標準体重（kg）×1.0〜1.2（g）
> 腎機能障害の程度により標準体重（kg）×0.6〜0.8（g）

2) 必要脂質量

必要脂質量（g）＝必要エネルギー量（kcal）×<u>0.25</u>÷9
　　　　　　　　　　　　　　　　　　　　　　↑

> この計算式は脂質エネルギー比率25％の場合
> 疾患などにより脂質エネルギー比率を変化させたい場合はこの係数を変更する

3）必要糖質量

必要糖質量（g）
= |必要エネルギー量（kcal）−蛋白質量（g）×4−脂質量（g）×9| ÷4

1日必要エネルギーから蛋白質のエネルギーと脂質のエネルギーを引いた残りが糖質で摂取するエネルギーとなる．蛋白質と糖質は1gが4kcal，脂質は1gが9kcalであるため，必要糖質量は上記となる．通常は必要エネルギーの約60％程度を糖質で摂取する．

4）必要水分量

必要水分量＝現在の体重×30 mL

この30 mLは平均値であり変動幅は21〜43 mLである．

年齢別では　　25〜55歳　35 mL/kg/日
　　　　　　　55〜65歳　30 mL/kg/日
　　　　　　　65歳以上　25 mL/kg/日

（植木沙央里，三松謙司，難波ひとみ）

文　献

1) Harri, J. A., Benedict F. G.：A Biometric study of human basal metabolism. *Proc Natl Acad Sci USA*, **4**：370-373, 1918.
2) 若林秀隆：Harris-Benedict式と日本人の食事摂取基準2010の比較．
（http://rehabnutrition.blogspot.jp/2011/05/harris-benedict2010.html）

Q29 経腸栄養の投与時に必要な物品には何がありますか？

A 経腸栄養ボトル，接続ルート（経腸栄養輸液セット），カテーテルチップシリンジ，点滴スタンドなどが必要である．経腸栄養剤のパッケージと，経腸栄養ポンプ使用の有無によって必要物品が異なる．

経腸栄養投与に必要な物品

経腸栄養の投与には，栄養剤を投与するアクセスルートとしての経腸栄養カテーテル（経鼻栄養カテーテル，PEGなど），経腸栄養剤を入れるコンテナ（ボトル，バッグ，イリガートルなど），経腸栄養カテーテルとコンテナをつなぐ接続チューブ（経腸栄養輸液セット），カテーテルチップシリンジ，経腸栄養ポンプ，点滴スタンドなどが必要である．投与する経腸栄養剤のパッケージ（紙容器，缶，パックなど）や経腸栄養ポンプの使用の有無によって必要物品が異なる．

投与したい経腸栄養剤がRTH（ready-to-hang）製剤（図29-1）の場合は，RTH製剤と経腸栄養輸液セット，経腸栄養カテーテル（栄養チューブやPEG）を接続して投与する．RTH製剤は滅菌された経腸栄養バッグ製剤であるため，ほかの容器に移し替える必要がなく，RTH製剤と経腸栄養輸液セット接続部以外を開封しなければ24時間持続投与が可能である．RTH製剤を使用するとクローズドシステムで投与でき，細菌汚染の機会を減少させることができる[1]．しかし，接続部以外を開封してしまうと細菌汚染のリスクが高まるため，8時間以内に投与終了する必要がある[1,2]．

投与したい経腸栄養剤が紙容器や缶入りの場合は，経腸栄養ボトル（図29-2）

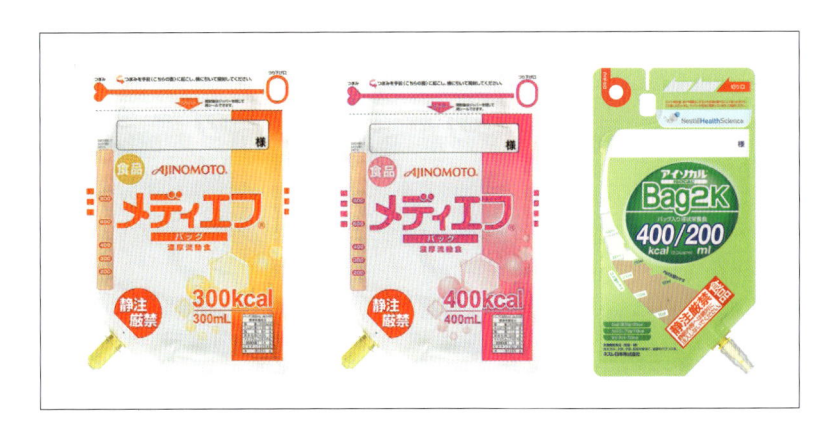

図29-1 RTH製剤

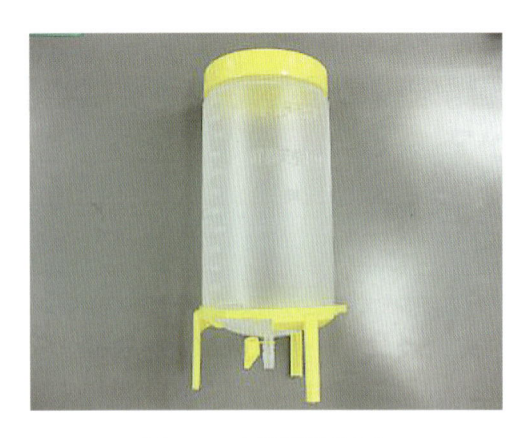

図 29-2　経腸栄養ボトル

などに入れ換える．経腸栄養ボトルと経腸栄養輸液セットを接続したら経腸栄養剤をボトルに移し替え，栄養チューブやPEGに接続して投与する．経腸栄養剤のパッケージを開封してコンテナなどに移し替える作業を行うときが，最も大きな細菌混入の機会である[2]．そのため，コンテナは洗浄・消毒後よく乾燥されたものを使用する必要があり，コンテナなどに移し替えた経腸栄養剤は8時間以内に投与終了する[1,2]．また，粉末タイプの経腸栄養剤は4時間を目安として投与終了する[3]．

経腸栄養ポンプを使用して持続投与を行う場合には，ポンプに応じた専用のセットを選択する必要がある．ポンプを使用する場合と使用しない場合の必要物品を示す(**表 29-1**)．

カテーテルチップシリンジは，経腸栄養剤投与後に栄養チューブ内を水でフラッシュするときや，簡易懸濁法で薬剤を投与するときなどに使用し，30〜50 mL程度のものを用意するとよい．また，液体の栄養剤を半固形化して投与する場合にもカテーテルチップシリンジを使用する．この場合は50 mL程度のものを用意するとよい．

物品の管理方法

1) 経腸栄養ボトル・カテーテルチップシリンジ(図 29-3)

経腸栄養ボトルとカテーテルチップシリンジは，十分な洗浄・消毒を行って再利用が可能である．1週間使用したら廃棄し，新しいものと交換する．1週間経過していなくても，洗浄しがたい汚れが認められたり，破損した場合にはただちに新しいものと交換する．

洗浄方法

① 水道水でよくすすぐ．
② 中性洗剤をつけたスポンジを用いて，付着した汚れを十分に落とし，水道水

表 29-1 投与方法に応じた必要物品

	経腸栄養ポンプ使用（持続投与）	経腸栄養ポンプ不使用（間歇投与）
RTH製剤	ポンプ用栄養セット（アダプタタイプ）	経腸栄養輸液セット
缶や紙パック	①経腸栄養ボトル・ポンプ用栄養セット（アダプタタイプ） ②ポンプ用栄養セット（バッグタイプ）	①経腸栄養ボトル・経腸栄養輸液セット

①経腸栄養ボトル

②カテーテルチップシリンジ

中性洗剤で洗浄 → 消毒 → 乾燥 → 再利用

1週間使用したら廃棄して新しいものと交換する

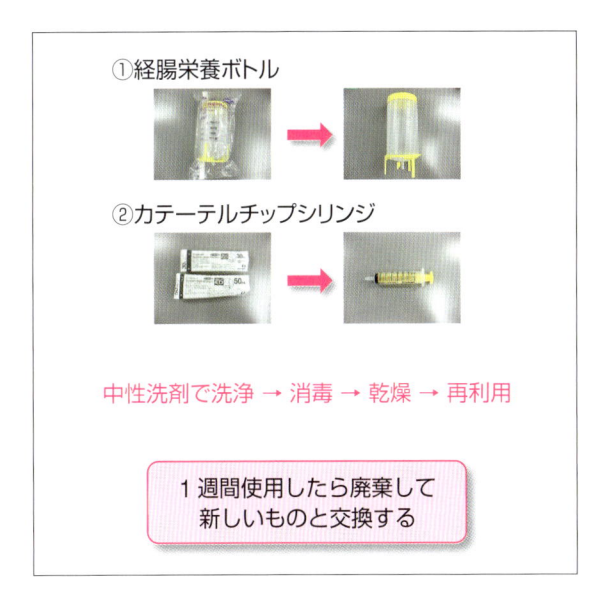

図 29-3　1週間使用で廃棄するもの

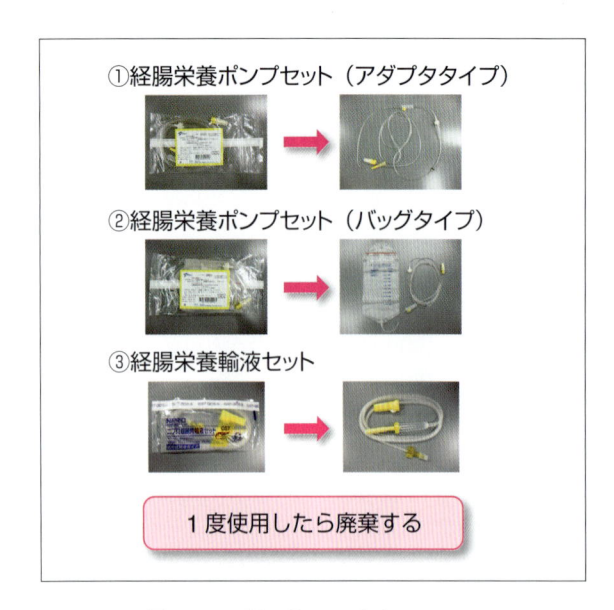

図 29-4　単回使用で廃棄するもの

でよくすすぐ．
　③ 0.02％次亜塩素酸ナトリウム液に約1時間浸漬させる．
　④ 再度水道水でよくすすぐ．
　⑤ 水切りかごに載せて，十分に自然乾燥させる．

2) 経腸栄養輸液セット・経腸栄養ポンプ用栄養セット（アダプタタイプ・バッグタイプ）（図 29-4）

経腸栄養輸液セットや経腸栄養ポンプ用栄養セットは，基本的に単回使用とし，1度使用したら廃棄する．

（難波ひとみ，植木沙央里，斎野容子）

文　献

1) 岩佐幹恵：経腸栄養の合併症とその対策．コメディカルのための静脈経腸栄養ハンドブック．日本静脈経腸栄養学会編，南江堂，東京，2008，p201-207．
2) 大村健二：消化器系合併症に対するリスクマネジメント．臨床栄養別冊 JCN セレクト1ワンステップアップ経腸栄養．佐々木正也編，医歯薬出版，東京，2010，p105-109．
3) Mathus-Vliegen, L. M., Binnekade, J. M., de Haan, R. J.: Bacterial contamination of ready-to-use 1-L feeding bottles and administration sets in severely compromised intensive care patients. *Crit Care Med*, **28**：67-73, 2000.

Q30 経腸栄養の投与前に確認することは何ですか？

A 経腸栄養投与チューブ，患者の腹部の状態，投与栄養剤，体位については，必ず確認する必要がある．

経腸栄養が安全に行われるためには投与前の確認が必要である．
以下にそのチェック項目をあげる．

✓ 口腔ケアを行う[1]．
✓ 経腸栄養チューブまたは胃瘻・腸瘻カテーテルの位置が適切であるか[2]．
　① 挿入の際に付けた目印の位置で固定されているか確認．
　② 経腸栄養チューブは，口腔内で巻かれていないか確認する．巻かれている場合はあらためて経腸栄養チューブを挿入しなおす．
　③ 経腸栄養チューブの先端が胃内に入っているか，カテーテル用注射器で空気を 10 mL 程度注入し，聴診器で確認する．
　④ PEG カテーテルを軽く引っ張り，抜けないことを確認．
　　PEG カテーテルが抜けてしまったら[3]
　　● 術後 2 週間以内（瘻孔が完成していない場合）
　　　胃壁と腹壁が癒着していないため，経腸栄養剤が腹腔内に漏れて腹膜炎を併発することも考えられ，開腹手術が必要なこともある．経腸栄養剤を投与する前なら，医師が胃管を挿入し減圧および胃液の吸引を行う．
　　● 術後 2 週間以上（瘻孔が完成している場合）
　　　すみやかに新しい PEG カテーテルを挿入する．
✓ 患者の腹部状態を確認して，腹部膨満がないかなどを確認．
✓ 排尿・排便の有無を確認．
✓ 患者の体位を整える．
　① 持続投与の場合→ベッドの頭側をやや高くする[1]．
　② 間歇投与の場合→ベッドの頭側を 30〜90 度の楽な角度に起こす[4]．
　　チェック項目を作成して，安全な経腸栄養投与を心掛けることが大切である．

（植木沙央里，難波ひとみ，斎野容子）

文 献

1) Total Nutritional Therapy for Dietitians：栄養サポートの基本と戦略　プログラムマニュアル．アボットジャパン，東京，2008，p73-82．
2) 勝又伴栄監修：経腸栄養ポケットガイド．味の素ファルマ，東京，2006，p34-51．
3) 勝又伴栄監修：経腸栄養ポケットガイド．味の素ファルマ，東京，2006，p58-67．
4) 小川滋彦監修：在宅経管栄養を行われる方へ．アボットジャパン，東京，2008，p7-14．

Q31　経腸栄養の投与手順はどうしますか？

A 最初に追加水，次に経腸栄養剤，最後に薬剤の順番で投与する．

　誤嚥性肺炎を予防するという観点から，経腸栄養投与だけでは不足する水分は，追加水として経腸栄養剤の前に投与し，経腸栄養剤投与後は極力水分投与を行わないほうが望ましいと考えられる[1]（Q34参照）．

　また，経腸栄養剤と薬剤が反応してフィーディングチューブが閉塞するのを防ぐため，簡易懸濁した薬剤を投与する前後に30 mL程度の水でチューブ内をフラッシングするとよい．間歇投与の場合，チューブ内フラッシングは経腸栄養剤投与後と薬剤投与後でよい．持続投与の場合は4〜6時間ごとに経腸栄養剤の注入を中断してフラッシングを行い，フラッシングが終了したら再度栄養チューブを接続して栄養剤の投与を再開する[2]．このようにこまめにチューブ内をフラッシュすることにより，チューブ閉塞を防止する（Q12参照）．

　間歇投与の場合は，栄養剤投与終了後30度挙上した体位を30〜60分保持し，嘔吐や逆流を防ぐ．持続投与の場合は，ベッドの頭側をやや高くして逆流を防止する[2]．

経腸栄養投与手順（間歇投与）

1）追加水を投与する
追加水は経腸栄養剤を投与開始する30分前までに投与終了する．
患者の状態に合わせて追加水の投与方法を選択する．

2）経腸栄養剤を投与する
① 栄養セットのクレンメを閉じたまま，RTH製剤または経腸栄養ボトルと栄養セットを接続し，経腸栄養剤を滴下筒の半分まで満たす．
② 栄養セットのクレンメを徐々に緩めて，経腸栄養剤を先端まで満たす．
③ RTH製剤または経腸栄養ボトルを点滴スタンドに掛け，フィーディングチューブ（またはPEGチューブ）と栄養セットを接続し，クレンメを開いて経腸栄養剤を注入開始する．
④ 注入速度を経腸栄養投与スケジュールの指示速度に合わせて注入する（Q32参照）．
・注入中は，悪心・嘔吐・気分不快・腹部膨満・腹痛・ダンピング症状などの有無を観察する．
・注入中にむせや咳嗽があれば，ただちに投与中止する．

⑤注入が終了したらクレンメを閉じ，フィーディングチューブから栄養セットを外す．

3）フィーディングチューブを水 30 mL でフラッシュする

カテーテルチップで水 30 mL をフィーディングチューブに注入し，経腸栄養剤を洗い流す．

4）簡易懸濁した薬剤を投与する（Q72 参照）

簡易懸濁した薬剤をカテーテルチップで注入する．

5）フィーディングチューブを水 30 mL で再度フラッシングする

カテーテルチップで水 30 mL をフィーディングチューブに注入し，薬剤を洗い流す．

6）フィーディングチューブに空気 30 mL を注入してキャップを閉める

カテーテルチップで空気 30 mL をフィーディングチューブに注入し，チューブ内の水分を排泄する．

（難波ひとみ，植木沙央里，斎野容子）

文　献

1) 宮澤　靖：現場発！ 臨床栄養管理．日総研出版，愛知，2010，p122-125．
2) Total Nutritional Therapy for Dietitians：栄養サポートの基本と戦略　プログラムマニュアル．アボットジャパン，東京，2008，p73-82．

Q32 経腸栄養剤の投与量と投与速度はどのように決定すればよいですか？

A 必要栄養量から経腸栄養管理のゴールを設定する．経腸栄養投与は低用量から開始し，消化器合併症がないことを確認しながら徐々に速度と投与量を上げていき，1週間程度かけて経腸栄養管理のゴールを目指す．

経腸栄養の投与量の決定

患者個々の必要栄養量を計算し（Q28参照），どのような経腸栄養剤をどれだけ投与するのか検討を行い，経腸栄養管理のゴールを設定する．

2週間以上の長期絶食後に経腸栄養を開始する場合は，消化管の萎縮を考慮して経腸栄養ポンプを用いての持続投与から開始する[1]．また長期絶食であった場合は，半消化態栄養剤の投与を開始する前にGFO®（グルタミン・ファイバー・オリゴ糖）（Q43参照）および整腸剤（ミヤBM®など）を3日間程度投与し，腸管粘膜萎縮の回復や，腸内細菌叢の正常化を図ることが半消化態栄養剤投与時の消化器合併症の緩和に役立つ可能性があると考えられる．

経腸栄養の投与速度の決定

経腸栄養投与開始時は，経腸栄養ポンプを使用して20～25 mL/hr程度で投与し，徐々に投与速度を上げ，1週間程度で経腸栄養管理のゴールに達するようにスケジュールを立案する．投与アクセスが胃か腸かによって投与速度を調節する必要がある．

1）胃内投与の場合（表32-1）

ステップ1（25 mL/hr）およびステップ2（50 mL/hr）では，経腸栄養のみで十分な栄養量と水分量を投与することができない場合が多く，静脈栄養との併用が必要と考えられる．ステップ3（75 mL/hr）以降では，経腸栄養のみでの管理が可能となる場合が多い．各ステップは2日間継続し，下痢や嘔吐，腹部膨満などの消化器合併症がみられないことを確認したら，次のステップに移行する．

ステップアップ後に消化器合併症が発生した場合は，1つ前のステップに戻って症状が落ち着くのを待ち，再度ステップアップを試みる．ステップ3以降で消化器合併症がみられない場合は，ステップ4（100 mL/hr）の間歇投与に移行が可能であり，この時点で経腸栄養ポンプを離脱する．

間歇投与に移行後は，投与速度を200 mL/hr以内に調節する．追加水投与はステップ2または3から開始し，経腸栄養剤投与30分前までに投与終了する（Q34

表 32-1　胃内経腸栄養投与スケジュール例（経鼻胃管および PEG）

ステップ	投与速度(mL/hr)	投与時間(hr)	経腸栄養剤投与量(mL)	エネルギー量(kcal)※1 mL＝1 kcalの場合
ステップ1	25	24	600	600
ステップ2	50	24	1200	1200
ステップ3	75	24	1800	1800
ステップ4	100	24	2400	2400

表 32-2　空腸内経腸栄養投与スケジュール例（腸瘻など）

ステップ	投与速度(mL/hr)	投与時間(hr)	経腸栄養剤投与量(mL)	エネルギー量(kcal)※1 mL＝1 kcalの場合
ステップ1	20	24	480	480
ステップ2	40	24	960	960
ステップ3	60	24	1440	1440
ステップ4	80	24	1920	1920
ステップ5	100	24	2400	2400

参照）．

2) 空腸内投与の場合（**表 32-2**）

下痢などの消化器合併症が胃内投与に比べて起こりやすくなるため，胃内投与よりも低速から開始する．ステップアップは消化器合併症がないことを確認しながら行い，症例によって間歇投与に移行可能であるが，経腸栄養ポンプは継続して使用し，投与速度は 100 mL/hr 以下に保つことが望ましい[2]．

経腸栄養ポンプの使用は消化器合併症予防に有用であるが，胃内投与での不必要な経腸栄養ポンプ使用は経腸栄養にかかる費用が膨らむため避けるべきである．特に栄養チューブは経腸栄養ポンプ用が間歇投与用の約 8 倍のコストがかかるため（当院調べ），消化器合併症がみられない場合はすみやかに間歇投与に移行することが望ましい．

（斎野容子）

文　献

1) 谷口正哲：経腸栄養の各種投与法．コメディカルのための静脈経腸栄養ハンドブック．日本静脈経腸栄養学会編，南江堂，東京，2008，p162-166．
2) 岩佐幹恵：経腸栄養の合併症とその対策．コメディカルのための静脈経腸栄養ハンドブック．日本静脈経腸栄養学会編，南江堂，東京，2008，p201-207．

Q33 経腸栄養投与時にポンプは必要ですか？

A 長期絶食後に経腸栄養剤の投与を開始する場合や，腸瘻での栄養管理を行う場合に必要である．

　経腸栄養施行時の合併症には，下痢などの消化器症状があるが，これは投与速度と密接な関係があり，投与速度が速いほど発現しやすいと考えられている[1]．経腸栄養ポンプを使用する最大の利点は，経腸栄養施行時の消化器合併症の発生率がきわめて少なくなることである[2]．

　日本静脈経腸栄養学会のガイドラインでは，2週間以上の長期絶食後に経腸栄養を開始する場合は，消化管の萎縮を考慮し25 mL/hrから開始する[3]と示されている．経腸栄養ポンプを使用せずに，投与速度を60 mL/hr以下に調節することは物理的に困難である．よって，経腸栄養投与開始時および消化器症状発生時には経腸栄養ポンプを使用した低速・持続投与が効果的であり，消化器症状をモニタリングしながら特に問題がなければ10～20 mL/hrずつ投与速度を上げ，最終投与量に達した後，間歇投与に移行するのが望ましい[4]．

　胃内投与の場合，間歇投与に移行したら経腸栄養ポンプを使用せずに投与可能で，1日3～4回，100～200 mL/hrの速度で投与するが，投与速度が100 mL/hrを超えると下痢を起こしやすいため注意が必要である[5]．

　空腸投与では，腸管内圧の変動が大きいため，経腸栄養ポンプを使用せずに低速で投与することは困難である．症例によっては100 mL/hr以上での投与が可能な場合もあるが，消化器合併症を防止するために経腸栄養ポンプを使用し，100 mL/hr以下での持続投与を行うことが推奨される[5]．

　また，耐糖能異常の患者に対し，経腸栄養ポンプを使用して一定の速度で投与すると血糖値の急激な上昇が抑制され，持続投与では血糖値が低値となり安定するという報告がある[2]．宮澤も，耐糖能異常患者に対して，間歇投与では間歇投与回数に応じたインスリン投与が必要であったが，24時間持続投与を施行すると超持続型インスリンの1回投与で血糖コントロールができる症例が増えていると報告している[6]．

　経腸栄養ポンプを使用すると，一定速度で大量の経腸栄養剤投与が可能で，投与速度調整が非常に簡単かつ正確になるなど，看護業務に直接かかわるメリットがある．持続投与の体位は，半座位が困難な場合には一時的にフラットにし，後頭部に枕などを入れる程度の挙上を行う．これは逆流防止の措置であるが，1時間あたり少量の低速投与ではこの程度の頭部挙上でも十分に対応できると考えら

れる．また，清拭やリハビリテーションなどは，持続投与を継続しながら行ってもよいと考えられる．

ただし，呼吸リハビリテーションでは，低頭位の訓練が経腸栄養剤の逆流を惹起する可能性があるので，前後30分は持続投与を中止したほうがよい[6]．

（斎野容子）

文献

1) Johnson, M. D., Walsh, R. M.: Current therapies to shorten postoperative ileus. *Cleve Clin L Med*, **76**：641-648, 2009.
2) Shang, E., Geiger, N., Sturm, J. W. et al.: Pump-assisted versus gravity-controlled enteral nutrition in long-term percutaneous endoscopic gastrostomy patients：a prospective controlled trial. *JPEN J Parenter Enteral Nutr*, **27**：216-219, 2003.
3) 谷口正哲：経腸栄養の各種投与法．コメディカルのための静脈経腸栄養ハンドブック．日本静脈経腸栄養学会編，南江堂，東京，2008, p162-166.
4) 岩佐幹恵, 岩佐正人：経腸栄養施行中にみられる消化器に関連した合併症．日本臨牀，**59**（増刊号5）：349-354, 2001.
5) 岩佐幹恵：経腸栄養の合併症とその対策．コメディカルのための静脈経腸栄養ハンドブック．日本静脈経腸栄養学会編，南江堂，東京，2008, p201-207.
6) 宮澤　靖：投与速度．臨床栄養，**117**：30-35, 2010.

Q34 経腸栄養施行時の追加水は，いつ・どのように投与したらよいですか？

A 誤嚥性肺炎予防の観点から，追加水は経腸栄養投与30分前までに投与を終了するとよい．また，経腸栄養剤に追加水を混ぜて投与すると細菌繁殖が起こるリスクが高まるため，経腸栄養剤と追加水はそれぞれ単独で投与することが望ましい．

経腸栄養投与時に，経腸栄養剤に追加水を混合して投与することがある．この操作は粉末栄養剤を水で溶解する作業と同様に，溶解操作により経腸栄養剤に菌の繁殖が起こるリスクが高まるという報告[1]があり，極力控えるべきである．過去の経腸栄養剤は，腸管内浸透圧に対して経腸栄養剤の浸透圧が高かったという理由から，浸透圧性下痢の発生を抑えるために経腸栄養剤を追加水で希釈することがあった．しかし，現在市販されている半消化態栄養剤のほとんどは腸管浸透圧と等圧化されており，希釈の必要はない．したがって，経腸栄養剤と追加水は混合せず，別々に投与したほうがよいと考えられる．

水分投与のタイミングについて，宮澤らは，追加水を先に投与して投与終了後10分ほどしてから経腸栄養剤を投与する方法が，胃食道逆流による誤嚥性肺炎などの合併症予防に有用であると報告している[2]．経腸栄養施行患者は，健常人と比較して，腸管蠕動運動が衰退している傾向にある．経腸栄養剤が胃内に残留している状態で追加水が投与されると，胃内許容量を超えてしまい，嘔吐の原因となると考えられるため，追加水を先に投与する方法が考案された．宮澤は，嘔吐のリスクがある患者に対して，経腸栄養剤投与前に追加水としてのOS-1®を投与

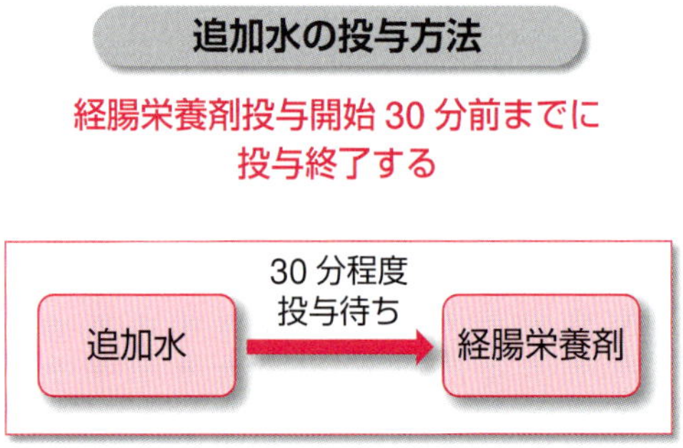

追加水の投与方法

経腸栄養剤投与開始30分前までに投与終了する

追加水 →(30分程度投与待ち)→ 経腸栄養剤

図 34-1　当院における追加水の投与方法

したところ，誤嚥性肺炎の発生率が，経腸栄養剤投与後追加水の方法では21.3%だったのに対して，OS-1®投与後経腸栄養剤投与の方法では6.3%と有意に低値であったと報告している[3]．また，宮澤らは，健常人においてOS-1®と水道水の胃内排泄時間の比較も行っており，OS-1®は10分以内，水道水は20分以内に排泄されたと報告している[4]．よって，胃内に投与された追加水は，30分程度で胃から排泄されると推測できる．

　当院においては，追加水を投与し，30分ほどしてから経腸栄養剤の投与を開始するという方法を標準化している．この方法に変更する以前は誤嚥性肺炎が経腸栄養施行患者の24%に発生していたが，変更後は経腸栄養施行患者の誤嚥性肺炎発生が0%となった[4]．OS-1®を使用しなくても，通常の追加水投与でも誤嚥防止の効果は期待できると考えられる．

（斎野容子）

文　献

1) 宇佐美　眞，大柳治正，斎藤洋一：経腸栄養・投与栄養剤の調整法．日本臨牀，**49**：213-217，1991．
2) 宮澤　靖：経腸栄養では水分投与をどのようにすればいいの．臨床栄養別冊JCNセレクト1 ワンステップアップ経腸栄養．佐々木正也編，医歯薬出版，東京，2010，p116-117．
3) 宮澤　靖：現場発！臨床栄養管理．日総研出版，愛知，2010，p122-125．
4) 斎野容子，和田裕子，石黒由希子，他：当院NSTによる経腸栄養施行時の合併症対策とその効果．静脈経腸栄養，**27**：529，2012．

Q35 経腸栄養剤を水で希釈してもよいですか？

A 経腸栄養剤を水などで希釈することは細菌の繁殖の原因になるため行うべきではない.

　現在市販されている液体の経腸栄養剤は，開封しない状態では殺菌されているが，開封して，ほかの物質と混合すると汚染が生じる危険性が高まる．経腸栄養剤は，細菌にとっては培地の役割を果たす栄養素が豊富に含まれているため，開封後6～8時間以上になると細菌汚染が急激に多くなる(**図35-1**)[1]．Enteral Formula Council(経腸栄養審議会)では，経腸栄養剤に何らかの物質を加える場合，水などにも細菌が含まれている可能性があるため，汚染の原因になる可能性があると指摘している[2]．またAndersonら[3]は，医療現場で準備された経腸栄養剤は，何も加えていない市販の経腸栄養剤と比較して，大腸菌などの細菌数が有意に多いことを証明しており，経腸栄養剤に水を加えて希釈してから投与すると，細菌繁殖をさらに速めることとなる[4]．よって，細菌汚染のリスクを最小限に抑えるには，ready-to-hang(RTH)製剤を使用するなど，クローズドシステムを用いて滅菌済の経腸栄養剤を投与することが望ましく，細菌汚染の観点からは液体

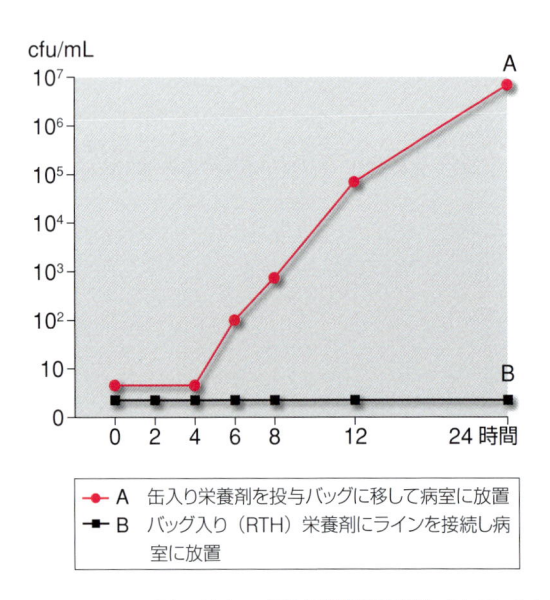

図35-1　エンシュア・リキッド® 細菌培養試験 (文献1)より)

表 35-1 経腸栄養剤の取り扱いに伴う細菌汚染リスク

リスク	予防法
●栄養剤の取り扱い ・水などの物質の追加 ・吊り下げ時間が長くなる手順の利用 ・汚染のリスクを高める投与システム	1. 市販の殺菌された栄養剤を使用する. 2. 水,着色料または薬剤を添加しない. 3. 液体栄養剤を希釈しないで使用する. 4. ほかの経路を使えない場合,栄養チューブを通じた薬剤の投与には,清潔な方法を用いる.

(文献 5) より)

の経腸栄養剤を水で希釈すべきではない.

わが国で現在市販されている経腸栄養剤の多くは浸透圧が血清浸透圧(約 300 mOsm/L)に近いように調整されているため,水で希釈して浸透圧を下げる必要性はない.一部の半消化態栄養剤や,1 kcal/mL に調整された粉末の成分栄養剤は,血清浸透圧よりも製品の浸透圧が高くなるが,経腸栄養ポンプを使用するなど投与方法を工夫することにより消化器合併症を回避することが可能であるため,浸透圧を下げるための経腸栄養剤の希釈は行わないようにする.

最近では,あらかじめ水分含有量が多く設計された RTH 製剤(明治メイバランス® R)が開発されており,1 回投与量の増加に伴う誤嚥や逆流のリスクを考慮しなくてよい場合は選択することが可能である.

(斎野容子)

文 献

1) 大熊利忠:経腸栄養剤と細菌汚染. *Nutrition Support Journal*, **1**:9, 2000.
2) Chan, L., Yasmin, A. H., Ngeow, Y. F. et al.: Evaluation of the bacteriological contamination of a closed feeding system for enteral nutrition. *Med J Malaysia*, **49**:62-67, 1994.
3) Anderson, M., Norris, D. J., Godfrey, L. B. et al.: Bacterial contamination of tube-feeding formulas. *JPEN*, **8**:673-677, 1984.
4) 宇佐美 眞,大柳治正,斎藤洋一:投与栄養剤の調整法. 日本臨牀, **49**(臨増):213-217, 1991.
5) Campbell, S. M..: Preventing microbial contamination of enteral formulas and delivery system. Hazard analysis and critical control points in the clinical setting. Columbus, O. H., Ross Products Division of Abbott Laboratories, 2000.

Q36 経管栄養施行時に口腔ケアは必要ですか？

A 経管栄養施行時にも誤嚥性肺炎や廃用症候群の予防のために口腔ケアは必要である．

　経管栄養施行患者口腔ケアの目的は，① 口腔内の清潔保持，② 食生活の維持・改善，③ コミュニケーション手段の確保である[1]．

　経管栄養中の患者は絶食や経口摂取の減少により刺激唾液の分泌が減少し，唾液の機能である自浄作用や抗菌作用・粘膜保護作用・円滑作用などが低下する．そのため，易乾燥状態により口腔内は汚染されやすい状態となり，また，言語におけるコミュニケーションにも弊害を与える．経管栄養施行中であっても，食物を口から摂取できるように口腔の機能を維持する必要がある．

　また，口腔ケアの意義は，口腔内の衛生管理を行うことによる誤嚥性肺炎や人工呼吸器関連肺炎の予防，口腔感覚・機能を賦活化し，廃用症候群を招かないように維持することである．また，口腔ケアは，脳血管疾患後の後遺症や廃用症候群における口腔機能のリハビリテーションにもつながる．さらに，高齢者における日常生活動作や認知機能にまで好影響を与えると報告されている[2]．近年では，oral health care として口腔内の清掃だけでなく，摂食機能に対する機能訓練としてもとらえられている[3]．

　長期間の絶食では，口腔内や咽頭に廃用性の変化が生じ，運動や知覚を低下させることになる．特に，経鼻経管栄養施行時は，チューブ表面が汚染されるとバイオフィルムが形成されることや，絶食のために口腔内の唾液分泌が低下することで口腔内の自浄作用の働きが弱くなる．このことから口腔粘膜の新生ができなくなり，ここに通常とは異なる細菌叢が形成されることで，誤嚥性肺炎のリスクが高くなる．したがって，経管栄養施行中では，口腔ケアは必須のケアとなる．

　以下に誤嚥性肺炎と廃用症候群の予防のための口腔ケアについて解説する．

誤嚥性肺炎の予防

　肺炎は要介護者の死亡原因の第1位であり，このうち30％は誤嚥性肺炎と診断されている．これに対して，専門的口腔ケアを定期的に介入させると誤嚥性肺炎を予防することや，発熱回数を減少させることが介入調査研究により報告されている[4]．

　誤嚥性肺炎は，細菌などの微生物を気管内に吸引する micro-aspiration によるものと，食物を誤嚥する macro-aspiration によるものに大別される．micro-aspiration に対しては，口腔清掃を徹底し，macro-aspiration に対しては，摂食・嚥下機能改善のためのさまざまなアプローチを施して予防を図る必要がある[3]．口腔ケアと嚥下機能改善の両方を行うことが誤嚥性肺炎の予防となる．

　経管栄養施行時には長期の絶食にあることが多く，刺激唾液分泌の低下を招きやすい状況にある．また，高齢者においては唾液腺の萎縮により唾液分泌が低下していることも考えられる．唾液には自浄作用があり，洗浄・抗菌作用としての肺炎予防，咀嚼の補助，潤滑作用としての食塊形成や嚥下運動，溶媒作用としての味覚発現などさまざまな働きがあるが，絶食中の場合にはこれらの刺激がなくなっている[5]．また，経鼻経管チューブが挿入されている場合には，チューブに分泌物が付着することで細菌感染によるバイオフィルムを形成する．不顕性誤嚥のある患者や不顕性誤嚥の疑いのある患者は以上のことが原因で誤嚥性肺炎を起こす可能性がある．

　このため，口腔ケアの刺激により唾液分泌を促し，唾液のもつ洗浄作用・抗菌作用を引き出すためにも口腔ケアは大切である．また，バイオフィルムは一度でも形成すると抗菌薬や抗生物質などでは除去できず，口腔洗浄よりもブラッシングによる機械的清掃法を行う必要があり，チューブの交換を含めた衛生管理も重要である．

廃用症候群の予防

　手足を動かさずにいることで拘縮を生じるように，"口から食べる"ことをしていないことで口腔や咽頭の嚥下関連筋においても廃用性の変化が生じる．運動機能や知覚が低下すると，いざ経口摂取・嚥下訓練を開始しようと思ってもスムーズに進まないことがある．いつでも摂食を開始できるように，口腔内の清潔を保ちながら廃用を防ぐために間接訓練を取り入れた口腔ケアは重要である．

　摂食・嚥下障害患者における廃用が起こる要因は，高齢・原疾患などとの関連，絶飲食，経鼻経管栄養，発語量の減少，ベッド上での安静，活動性の低下などがあげられる．特に，経鼻経管栄養患者は長期の絶食状態にあることが多く，そのため嚥下関連筋の廃用が生じやすいと考えられる．

　口腔は，身体のなかで最も敏感で，大脳皮質の運動野や知覚野の1/3を占める重要な器官で，味わうこと，温かい・冷たい・硬い・軟らかいなどを感じることや，噛んで飲み込むという刺激が，脳を活性化させる[5]．口腔内のマッサージや味覚刺激などを通して脳に刺激を与えることは，覚醒状態の改善にもなるともいわれている[5]．

　適切な口腔ケアを行うことで，歯肉や粘膜への刺激が加えられ，血液循環がよくなることや，口腔内乾燥を防ぎ口腔の動きを改善させることも期待でき，廃用症候群の予防として口腔ケアは重要なケアであるといえる．

〈石黒由希子，和田裕子〉

文　献

1) 木佐敏郎，小村智子：最新口腔ケア．照林社，東京，2003，p68-71．
2) 鈴木美保，才藤栄一，小口和代，他：高齢障害者の歯科治療とその障害に対する効果について．日歯医師会誌，**52**：608-617，1999．
3) 植田耕一郎：誤嚥性肺炎を防止する口腔ケア．高齢者と嚥下障害．日医雑誌 **138**：1785-1788，2009．
4) Yoneyama, T., Yoshida, M., Matsui, T. et al.：Oral care and pneumonia. *Lancet*, **354**：515, 1999.
5) 都築智美：絶食時からの口腔ケアはなぜ必要？"あなたが始める"摂食・嚥下・口腔ケア．エキスパートナース臨時増刊号(2011年11月)，照林社，東京，2011，p86-87．

Q37 経腸栄養剤の種類にはどのようなものがありますか？

A 経腸栄養剤には，自然食品流動食と人工濃厚流動食がある．自然食品流動食は，普通流動食・ミキサー食・濃厚流動食に分類され，人工濃厚流動食は窒素源の違いにより，半消化態栄養剤・消化態栄養剤・成分栄養剤に分類される．

流動食とは，消化吸収能力が低下している状態で投与することを目的として，消化吸収されやすく，残渣などの刺激が少ないように工夫された治療食の総称である[1]．

自然食品流動食

普通流動食・ミキサー食・天然濃厚流動食の3つに分けられる（**表37-1**）．普通流動食は，糖質を中心とした水分の多いもので，消化管の負担が少ない．また，普段から食している材料を利用しているため，味がよく親しみやすい．しかし，エネルギーが低く栄養補給効果はあまり期待できないため，静脈栄養などとの併用が必要である．

ミキサー食は，経口・経管の両方で用いることができる．しかし，残渣が多く流動性に乏しいため，細径チューブ（10 Fr 以下）では閉塞する可能性が高い．PEG の普及とともに，PEG 使用時にミキサー食を直接注入することで胃食道逆流の減少や下痢の改善などのメリットが報告されている[2]．

天然濃厚流動食

天然の食品を素材とした流動食であり，市販品ではオクノス流動食品 A® とオクノス流動食品 C® などがあり，いずれも食品である．窒素源は牛乳や鶏卵由来の蛋白質であるため，通常の食事と同様の消化吸収能力が必要であり，長期間の

表37-1 自然食品流動食の分類

普通流動食	重湯・野菜スープ・牛乳・果汁などを素材としたもの 水分含有量が多くエネルギー効率が悪い
ミキサー食	食品をそのままミキサーにかけ流動状態としたもの 繊維成分が多く流動性に乏しいため投与しにくい
天然濃厚流動食	天然の食品を素材にした流動食 水分量を減らし，1 kcal/mL 以上であり，浸透圧はあまり高くない

表37-2 人工濃厚流動食の分類

		半消化態栄養剤	消化態栄養剤	成分栄養剤
栄養成分	窒素源	蛋白質 ポリペプチド	アミノ酸 ジペプチド トリペプチド	アミノ酸
	糖質	デキストリンなど	デキストリン	デキストリン
	脂質と脂質含有量	LCTとMCT 比較的多い	LCTとMCT 少ない	LCTとMCT きわめて少ない
	他の栄養成分	不十分	不十分	不十分
	繊維成分含有	水溶性・不溶性を添加したものが多い	無添加	無添加
製剤の性状	消化	多少必要	ほとんど不要	不要
	吸収	必要	必要	必要
	残渣	少ない	きわめて少ない	きわめて少ない
	浸透圧	比較的低い	高い	高い
	溶解性	比較的良好	良好	良好
	粘稠性	やや高い	やや高い	低い
	味・香り	比較的良好	不良	不良
	剤型	粉末製剤 液体製剤	粉末製剤 液体製剤	粉末製剤
適応		制限あり	制限あり	広い
栄養チューブ		直径2〜3mm(8 Fr)	直径2〜3mm(8 Fr)	直径1〜1.5mm(5 Fr)
取扱い区分		医薬品・食品	医薬品・食品	医薬品

(文献6)より一部改変)

静脈栄養管理後などで小腸絨毛が萎縮して消化吸収能力の低下がみられる症例には適さない．また，一般的な半消化態栄養剤の粘度が7〜8mPa・sであるのに対し，天然濃厚流動食は粘度が30〜40mPa・sであり[3]，やや粘稠性が高いため，細径チューブでは閉塞の可能性があり投与に適さない．天然濃厚流動食は，成分栄養剤や消化態栄養剤に比べて味がよいので，経口摂取に適する．糖質，脂質，蛋白質の三大栄養素はバランスよく配合されているが，長期にわたり単独で用いる場合には微量元素の欠乏に注意する必要がある．

人工濃厚流動食

天然の素材を人工的に処理し，また合成アミノ酸，低分子ペプチド，ビタミンや微量元素を加えたもので，バランスのとれた栄養剤である[4]．窒素源の違いにより，半消化態栄養剤・消化態栄養剤・成分栄養剤の3つに分けられる（**表37-2**）．半消化態栄養剤は窒素源が蛋白質であり，消化態栄養剤は窒素源がアミノ酸

またはスモールペプチド，成分栄養剤の窒素源はアミノ酸のみである．

　糖質は，おもにデンプンを加水分解したデキストリンが用いられ，経腸栄養剤の浸透圧が高くならないよう調節されている．しかし，糖質にイソマルツロース（パラチノース®）などの二糖類を含む一部の経腸栄養剤では浸透圧が高く設定されているものもある．

　脂質は，必須脂肪酸補給のために長鎖脂肪酸（LCT）の大豆油・コーン油・サフラワー油が中心となり，中鎖脂肪酸（MCT）ではヤシ油・ココナッツ油などが用いられる．

　成分栄養剤や消化態栄養剤であっても，糖質と脂質は消化が必要であり，消化が不要であるのは窒素源のみである[5]．

（斎野容子）

文　献

1) 田嶋佐和子：自然食品流動食の種類と特徴．改訂版　経腸栄養剤の種類と選択　どのような時，どの経腸栄養剤を選択するべきか．井上善文，足立香代子編，フジメディカル出版，大阪，2009，p31-34．
2) 粟井一哉：胃瘻（PEG）からのミキサー食注入の臨床的検討．静脈経腸栄養，**58**：63-68，2003．
3) 丸山道雄：経腸栄養剤の分類．経腸栄養．NPO法人PEGドクターズネットワーク（http://www/peg.or.jp/）
4) 吉田祥子：人工濃厚流動食の種類と特徴．改訂版　経腸栄養剤の種類と選択　どのような時，どの経腸栄養剤を選択するべきか．井上善文，足立香代子編，フジメディカル出版，大阪，2009，p35-39．
5) 山内　健：人工濃厚流動食の種類と特徴．臨床栄養別冊JCNセレクト1ワンステップアップ経腸栄養．佐々木正也編，医歯薬出版，東京，2010，p38-43．
6) 大濱　修：経腸栄養．実践静脈栄養と経腸栄養　基礎編．島田滋彦他編，エルゼビアジャパン，東京，2003，p128．

Q38 成分栄養剤はどのようなときに使いますか？

A 胆道・膵疾患で消化酵素の分泌を極力抑えて空腸投与を行いたい場合や，短腸症候群や炎症性腸疾患など腸管への刺激を抑えたい場合に使用する．

　成分栄養剤は elemental diet (ED) とよばれ，窒素源が結晶アミノ酸のみで構成されており，すべての構成成分が化学的に明らかで，多くの成分が上部消化管で吸収され残渣がなく[1]．また，脂肪の含有量がきわめて少なく，全エネルギーの1～2％しか配合されていない栄養剤である．このため，脂肪の吸収能が低下した状態でも使用が可能であり，胆道・膵疾患で消化酵素の分泌を極力抑えて空腸投与を行いたい急性膵炎や，短腸症候群，炎症性腸疾患 (特にクローン病) など腸管への刺激を抑えたい場合に使用される．クローン病の治療では，成分栄養剤がきわめて有効である．成分栄養剤には，食事抗原となるペプチドがまったく含まれていないため，腸管免疫の観点からも有利に働いている可能性があり，低脂肪であることも効果的に働いていると考えられている[2] (Q82 参照)．

　成分栄養剤はすべて薬品であり，わが国で初めて開発された代表的なエレンタール®，小児用のエレンタール® P，肝不全用のヘパン ED® がある．成分栄養剤の糖質はデキストリンが主体である．エレンタール® は，脂質がエネルギー比で1.5％しか含まれていないため，長期にわたって単独使用を行う場合は必須脂肪酸欠乏が必発で，経静脈的な脂肪乳剤の投与が必要である．エレンタール® PおよびヘパンED® はエネルギー比で8％程度の脂質が含まれるため，必須脂肪酸欠乏は予防できる組成となっている．微量元素ではセレンが添加されていないため，長期使用ではセレン欠乏に注意が必要である[3]．

　成分栄養剤の投与に際して，経口摂取も可能であるが，蛋白源がアミノ酸であるため味や香りが独特であり，専用のフレーバーを利用しないと困難である．経管栄養チューブからの投与では，窒素源がアミノ酸であるため流動性が高く，6.5 Fr 以下の細径チューブでの投与が可能でチューブ閉塞を起こしにくい．また，残渣となりうる食物繊維などの成分が含まれていないため糞便量は減少するが，1 kcal/mL に調整した場合の浸透圧は 760 mOsm/L と血清浸透圧より高くなるため浸透圧性下痢に注意が必要である．

●エレンタール® の命名[4]
　ED (elemental diet) は，Stephans ら[5]により，消化管縫合不全に対して特殊な栄養剤が TPN

表 38-1 成分栄養剤の種類

	成分栄養剤		
製品名	エレンタール®	エレンタール® P	ヘパン ED®
会社名	味の素製薬	味の素製薬	味の素製薬
発売年	1981	1987	1991
主原料	デキストリン 大豆油 結晶アミノ酸 （17 種類）	デキストリン 大豆油 結晶アミノ酸 （18 種類）	デキストリン 大豆油 結晶アミノ酸 （14 種類）
蛋白質(g)＊	4.4	3.1	3.6
糖　質(g)＊	21.1	19.9	19.9
脂　質(g)＊	0.2	0.9	0.9

＊100 kcal あたり

と同様の効果をあげたことから命名された．栄養素(elements)から成り立つ食事(Diet)という意味である．日本における成分栄養剤の命名はエレンタール®の開発者，小越章平名誉教授(高知医大)が，医師が処方して栄養管理を行えるようにとつけられたものであり，医薬品として1981年に保険薬収載時に初めて承認された．

〔斎野容子，三松謙司〕

文　献

1) 岩佐幹恵，岩佐正人：経腸栄養の種類と特性．日本臨牀，**59**：281-292，2001．
2) 佐々木雅也：新臨床栄養学増補版．経腸栄養．岡田　正，馬場忠雄，山城雄一郎編，医学書院，東京，2011，p261-267．
3) 山内　健：人工濃厚流動食の種類と特徴．臨床栄養別冊　JCN セレクト 1　ワンステップアップ経腸栄養．医歯薬出版，東京，2010，p38-43．
4) 小越章平：静脈経腸栄養の発展を思い出すままに〜すべては外科から始まった〜．ジェフコーポレーション，東京，2011．
5) Stephans, R. V., Randall H. T.: Use of a concentrated, balanced, liquid elemental diet for nutrition management of catabolic states. *Ann Surg*, **170**：642-667, 1969.

Q39 消化態栄養剤はどのようなときに使いますか？

A 成分栄養剤とほぼ同様に，膵外分泌能低下や短腸症候群などの蛋白質の消化吸収障害がある場合に選択するが，製品により脂質含有量が異なるため脂肪の消化吸収能力によって使い分けが必要である．

　消化態栄養剤は，窒素源がアミノ酸またはジペプチドやトリペプチドなどのスモールペプチドであり[1]，成分栄養剤と同様，膵外分泌能低下や短腸症候群などの蛋白質の消化吸収障害がある場合に選択する（**表39-1**）．小腸において，スモールペプチドはアミノ酸と別のトランスポーターで吸収される[1]．遊離アミノ酸よりもスモールペプチドのほうが吸収に必要なエネルギーが少なく，早く吸収されるため[2]，アミノ酸単独よりも吸収面では有利であるとされている．

　消化態栄養剤には薬品と食品があり，薬品ではツインライン®，食品ではエンテミール® R とペプチーノ® がある（**表39-2**）．

　消化態栄養剤の糖質や脂質は，半消化態栄養剤に使用されているものとほぼ同様であり，糖質や脂質が吸収されやすいわけではない[3]．消化態栄養剤の糖質はデキストリンが主体であり，分子量の小さい二糖類は浸透圧が高くなりすぎるため使用されない．脂質エネルギー比は，ツインライン® が25％（うち70％が中鎖脂肪酸（MCT）），エンテミール® R が13.5％であり，十分な脂肪が含まれた組成となっているため，脂肪乳剤は併用しない．一方，ペプチーノ® にはまったく脂質が含まれておらず，長期投与では必須脂肪酸が欠乏するため，静脈的に脂肪乳剤の投与を行う必要がある．また，脂質を含まないために脂溶性ビタミンであるビタミン A, D, E, K の安定性や吸収性は保証されないので，脂溶性ビタミンの欠乏に注意が必要である．このように，消化態栄養剤では製品により脂質含有量

表 39-1 消化吸収障害機序からみた経腸栄養剤の選択

	実効吸収面積の減少による吸収不良	膵外分泌機能の低下による消化障害	胆汁分泌障害による消化障害	食塊と消化液分泌のタイミング不調
成分栄養剤	○	○	○	○
消化態栄養剤	△	○	○	△
半消化態栄養剤	×	△～○	△～○	×

○：重症例でも適，△：軽症～中等症に適，×：不適　　　　　　　　　　　　（文献5)より）

表 39-2　消化態栄養剤の種類

区分	消化態栄養剤		
製品名	ツインライン®	エンテミール®R	ペプチーノ®
会社名	大塚製薬工場	テルモ	テルモ
発売年	1993	2008	2008
食品・医薬品	医薬品	食品	食品
主原料	乳蛋白加水分解物 L-メチオニン L-トリプトファン	低分子ペプチド (卵白加水分解物)	低分子ペプチド (卵白加水分解物)
	マルトデキストリン トリカプリリン サフラワー油	デキストリン 大豆油 コーン油 卵黄油(乳化剤)	デキストリン
蛋白質(g)*	4.1	3.8	3.6
糖　質(g)*	14.7	18.0	21.4
脂　質(g)*	2.8	1.5	0

＊100 kcal あたり

が異なるため，脂肪の消化吸収能力の程度によって使い分ける必要がある．

　消化態栄養剤の浸透圧は血清浸透圧に比して高いため(460〜550 mOsm/L 程度)，浸透圧性下痢に注意が必要である．また，経口摂取が可能であるが，風味の問題から専用フレーバーを利用しないと困難である．経管栄養では細経の経管栄養チューブ(8 Fr)での投与が可能である[4]．

(斎野容子)

文　献

1) 山内　健：人工濃厚流動食の種類と特徴．臨床栄養別冊　JCN セレクト 1　ワンステップアップ経腸栄養．医歯薬出版，東京，2010，p38-43．
2) 丸山道雄：経腸栄養剤の分類．経腸栄養．NPO 法人 PEG ドクターズネットワーク(http://www/peg.or.jp/)．
3) 山内　健：経腸栄養剤の分類．改訂版　経腸栄養剤の種類と選択　どのようなとき，どの経腸栄養剤を選択するべきか．井上善文，足立香代子編，フジメディカル出版，大阪，2009，p26-30．
4) 大濱　修：経腸栄養．実践静脈栄養と経腸栄養　基礎編．島田滋彦他編，エルゼビアジャパン，東京，2003，p128．
5) 佐々木雅也：経腸栄養．新臨床栄養学増補版．岡田　正，馬場忠雄，山城雄一郎編，医学書院，東京，2011，p261-267．

Q40 半消化態栄養剤はどのようなときに使いますか？

A 蛋白質の消化吸収能力に特に問題がない場合に選択する．

半消化態栄養剤は，窒素源が蛋白質であり，おもに消化管の安静を必要とせず，消化吸収能力に問題がない場合に選択する．

半消化態栄養剤には医薬品と食品があり，多くの栄養剤が市販されている．医薬品扱いの半消化態栄養剤は，エンシュア・リキッド®，エンシュア®・H，ラコール®，アミノレバン®ENの4種類であり，肝不全用経腸栄養剤であるアミノレバン®EN以外は一般的な組成となっている．食品扱いの半消化態栄養剤は，病態別に肝不全用，腎不全用，糖尿病用などさまざまな種類の栄養剤が開発されている（**表40-1**）．

表40-1　特殊な病態に使用する経腸栄養剤

	病態	製品名	会社名	発売年
医薬品	肝疾患	ヘパンED®	味の素	1991
		アミノレバン®EN	大塚製薬	1988
食品	肝不全	ヘパスⅡ	クリニコ	2008/2010
	腎不全	明治リーナレン®	明治乳業	2008
		レナウェル®	テルモ	1999
	糖尿病	グルセルナ®-EX	アボットジャパン	2007
		明治インスロー®	明治乳業	2008
		タピオン®α	テルモ	2006
	COPD	プルモケア®-EX	アボットジャパン	2007
		ライフロン®-QL	三和化学	2003
	ARDS/MOF	オキシーパ®	アボットジャパン	2007
	免疫調整・強化	インパクト®	味の素	2002
		イムン®α	テルモ	2006
		サンエット®-GP	三和化学	2002
		アノム®	大塚製薬工場	2008
		明治メイン	明治乳業	2009
	癌	プロシュア™	アボットジャパン	2009
	褥瘡	アバンド™	アボットジャパン	2010

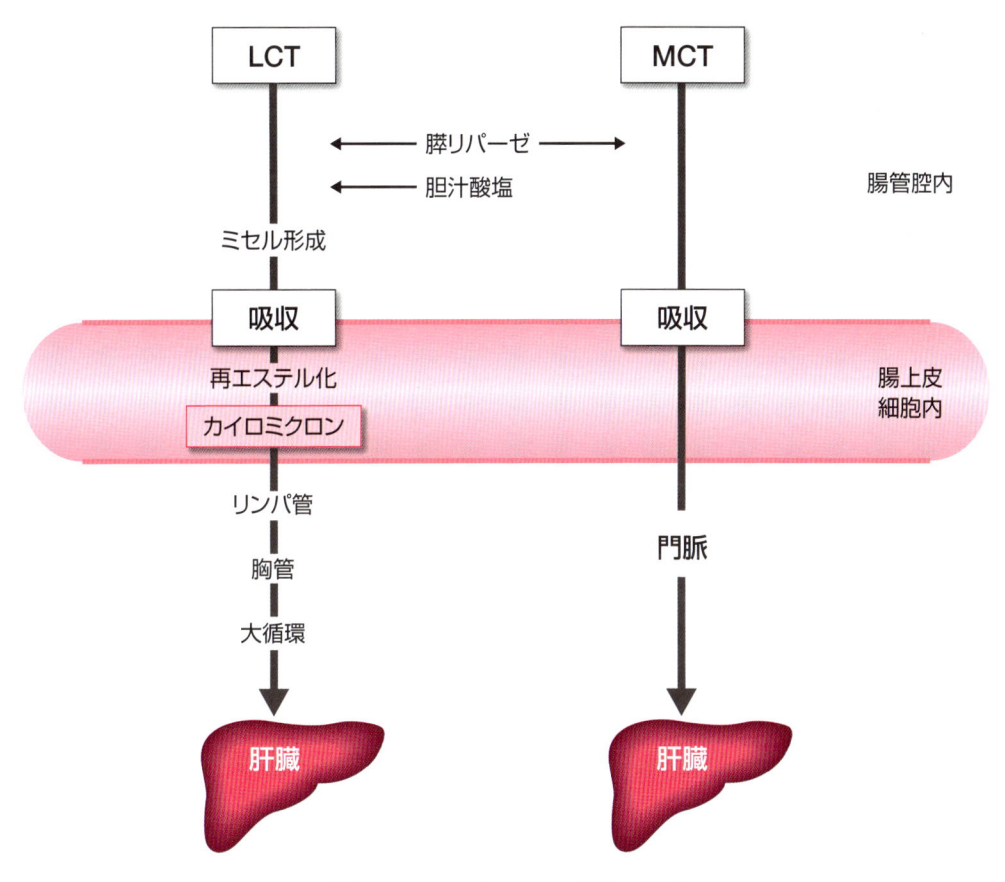

図 40-1　LCT と MCT の消化・吸収

　半消化態栄養剤の糖質は，デキストリンが主体となっているが，イソマルツロース（パラチノース®）などの二糖類を配合した製品もある．脂質は中性脂肪の形で配合されており，必須脂肪酸欠乏が予防でき，脂肪酸組成は長鎖脂肪酸（LCT）主体のものが多いが，中鎖脂肪酸（MCT）を配合しているものもある．医薬品の経腸栄養剤には食物繊維が添加されていない[1]が，食品扱いの経腸栄養剤には食物繊維を添加したものも多く，腸内細菌叢の正常化や便性の改善などの作用が期待される．基本的に電解質やビタミン，微量元素などがバランスよく配合されているが，長期管理を行う場合には欠乏症状に注意が必要である．特に医薬品の経腸栄養剤には，セレンやクロムなどがほとんど含まれないため[2]，他の栄養剤の併用や，サプリメントタイプの微量元素・ビタミン強化製品などを必要に応じて投与する（Q69，70 参照）．

　食品扱いの経腸栄養剤は，入院中には治療食として食事箋で出せるが，保険適応ではないため退院後は患者の自己負担となり，経済的な負担が大きくなる．医薬品扱いの経腸栄養剤は，DPC 対象病院の入院患者では包括評価の範囲に含まれるため選択されない傾向があるが，退院後はその費用が薬価として請求されるため患者の経済的負担が食品扱いの経腸栄養剤に比べて軽減される（Q47 参照）．

LCT と MCT の消化・吸収の違い（**図 40-1**）[3]

　LCT は，リパーゼにより分解され，胆汁酸によりミセルを形成し腸管に吸収されてカイロミクロンを形成し，腸管リンパ節，胸管を経て鎖骨下静脈から血管内に入り，肝臓などの各組織に運搬されるが，MCT は，リパーゼにより分解された後，ミセルを形成せずに小腸上皮から吸収され，また，MCT としても腸管に吸収され，いずれも門脈経由で肝臓に運ばれる．カイロミクロンにはならずにすみやかに肝に運搬されるため，LCT より吸収・代謝が速い．

〈斎野容子，三松謙司〉

文　献

1) 佐々木雅也：経腸栄養剤の種類と特徴〜病態別経腸栄養剤の種類と特徴〜．静脈経腸栄養，**27**：637-641，2012．
2) 山内　健：人工濃厚流動食の種類と特徴．臨床栄養別冊 JCN セレクト 1 ワンステップアップ経腸栄養．佐々木雅也編，医歯薬出版，東京，2010，p38-43．
3) 日本静脈経腸栄養学会編：やさしく学ぶための輸液・栄養の第一歩　第 2 版，大塚製薬工場，2008．

Q41 immunonutrition とは何ですか？

A immunonutrition とは，immune（免疫）と nutrition（栄養）の造語で，免疫能を高める作用を有する特殊な栄養素を投与して宿主免疫を賦活化する栄養法のことである．

immunonutrition（免疫栄養）は，免疫能を高めたり，調整したりする特殊な栄養素（immune nutrients）を投与することで，宿主の免疫力を高める栄養方法である．このような免疫を高める特殊な栄養素を強化した栄養剤を免疫賦活（増強）栄養剤（immune enhancing diet：IED）という．また，最近では，炎症を抑制する栄養素を投与して，免疫能を高めるよりは調整作用を有する栄養剤を免疫調整栄養剤（immune modulating diet：IMD）といい，新たな組成の栄養剤が開発されている．

免疫を高める特殊な栄養素には，アルギニン，グルタミン，核酸などがあり，IED の成分として含有されている．また，炎症や酸化ストレスを抑える免疫調整栄養素には，n-3 系脂肪酸，ホエイペプチド，抗酸化物質がある．以下に，これら栄養素について解説する．

アルギニン/グルタミン

アルギニンやグルタミンは生体内で合成可能な非必須アミノ酸であるが，手術，感染，外傷などの条件下では著明に需要が増し血漿中の濃度が低下するため，条件付き必須アミノ酸とよばれている．

アルギニンの効果には，蛋白代謝改善や創傷治癒促進作用[1]があるが，敗血症ではアルギニンを基質とする NO が過剰産生され，血管拡張による血圧低下やラジカル産生により臓器障害が惹起される可能性が高い[2]ため，投与は控えることが望ましいとされている．

グルタミンの効果には，腸管粘膜のバリア機能の維持，バクテリアルトランスロケーションの防止，腸管免疫・粘膜免疫の増強，リンパ球のエネルギー基質，創傷治癒促進，蛋白代謝改善，核酸の窒素源などがある．

核　酸

核酸は，生体を構成するすべての細胞に存在する成分であり，遺伝，細胞分裂に関与する蛋白合成には不可欠である．核酸は細胞性免疫に対する賦活効果や腸管機能の維持に重要である．

```
                n-6系脂肪酸              n-3系脂肪酸            ┌──────────────┐
                                                              │日本人の栄養所要量│
              ┌──────────┐          ┌──────────┐              │ n-6：n-3 = 4：1│
              │リノール酸(18：2)│          │αリノレン酸(18：3)│          └──────────────┘
              └──────────┘          └──────────┘
                   ↓      ←デサチュラーゼ→     ↓
              γリノレン酸(18：3)         (18：4)
                   ↓       ←エロンガーゼ→      ↓
    ┌─────┐    (20：3)                 (20：4)                ┌─────┐
    │ 悪玉 │        ↓      ←デサチュラーゼ→     ↓                │ 善玉 │
    └─────┘                                                  └─────┘
  ┌──────────┐   ┌──────────┐      ┌──────────────┐          ┌──────────┐
  │2 シリーズ TX│ ← │アラキドン酸 │      │エイコサペンタエン酸│ →        │3 シリーズ TX│
  │2 シリーズ PG│   │ (20：4)  │      │  (20：5)    │          │3 シリーズ PG│
  │4 シリーズ LT│   └──────────┘      └──────────────┘          │5 シリーズ LT│
  └──────────┘        ↓      ←エロンガーゼ→     ↓                └──────────┘
  ┌──────────┐                                               ┌──────────┐
  │血小板凝集促進│    (22：4)               (22：5)                │血小板凝集阻害│
  │免疫反応抑制 │        ↓      ←デサチュラーゼ→     ↓                │平滑筋弛緩  │
  │炎症反応増強 │                                               │炎症反応抑制 │
  └──────────┘    (22：5)            ┌──────────────┐          └──────────┘
    〈エイコサノイド〉                 │ドコサヘキサエン酸│
  ┌──────────┐                        │  (22：6)    │
  │TX：トロンボキサン│                  └──────────────┘
  │PG：プロスタグランジン│
  │LT：ロイコトリエン│
  └──────────┘
                         →侵襲期の患者の病態改善に有用
```

図41-1　n-3系脂肪酸

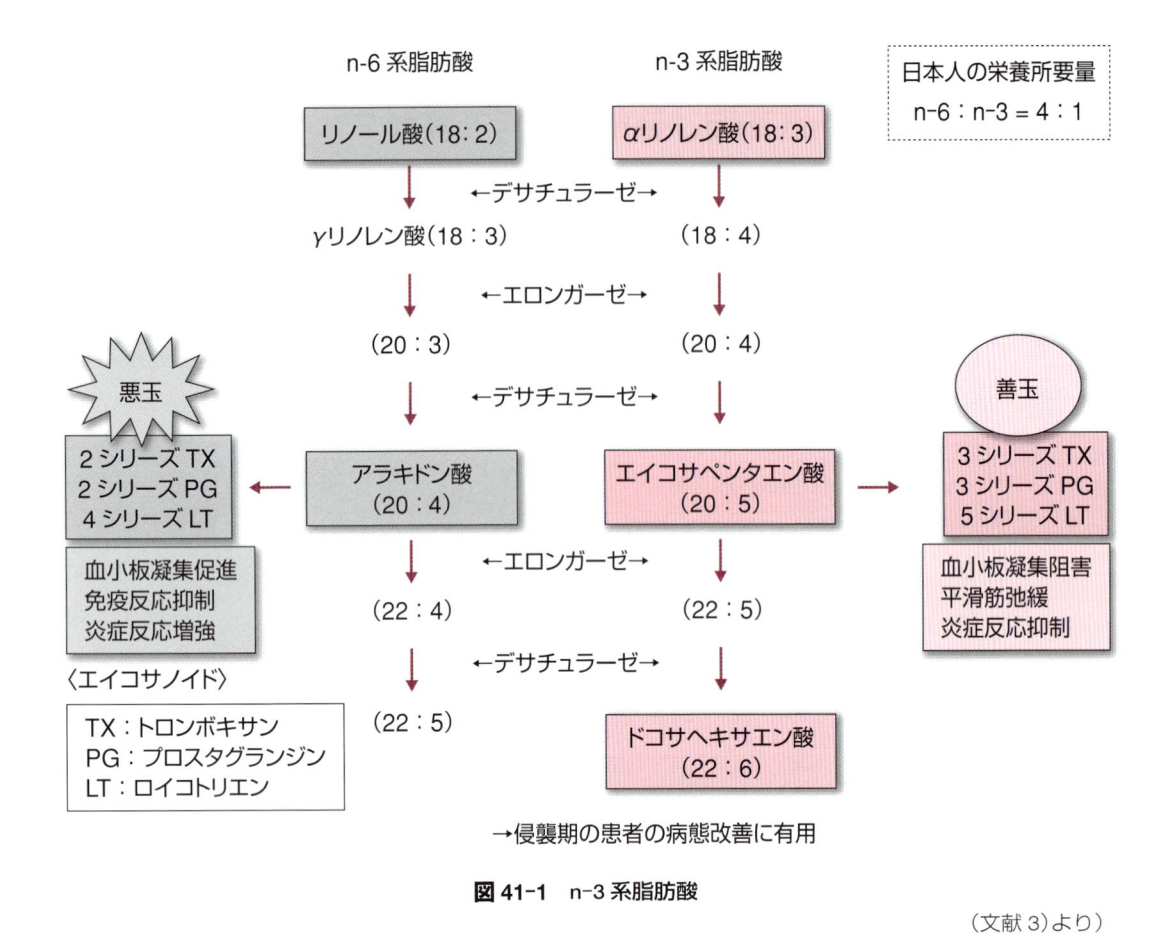

（文献3）より）

n-3系脂肪酸

　n-3系脂肪酸は，αリノレン酸，エイコサペンタエン酸，ドコサヘキサエン酸などであり，抗炎症性エイコサノイド（プロスタグランジンやロイコトリエンなど）が産生される．また，n-3系脂肪酸が多いと，n-6系脂肪酸のリノール酸やアラキドン酸から産生される炎症性エイコサノイド産生を抑制するため，侵襲期の患者における侵襲反応や免疫反応の抑制を軽減すると考えられている[3]（**図41-1**）．

ホエイペプチド

　ホエイペプチドは，牛乳蛋白からカゼインを除いた透明黄緑色の乳清もしくはホエイといわれる水溶液中に含まれる可溶性蛋白（ホエイ蛋白）を分解したペプチドである．ホエイ蛋白の構成成分は，βラクトグロブリン，αラクトアルブミン，血清アルブミン，免疫グロブリン，ラクトフェリンなどである[4]．ラクトフェリンは，炎症性サイトカイン産生を抑制し肝炎の発症や進行を抑制することが知られている[5]．

抗酸化物質

　抗酸化物質には，ビタミンA，C，Eなどの抗酸化ビタミン，βカロチンなどのカロチノイド類，フラボノイド，カテキンなどのポリフェノール類，システインなどのアミノ酸，coenzime Q_{10}，セレンや亜鉛などの微量元素などがある．これらは，生体内で産生され，生体に対して有害である各種ラジカルや活性酸素を消去する．臨床では，消化器癌（食道，胃，膵）術後において抗酸化物質を強化した経腸栄養剤投与は，酸化ストレスを減弱する可能性と腸管機能を防御する可能性があると報告されている[6]．

　これら特殊栄養素は，臨床試験において単独投与で有用性を示すものはなく，複数の栄養素を組み合わせた経腸栄養剤を投与することで有益な臨床効果が得られると考えられる．

　また最近では，プロバイオティクス（ビフィズス菌など）やプレバイオティクス（食物繊維など）（Q44参照），シンバイオティクス（プロバイオティクス＋プレバイオティクス）（Q45参照）が注目されている．プロバイオティクスやシンバイオティクスでは，細菌や，細菌が産生する有機酸が腸管機能維持に有用とされている．免疫能を強化・調整して宿主免疫を賦活化するものがimmunonutritionと定義すれば，プロバイオティクス，プレバイオティクス，シンバイオティクスは，腸管機能を維持して宿主免疫能を賦活化することからimmunonutritionとして位置づけられると考えられる．

〈三松謙司〉

文献

1) Barbul, A.: Arginine biochemistry, physiology, and therapeutic implications. *J Parenter Enteral Nutr*, **10**: 227-238, 1986.
2) Bertolini, G., Iapichino, G., Radrizzani, D. et al.: Early enteral immunonutrition in patients with severe sepsis: results of an interim analysis of a randomaized multicenter clinical trial. *Intensive Care Med*, **29**: 834-840, 2003.
3) 宇佐美　眞，笠原　宏，小谷穣治：脂肪酸とエイコサノイド．JJPEN, **23**: 313-319, 2001.
4) 高柳猛彦，祖父江和哉：ホエイペプチド．外科と代謝・栄養，**44**: 263-269, 2010.
5) Tsuda, H., Sekine, K., Fujita, K. et al.: Cancer prevention by bovine lactoferrin and underlying mechanisms—a review of experimental and clinical studies. *Biochem Cell Biol*, **80**: 131-136, 2002.
6) Van Stijn, M. F., Ligthart-Melis, G. C., Boelens, P. G. et al.: Antioxidant enriched enteral nutrition and oxidative stress after major gastrointestinal tract surgery. *World J Gastroenterol*, **14**: 6960-6969, 2008.

Q42 免疫増強・調節経腸栄養剤にはどのようなものがありますか？

A 免疫増強栄養剤としてIMPACT®，イムン®α，サンエット®-GP，アノム®が，免疫調整栄養剤としてMEIN，Peptamen® AF，Pro-sure™，Oxepa®，などが市販されている．

わが国では，n-3系不飽和脂肪酸であるα-リノレン酸を豊富に含むラコール®が1999年から発売されていたが，2002年から免疫賦活（増強）栄養剤（immune-enhancing diet：IED）が市販されるようになった．IEDとしては現在IMPACT®，イムン®α，サンエット®-GP，アノム®がある．

また，抗炎症作用を主眼として免疫増強（immuno enhancing）というより免疫調整（immuno modulating）栄養剤として開発・販売されている製剤もある．ホエイペプチドやプロバイオティクスを含有したMEIN，ホエイペプチド，エイコサペンタエン酸（EPA），ドコサヘキサエン酸（DHA）を含み蛋白質と脂質含有量が高いPeptamen® AF，EPAを含有するProsure™，アルギニンとグルタミンを含有せず，EPAやγリノレン酸（GLA）を含有するARDS（acute respiratory distress syndrome）やALI（acute lung injury）をターゲットとしたOxepa®，などが免疫調整栄養剤として市販されている．これらの製剤に含まれる特殊栄養素の種類と比率は市販されている製品によって異なるため，各種製品の特性をよく知っておく必要がある（**表42-1**）．

IEDのなかでもIMPACT®は，多くの臨床試験でその有用性が示されている．欧米では，IEDを手術患者や外傷患者に使用したメタ解析の結果から，感染性合併症の軽減，入院期間の短縮，医療費節減効果があると報告されている[1〜3]．しかし，IEDの投与が，患者死亡率は低下させない[3]ことや，ICU重症患者においては逆に死亡率が上昇するという報告もあることから，すべての患者にルーチンに使用すべきでないとされ[4]，2001年にASPENからconcensus recommendationが提案[5]されている．

それによると，①血清アルブミン値3.5 g/dL未満の中等度もしくは高度の栄養障害のある待機的上部消化器外科手術患者，②血清アルブミン値2.8 g/dL未満の高度な栄養障害のある下部消化器外科手術患者，③Injury severity scoreが18以上の複数領域の外傷患者，④腹部外傷スコアが20以上の腹部外傷患者を，IEDが推奨される疾患としている．IEDの投与量は1,200〜1,500 mL/日で投与カロリーの50〜60％の量が必要で，開始時期は手術前5〜7日から開始し，最低5〜7日間投与することが望ましいとされている．また，ESPENガイドライン2006で

表42-1　免疫増強・調整経腸栄養剤（100mLあたり）

	IMPACT®	イムン®α	アノム®	サンエット®-GP	MEIN	Oxepa®	Prosure™	Peptamen® AF
エネルギー (kcal/100 mL)	101	125	100	100	100	150	125	150
蛋白質(g)	5.6	6.5	5.0	5.5	5.0	6.3	6.7	9.5
脂質(g)	2.8	3.8	2.8	2.6	2.8	9.4	2.5	6.6
糖質(g)	13.4	17.1	14.0	13.2	13.3	10.6	20.4	13.2
アルギニン(g)	1.28	0.66	0.46		0.13	0.21		0.23
グルタミン(g)		0.85	0.75	0.75			0	
EPA(mg)	200	75	23	6	70	510	440	260
DHA(mg)	140	50	14	20	40	220		
GLA(mg)						410		
α-リノレン酸(mg)			137	100	220			
n-6/n-3	0.8	2.0	2.0	2.0	2.0	1.6	0.3	1.8
その他の immunonutrients	BCAA RNA(核酸) 抗酸化物質	ビオチン ヨウ素 モリブデン	DNA(核酸) 抗酸化ポリフェノール 抗酸化ビタミン	微量元素	ホエイペプチド プロバイオティクス カルニチン 抗酸化ビタミン	カルニチン 抗酸化ビタミン	カルニチン	ホエイペプチド

は、標準経腸栄養剤よりもアルギニン、核酸、n-3系脂肪酸を強化した免疫増強栄養剤が有効な適応は、癌に対する喉頭・咽頭摘出術、食道全摘、胃全摘、膵頭部十二指腸切除術施行例や重症外傷後症例であり、術前後5〜7日間投与を推奨している[6]。

わが国でも、待機手術患者に対するIEDの術前投与（750〜1,000 mL/日、5〜7日間）は、感染性合併症を低下させると考えられている[7]が、高度侵襲手術である食道癌手術における有用性を示した報告が多い[8]。

Oxepa®は、慢性肺疾患者用に開発されたPulmocare®をベースにして、n-3系脂肪酸のEPAとn-6系脂肪酸であるγリノレン酸および抗酸化物質であるビタミンC、Eとβカロチンを強化した栄養剤である。メタ解析の結果、ARDSやALIの患者において死亡率減少、新たな臓器不全発症の低下、人工呼吸期間・ICU在室期間短縮が認められている[9]。

MEINは、抗炎症作用を有するホエイペプチド、乳酸菌製剤を配合したプロバイオティクスを添加し、n-3系脂肪酸を強化し、また糖の吸収速度が遅く血糖上昇に配慮したパラチノース®を糖質組成の中心とした免疫調整流動食として市販されている。ラット肝炎や腹膜炎モデルでは炎症抑制効果が示されているが、臨床効果の検討は今後の課題である[10]。

Prosure™は、EPAが強化された栄養剤である。癌患者では癌に起因した免疫応答から炎症性サイトカイン産生が増加し、癌細胞から蛋白質分解誘導因子

(proteolysis inducing factor：PIF)が放出され，除脂肪体重(lean body mass：LBM)の減少が起こるが，EPAは癌誘発性体重減少に対して炎症性サイトカイン産生の減少，PIFの活性低下作用を示し，膵癌患者のLBMの増加と体重増加を認めたとの報告がある[11].

(三松謙司)

文　献

1) Beale, R. J., Bryg, D. J., Bihari, D. J..：Immunonutrition in the critically ill：a systematic review of clinical outcome. *Crit Care Med*, **27**：2799-2805, 1999.
2) Heys, S. D., Walker, L. G., Smith, I. et al.：Enteral nutritional supplementation with key nutrients in patients with critical illness and cancer：a meta-amalysis of randomized controlled trials. *Ann Surg*, **229**：467-477, 1999.
3) Cerantola, Y., Hubner, M., Grass F. et al.：Immunonutrition in gastrointestinal surgery. *Br J Surg*, **98**：37-48, 2011.
4) Heyland, D. K., Novak, F., Drover, J. W. et al.：Should immunonutrition become routine in critically ill patients? A systematic review of the evidence. *JAMA*, **286**：944-953, 2001.
5) ASPEN committee：Consensus recommendation from the US summitt on immune-enhancing enteral therapy. *JPEN J Parenter Enteral Nutr*, **25**(2 Suppl)：S61-63, 2001.
6) Weimann, A., Braga, M., Harsanyi, L. et al.：ESPEN guideline on enteral nutrition：Surgery including organ transplantation. *Clin Nutr*, **25**：224-244, 2006.
7) 福島亮治，岩崎晃太，稲葉　毅：Immunonutritionの臨床効果．日本でのエビデンスを中心に．静脈経腸栄養，**22**：283-288，2007．
8) 三松謙司，大井田尚継，川崎篤史，他：術式からみた消化器癌患者に対する術前免疫増強栄養剤投与の有用性．静脈経腸栄養，**25**：609-615，2009．
9) Pontes-Arruda, A., Demichele, S., Seth, A. et al.：The use of an inflammation-modulating diet in patients with acute lung injury or acute respiratory distress syndrome：a meta-analysis of outcome data. *JPEN J Parenter Enteral Nutr*, **32**：569-605, 2008.
10) 高柳猛彦，祖父江和哉：ホエイペプチド．外科と代謝・栄養，**44**：263-269，2010．
11) Fearon, K. C. H., von Meyenfeldt, M. F., Moses, A. G. W. et al.：Effect of a protein and energy dense N-3 fatty acid enriched oral supplement on loss of weight and lean tissue in cancer cachexia：a radomised double blind trial. *Gut*, **52**：1479-1486, 2003.

Q43 GFO®とは何ですか？　どのようなときに使いますか？

A　GFO®とはglutamine-fiber-oligosaccharide(GFO)enteral formulaのことである．1週間以上の絶食が予測される症例などに対して，消化管粘膜細胞のエネルギー基質を供給する目的でおもに経腸的に投与する．

GFO®とは，glutamine-fiber-oligosaccharide(GFO)enteral formulaのことであり，グルタミン9 g/日，水溶性食物繊維15 g/日，オリゴ糖7.5 g/日の3つの栄養素を少量(100〜150 mL/日)の水分に溶解して投与する栄養法である．GFO®の投与で，すべての消化管粘膜細胞のエネルギー基質を供給し，しかも粘膜表面に対する物理的刺激によって粘膜の萎縮を抑制するとともに，腸管内の異常細菌の増殖抑制を可能にしている[1,2]．

GFO®投与の対象となる症例は，1週間以上絶食が予測される症例で，術後や緊急時に治療開始とともに使用する．疾患としては，高度外傷，急性膵炎，敗血症，熱傷(体表面積の15％以上)，そのほかにはMRSA感染症，腸炎，偽膜性腸炎などが対象である．

GFO®投与群と非投与群において，小腸粘膜の萎縮の程度を血中DAO(diamine oxydase)活性により評価したところ，GFO®投与群ではほとんど正常と変わらないが，非投与群では有意な低下が認められた．また，免疫能に及ぼす効果として，末梢血中リンパ球数がGFO®投与群では非投与群に比較して有意に高値であったとの報告[1,2]がある．

グルタミンのはたらき

グルタミンは，血漿および体組織中に最も多く存在するアミノ酸であり，貯蔵されているアミノ酸の約半分を占めている．グルタミンはストレス下や飢餓状態では条件付き必須アミノ酸となることが多数の研究により明らかにされている[3,4]．

グルタミンは，水溶液中で加熱すると容易に分解されるため，現状では経静脈栄養用アミノ酸としては用いられていない．また，経腸栄養剤ではグルタミンは蛋白質の構成成分として含有され，一部の特殊栄養剤には遊離アミノ酸として配合されている．グルタミンは液体では24時間以上安全性を維持できないため，グルタミンを含む栄養剤は粉末である必要がある．

グルタミンは小腸絨毛上皮細胞のおもなエネルギー基質であり，小腸粘膜細胞へのグルタミンの供給は，基底膜から細胞内に入る血行性の経路と，刷子縁膜を

介して経腸管的に直接細胞に取り込まれる経路がある[5,6]．動物実験においては，グルタミンなどのエネルギー基質を経腸投与することによって，小腸絨毛の萎縮が改善したとの報告[7]がある．

水溶性食物繊維・オリゴ糖のはたらき

　経口摂取された食物繊維などの難消化性糖質や難消化性オリゴ糖は，小腸粘膜消化酵素での消化を受けずに小腸下部から大腸に達し，そこで腸内細菌の発酵を受けて酢酸，プロピオン酸，酪酸などの短鎖脂肪酸を産生する．短鎖脂肪酸が大量に産生されると大腸内環境は酸性に傾き，酸性環境に弱い *Clostridium* や *Staphylococcus* などの腐敗菌，大腸菌などの有害菌の繁殖が抑制されて，酸性環境に強いビフィズス菌や乳酸菌などの有用菌は増殖を維持できる．短鎖脂肪酸の増加により大腸の蠕動運動を刺激して，大腸内浸透圧を上昇させて排便を促進し，腸内環境が良好に保たれる．短鎖脂肪酸のうち，酢酸とプロピオン酸は大腸から吸収されて宿主のエネルギーとして利用され，酪酸は粘膜吸収上皮細胞のエネルギーとして利用される．

〈斎野容子〉

文　献

1) 東口高志，伊藤彰博，飯田俊雄，他：集中治療と栄養管理．救急・集中治療，**16**：1005-1015，2004．
2) 東口高志：消化器外科病棟における経口摂取について．消化器外科 NURSING，**9**：14-19，2004．
3) Smith, R.：Glutamine supplemented nutrition. *JPEN*, **21**：183-184, 1997.
4) Jones, C., Allan Palmer, T. E., Griffiths, R. D..：Randomized clinical outcome study of critically ill patients given glutamine supplemented enteral nutrition. *Nutrition*, **15**：108-115, 1999.
5) O'Dwyer, S. T., Smith, R. J., Hwang, T. L. et al.：Maintenance of small bowel mucosa with glutamine-enriched parental nutrition. *JPEN*, **13**：579-585, 1989.
6) Higashiguchi, T., Hasselgren, P. O., Wagner, K. et al.：Effect of glutamine on protein synthesis in isolated intestinal epithelial cells. *JPEN*, **17**：307-314, 1993.
7) Alpers, D. H.：Enteral feeding and gut atrophy. *Curr Opin Clin Metab Care*, **5**：379-683, 2002.

Q44 プロバイオティクス・プレバイオティクスとは何ですか？

A プロバイオティクスとは，宿主に有益に働く生きた細菌によって構成される添加物で，ビフィズス菌などの生菌製剤およびヨーグルトなどの発酵乳を指す．また，プレバイオティクスとは，大腸に常在する有用菌を増殖させるか，有害な細菌の増殖を抑制することで宿主に有益な効果をもたらす難消化性食品成分のことで，オリゴ糖混合物や食物繊維を指す．

プロバイオティクス

プロバイオティクスとは，宿主に有益に働く生きた細菌によって構成される添加物のことであり，*Lactobacillus* 属に代表される乳酸菌，*Bifidobacterium* 属細菌（ビフィズス菌），*Bacillus* 属細菌（納豆菌），*Saccharomyces* 属などの生菌製剤およびヨーグルトなどの発酵乳を指す[1]．*Bifidobacterium* 属や乳酸桿菌の *Lactobacillus* 属などは，乳酸や酪酸などの有機酸を作り，腸内環境を整える働きがあるとされ，これらは善玉菌とよばれるのに対し，ウェルシュ菌などの *Clostridium* 属や *Bacteroides* 属，*Fusobacterium* 属などは腐敗物質を産生するため悪玉菌とよばれることがある．これらの腸内細菌は，腸管内で一定のバランスを保ちながら共生しており，大腸において善玉菌を優位にすることが，プロバイオティクスやプレバイオティクスの役割である．プロバイオティクスが胃や小腸を通過し大腸に達すれば，大腸内でフラクトオリゴ糖などの水溶性食物繊維を発酵して短鎖脂肪酸を生成し，病原性細菌の増殖を抑制したり，大腸粘膜組織の機能を維持したりすることにより，下痢などの大腸症状が緩和されると考えられる．

臨床的な効果としてもいくつかの報告がある．抗生物質投与に関連した下痢は30％に認められるが，プロバイオティクスを投与することで下痢の発現が42％少なくなることがメタ解析の結果として報告されている[2]．また，プロバイオティクスの投与により人工呼吸器関連肺炎の発生率が低下し，ICU 滞在期間が短縮し，緑膿菌の気道定着も減少することがメタ解析で報告されている[3]．

プレバイオティクス

プレバイオティクスとは，大腸に常在する有用菌（おもにビフィズス菌）を増殖させるか，あるいは有害な細菌の増殖を抑制することで宿主に有益な効果をもたらす難消化性食品成分のことで，フラクトオリゴ糖などのオリゴ糖混合物や食物繊維などのことである[1]．これらプレバイオティクスは，ヒトの消化酵素では消

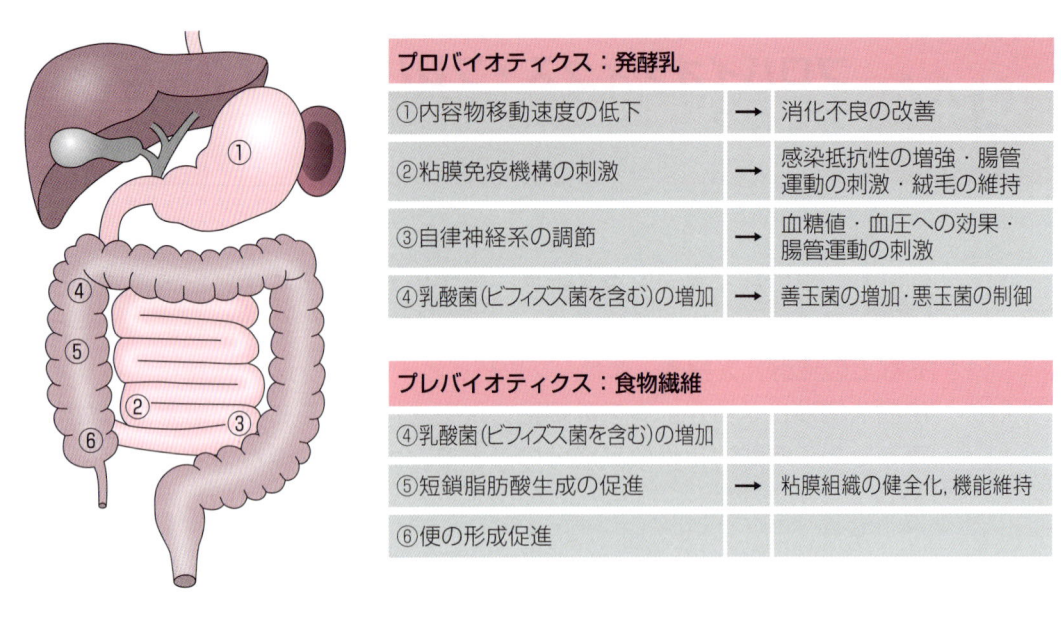

プロバイオティクス：発酵乳	
①内容物移動速度の低下	→ 消化不良の改善
②粘膜免疫機構の刺激	→ 感染抵抗性の増強・腸管運動の刺激・絨毛の維持
③自律神経系の調節	→ 血糖値・血圧への効果・腸管運動の刺激
④乳酸菌(ビフィズス菌を含む)の増加	→ 善玉菌の増加・悪玉菌の制御

プレバイオティクス：食物繊維	
④乳酸菌(ビフィズス菌を含む)の増加	
⑤短鎖脂肪酸生成の促進	→ 粘膜組織の健全化, 機能維持
⑥便の形成促進	

図 44-1　プロバイオティクス・プレバイオティクスの作用部位と効果（文献 1）より）

化されにくいため，大腸内で腸内細菌により糖質発酵を受け，短鎖脂肪酸を生成する．また，大腸内においてビフィズス菌などの有用菌（プロバイオティクス）を選択的に増殖させる．大腸機能の多くは短鎖脂肪酸によって維持されており，特に大腸粘膜上皮細胞の増殖，粘液の分泌，水やミネラル吸収のために必須のエネルギー源となっている．特にフラクトオリゴ糖は，大腸内で短鎖脂肪酸に変化するほか，選択的に *Bifidobacterium* 属を増殖させ，病原性細菌の抑制や大腸粘膜の代謝を変化させること[4]で，プロバイオティクスと同様に下痢などの大腸症状を緩和する効果が期待できる．

（斎野容子）

文　献

1) 牛田一成：プロバイオティクスとプレバイオティクス．キーワードでわかる臨床栄養．改定版，羊土社，東京，2011，p195-199．
2) Hempel, S., Newberry, S. J., Maher, A. R. et al.：Probiotics for the prevention and treatment of antibiotic-associated diarrhea. *JAMA*, **307**：1959-1969, 2012.
3) Siempos, I. I., Ntaidou, T. K., Falagas, M. E.：Impact of the administration of probiotics on the incidence of ventilator-associated pneumonia：a meta-analysis of randomized controlled trials. *Crit Care Med*, **38**：954-962, 2010.
4) 丸山道生：腸内細菌叢．臨床栄養，**117**：39-45，2010．

Q45 シンバイオティクスとは何ですか？

A プロバイオティクスである生菌製剤や乳酸菌と，プレバイオティクスである難消化性食品成分のオリゴ糖類や食物繊維のコンビネーションをシンバイオティクスという．

　プロバイオティクスは，宿主に有益に働く生きた細菌によって構成される添加物で，*Lactobacillus* 属に代表される乳酸菌，*Bifidobacterium* 属細菌（ビフィズス菌），*Bacillus* 属細菌（納豆菌），*Saccharomyces* 属などの生菌製剤およびヨーグルトなどの発酵乳のことである．プレバイオティクスとは，大腸に常在する有用菌（おもにビフィズス菌）を増殖させるか，あるいは有害な細菌の増殖を抑制することで宿主に有益な効果をもたらす難消化性食品成分のことで，フラクトオリゴ糖などのオリゴ糖混合物や食物繊維などのことである．

　これらプロバイオティクスとプレバイオティクスのコンビネーションは，シンバイオティクスとよばれ，腸管機能の改善効果が期待されている．大腸では，プロバイオティクスであるビフィズス菌により，プレバイオティクスであるオリゴ糖などの糖質発酵が行われて短鎖脂肪酸が生じ，この短鎖脂肪酸によって大腸機能の多くが維持されている．短鎖脂肪酸には，酢酸・プロピオン酸・酪酸などがあり，粘膜上皮細胞で消費され，粘膜上皮細胞の増殖や粘液の分泌，水やミネラルの吸収に必要なエネルギー源として利用される．

　シンバイオティクスについては，重症患者の腸内細菌叢および腸内環境を維持し，経過中の合併症を減少させる可能性があること[1]や，小児短腸症候群において腸内細菌叢バランスの改善，炭水化物発酵の活性化の促進，短鎖脂肪酸産生量の増加などが確認されている[2]．また，周術期の有用性に関して，膵切除後[3]や胆道癌手術後[4]に感染性合併症の発生率を低下させるとの報告があり，肝臓や膵臓手術後の患者や多発外傷患者はシンバイオティクスによる利益を最も得ることができるとのレビュー[5]もある．しかし，臨床的な有用性に関してはさらなるエビデンスが求められる．

（斎野容子）

文　献

1) 清水健太郎，小倉裕司，朝原　崇，他：重症感染症における腸内細菌叢とシンバイオティクス療法．静脈経腸栄養，25：917-922，2010．
2) 内田恵一，井上幹大，大竹耕平，他：短腸症候群に対するシンバイオティクス療法の検討．

静脈経腸栄養，**25**：941-944，2010.
3) Rayes, N., Seehofer, D., Theuvath, T. et al.：Effect of enteral nutrition and synbiotics on bacterial infection rates after pylorus-preserving pancreatoduodenectomy. *Ann Surg*, **246**：36-41, 2007.
4) Sugawara, G., Nagino, M., Nishio, H. et al.：Perioperative symbiotic treatment to prevent postoperative infectious complications in biliary cancer surgery. *Ann Surg*, **244**：706-714, 2006.
5) Rayes, N., Seehofer, D., Neuhaus, P.：Prebiotics, probiotics, synbiotics in surgery—are they only trendy, truly effective or even dangerous? *Langenbechs Arch Surg*, **394**：547-555, 2009.

Q46 食物繊維はなぜ必要なのですか？ すべての経腸栄養剤に含まれていますか？

A 食物繊維は，大腸細菌により発酵分解され短鎖脂肪酸を生じ，ビフィズス菌などの有用菌を増殖させ，大腸機能を維持するために必要である．食物繊維は，成分栄養剤と消化態栄養剤，一部の半消化態栄養剤には含まれないが，多くの半消化態栄養剤に含まれている．

食物繊維の定義

米国食品医薬品局（FDA）は，食物繊維をヒトの消化酵素に抵抗する食物中の植物性物質と定めている[1]．また，わが国では食物繊維の示す機能性重視の立場から，ヒトの消化酵素で分解されない食物中の難消化性成分総体と定義されている．

食物繊維の成分

食物繊維は，大きく分けて水溶性食物繊維（soluble dietary fiber：SDF）と不溶性食物繊維（insoluble dietary fiber：IDF）に分けられる．水溶性食物繊維にはペクチン，グアーガム，ポリデキストロース，フラクトオリゴ糖などが，不溶性食物繊維にはセルロース，ヘミセルロース，リグニン，キチン，キトサンなどがあげられる（**表46-1**）．

食物繊維の生理作用（表46-2）

食物繊維は，その種類によって粘稠性や保水性，ゾル形成能，イオン交換能，結合能などの物理化学的特徴が異なる．そのため腸内細菌による利用の程度に差異があるといわれている[2]．腸内細菌による発酵は不溶性よりも水溶性で高く，高分子より低分子のほうが容易に発酵を受ける．ヒト糞便を用いた *in vitro* 培養実験結果では，水溶性食物繊維（ペクチン，グアーガムなど）は比較的容易に発酵されるが，非水溶性食物繊維（セルロース，ヘミセルロースなど）はきわめて発酵されにくいと証明されている[3]．

また，食物繊維は，小腸粘膜消化酵素の消化を受けずに小腸下部から大腸に達し，そこで腸内細菌の発酵を受けることで酢酸，プロピオン酸，酪酸などの短鎖脂肪酸や，二酸化炭素，水素ガス，メタンガスなどを産生する．短鎖脂肪酸のうち，酢酸とプロピオン酸は大腸から吸収されて宿主のエネルギーとして利用され，酪酸は粘膜吸収上皮細胞のエネルギー源として優先的に利用される．

表 46-1　食物繊維の分類と特徴

	特　徴
水溶性食物繊維 　ペクチン 　グアーガム 　ポリデキストロース 　フラクトオリゴ糖	●消化酵素により加水分解されずに下部消化管に到達する ●短鎖脂肪酸の発酵基質となる ●短鎖脂肪酸を生成し大腸内を酸性に保つ ●粘膜吸収上皮細胞のエネルギー基質を供給する ●消化管通過時間の延長効果がある ●腸内細菌量が増え糞便重量が増加する
不溶性食物繊維 　セルロース 　ヘミセルロース 　リグニン	●水分を保持することにより糞便重量が増加する ●消化管蠕動運動を促進する ●消化管通過時間の短縮効果がある

表 46-2　食物繊維の物理化学的性質と生理機能

	性質	機能
1．保水性（膨潤性）	水を吸収して容量を増大する性質	胃・腸内容物の"かさ"を増大 　⇒食事の過剰摂取抑制 　⇒食品成分の消化・吸収の遅延・抑制
2．ゾル形成能	水を吸収して粘性を増しゾルを形成する性質	ゾルに取り込まれた食品成分の拡散抑制 　⇒食品成分の消化・吸収の遅延・抑制
3．イオン交換能	陽イオンを結合したり交換する作用	カドミウム，ナトリウム，カルシウムなどとの結合 　⇒吸収阻害・抑制，排泄促進
4．結合能	有機化合物などを吸着する性質	胆汁酸，コレステロールなどの吸着 　⇒吸収阻害・抑制，排泄促進

（文献2）より）

　短鎖脂肪酸が大量に産生されると大腸内環境は酸性に傾き，酸性環境に弱い *Clostridium* や *Staphylococcus* などの腐敗菌や大腸菌などの有害菌の増殖が抑制され，酸性環境に比較的強いビフィズス菌や乳酸菌などの有用菌が増殖する．難消化性オリゴ糖を繰り返し摂取すると，短鎖脂肪酸の産生によって大腸内環境が酸性に傾き，有用菌が優勢となって有害菌や病原菌などが棲息できなくなる．このような難消化性オリゴ糖および食物繊維の下部消化管における発酵には腸内細菌が介在していることが明らかにされており[4,5]，有用菌であるビフィズス菌などが特異的に増殖することが報告されている[5,6]．

　食物繊維の臨床的効果として，血糖上昇抑制効果，血清コレステロール濃度低下作用，排便改善効果，大腸癌リスク低減効果，消化吸収機能維持効果などが報告されている．さらに，経腸栄養施行時の消化器合併症や抗生物質起因性下痢症

表 46-3 食物繊維を含有する経腸栄養剤（100 kcal あたり）

商品名	CZ-Hi	DIMS	K-4S・K-4A	F2α®	タピオン®α	ペムベスト®	PRONA	Inslow®	ディムベスト®	グルセルナ®-Ex	メディエフ®	ジェビティ®-Ex
蛋白質 (g)	5.0	4.0	4.5	5.0	4.0	5.5	5.5	5.0	4.5	4.2	4.5	4.0
脂 質 (g)	2.2	2.8	2.7	2.2	4.5	2.8	2.2	3.3	3.9	5.6	2.8	3.3
糖 質 (g)	14.7	14.3	14.0	13.5	11.0	12.5	14.3	12.4	11.2	8.0	13.0	13.9
水 分 (g)	84.0	84.0	84.3	84.0	84.5	84.0	84.0	84.2	85.0	84.7	84.0	84.4
浸透圧 (mOsm/L)	300	280	380	370	250	430	340	500	440	316	380	249
食物繊維 (g)	2.0	2.4	2.0	2.0	1.8	1.5	1.5	1.5	1.4	1.4	1.2	1.1
食物繊維の種類	ラクチュロース ラフィノース	難消化性デキストリン セルロース	フラクトオリゴ糖	グアーガム分解物 結晶セルロース インスマルトオリゴ糖	タピオカデキストリン 大豆ふすま	ガラクトマンナン 乳果オリゴ糖	ラクチュロース ラフィノース	難消化性デキストリン キサンタン	ガラクトマンナン 結晶セルロース	大豆多糖類	難消化性デキストリン	フラクトオリゴ糖

113

に対する改善効果[8], 消化管免疫機構を介した免疫賦活作用なども報告されている[9].

■ 経腸栄養剤と食物繊維（表 46-3）

　食物繊維は，消化吸収能力が低下している場合や消化管の安静が必要な場合に用いる成分栄養剤や消化態栄養剤には含まれていない．また，一部の半消化態栄養剤にも含まれていないものがあるが，食物繊維を多く含む半消化態栄養剤としてさまざまな製品が市販されている．経腸栄養剤に使用される食物繊維には，経管投与に適する物性が求められ，また浸透圧性の下痢を避けるために難消化性デキストリンのような可溶性で比較的分子量の大きいものが用いられることが多い．大腸での機能性を考慮すると，発酵基質となる水溶性食物繊維と，便のかさを増す不溶性食物繊維のそれぞれが必要となる．

　「日本人の食事摂取基準（2010 年度版）」によると，食物繊維の目標量は男性 19 g，女性 17 g とされているが，経腸栄養剤だけで目標量を投与することは困難であるため，追加投与が必要な場合はヘルシー®ファイバーなどの製品を利用するとよい．また，食物繊維を豊富に含む経腸栄養剤はチューブ閉塞を起こす可能性があるため，経腸栄養ポンプを使用しない場合は 10 Fr 以上の栄養チューブを使用するのが望ましい．

（斎野容子）

文　献

1) 森　文平：食物繊維．五訂食品成分表．女子栄養大学出版部，東京，2005，p502．
2) 奥　恒之：食物繊維の性状と機能．細谷憲政監修，武藤泰敏編．消化・吸収―基礎と臨床．第一出版，東京，2002，p275．
3) 奥　恒行，中村禎子：食物繊維（プレバイオティクス）．新臨床栄養学．増補版，岡田　正，馬場忠雄，山城雄一郎編，医学書院，東京，2011，p90-95．
4) 奥　恒之：新しい甘味糖質とその機能性．臨床栄養，**91**：585-592，1997．
5) Hidaka, H., Eida, T., Takizawa, T.: Effects of fructooligosaccharides on intestinal flora and Human health. *Bifidobacteria Microflora*, **5**：37-50, 1986.
6) 奥　恒之：新しい糖質甘味料フラクトオリゴ糖の生体利用とその用途．栄養学雑誌，**44**：291-306，1996．
7) Oku, T., Nakamura, S.: Digestion, absorption, fermentation, and metabolism of functional sugar substitutes and their available energy. *Pure Appl Chem*, **74**：1253-1261, 2002.
8) Saavedra, J. M., Tschernia, A.: Human studies with probiotics and prebiotics：clinical implications. *Br J Nutr*, **87**：S241-S246, 2002.
9) Scheley, P. D., Field, C. J.: The immune-enhancing effects of dietary fibers and prebiotics. *Br J Nutr*, **87**：S221-S230, 2002.

Q47 経腸栄養剤にはどうして薬品扱いと食品扱いがあるのですか？

A 薬品扱いの経腸栄養剤は薬事法，食品扱いの経腸栄養剤は食品衛生法により規制されている．栄養剤の組成，保険適応の有無など，患者さんの状況に応じて使い分けが必要となる．

市販されている経腸栄養剤には，薬品と食品があり，薬品は薬事法，食品は食品衛生法により規制されている．

薬品の経腸栄養剤は，医師の処方が必要であり，その費用は薬価として請求され，通常，外来での保険診療では患者負担3割であるが，診断群分類（diagnosis procedure combination：DPC）対象病院入院患者では包括評価の範囲に含まれる[1]．このためDPC対象病院では，薬価コスト低減のために薬品の経腸栄養剤が投与されることが少なくなってきているようである．また，薬品の半消化態栄養剤は一般的な組成のものであり，病態によっては投与に注意が必要である．

食品の経腸栄養剤は，さまざまな疾患に対応できるものが多数市販されており，その種類は100種類以上となっている．食品の経腸栄養剤は，外来では全額患者負担となりコストが高くなるが，入院では食事とみなされるため，患者負担は1食260円である．

入院時食事療養費は，入院時食事療養（Ⅰ）の場合1食あたり640円（うち260円が患者負担）であり，これはDPC対象病院でも算定できる．また，腎臓病や糖尿病など疾病治療を目的とした経腸栄養剤の投与は，特別食加算（1食あたり76円）の対象となる[2]．

たとえば，入院時食事療養（Ⅰ）を算定しているDPC対象病院において，糖尿病用経腸栄養剤を用いて経管栄養を施行する場合，患者1日あたり(640＋76)×3

例）入院時食事療養（Ⅰ）を算定しているDPC対象病院において特別食加算が算定可能な経腸栄養剤を投与した場合

入院時食事療養費（Ⅰ）	640円（内患者負担260円）×3食＝1,920円
特別食加算	76円×3食＝228円
合 計	1,920円＋228円＝2,148円

病院利益＝2,148円－食材費

＝2,148円の収入となる．この金額から経腸栄養剤の材料費を差し引いた額が病院の利益となるが，食品扱いの経腸栄養剤は価格が高いものも多く，材料費のみで2,148円を超える可能性もある．

なお，経管栄養を施行する際には，薬品か食品かにかかわらず鼻腔栄養（1日あたり600円）を算定できるが，DPC対象病院では算定できない．

（斎野容子）

文 献

1) 山内 健：人工濃厚流動食の種類と特徴．臨床栄養別冊JCNセレクト1 ワンステップアップ経腸栄養．佐々木雅也編，医歯薬出版，東京，2010, p38-43.
2) 井上善文：経腸栄養剤の選択基準．改訂版 経腸栄養剤の種類と選択 どのような時，どの経腸栄養剤を選択するべきか．井上善文，足立香代子編，フジメディカル出版，大阪，2009, p52-57.

Q48 半固形化栄養材とは何ですか？

A 半固形化栄養材とは，液体と固体の両方の属性をもち，粘性があり自由に変形する特徴をもった栄養材のことである．半固形化栄養材には，① 市販の半固形化栄養剤，② 液体栄養剤に増粘剤を加えて粘性をもたせたもの，③ ミキサー食にした食事がある．

■ 半固形化栄養材とは

　半固形（semi-solid）とは，液体と固体の両方の属性をもつ物質である．液体より固体にちかい半流動体と定義され，粘性があり，自由に変形することを特徴としている．チキソトロピー性とレオロジー性をもち，高粘度状態（ゲル）と低粘度状態（ゾル）に変化できる特性をもっている[1]（**表48-1**）．

表48-1　ゲルとゾル

ゲル	コロイド溶液が流動性を失った状態
ゾル	コロイド溶液が流動性を保った状態
チキソトロピー性	高粘度溶液（ゲル）に応力を加える（熱を加える，振動させるなど）と，低粘度（ゾル）に変化し，放置すると再び高粘度化（ゲル化）する現象
レオロジー性	液体や半固形における粘度と粘性摩擦力（流動させたときに現れる抵抗力）の関係のことで，粘度が高くなると粘性摩擦力が大きくなる

（文献2）より）

　栄養材は食事や市販の栄養剤を含む概念で，"半固形化栄養剤"の表記は市販されている"いわゆる"半固形化栄養剤を意味する．一方で，"半固形化栄養材"は，ミキサー食などの半固形化の食事，液体栄養剤に増粘剤を加えたもの，市販の"いわゆる"半固形化栄養剤のすべてを含めた際に用いる（**表48-2**）[1,3]．

　半固形化栄養材は，粘度と固形分の割合の違いによって，クリーム状，軟膏状，ペースト状，ジェル状，ゼリー状などの形態がある．市販の半固形化栄養剤のほか，液体栄養剤に半固形化剤を添加して作製することができ，また食事をミキサー化したものも半固形化栄養材に分類される．

表 48-2　半固形化栄養材

	市販半固形化栄養剤	市販液体栄養剤 ＋ 半固形化剤	ミキサー食
メリット	粘度調節が不要	栄養剤の種類が豊富	家族と同じ食事 コストが安い 病態に応じた食事の選択
デメリット	栄養剤の種類が少ない	粘度調節が必要	粘度調節が必要
注入法	シリンジ 加圧バッグ	シリンジ 加圧バッグには 工夫が必要	シリンジ 加圧バッグには工夫が必要

(文献3)より)

(斎野容子)

文　献

1) 合田文則：胃瘻からの栄養材注入法．キーワードでわかる臨床栄養．改訂版，羊土社，東京，2011，p184-189．
2) 合田文則：なぜ半固形なのか？　胃瘻からの「半固形栄養剤短時間摂取法」の正しい理解のために．月刊ナーシング，**27**：54-60，2007．
3) 合田文則：胃瘻からの半固形化栄養材をめぐる問題点とその解決法．静脈経腸栄養，**23**：235-241，2008．

Q49 市販されている半固形化栄養剤にはどのような種類がありますか？

A 市販の半固形化栄養剤には，エネルギー密度や粘度によりさまざまな種類があるが，蛋白質・脂質・糖質の組成は一般的な経腸栄養剤と同様である．現在のところ病態に対応した半固形化栄養剤は市販されていない．

市販の半固形化栄養剤の種類と粘度

現在市販されている半固形化栄養剤の 100 kcal あたりの組成を（**表49-1**）に示す．蛋白質，脂質，糖質の組成は一般的な経腸栄養剤と同様で，半固形化栄養剤でも大きな差がないことがわかる．一方，エネルギー密度は 0.75～2.0 kcal/g とさまざまである．エネルギー密度の低い製品は水分含有量が多いので，追加水を少量ですませたいときなどに利用するとよい．特徴的なのは粘度の違いであり，2,000～20,000 mPa·s と，製品によってまったく異なることがわかる．半固形化栄養材短時間注入法では，胃を十分に伸展させる適切な粘度として 20,000 mPa·s 程度が望ましく，10,000 mPa·s 以上の粘度が必要であるとされている．

2,000～10,000 mPa·s 以下では胃食道逆流のリスクがあるため慎重に用いる必要があり，2,000 mPa·s 以下では胃食道逆流の予防効果はなくなるとされている[1]．しかし，誤嚥性肺炎のリスクが低く，半固形化栄養剤を利用する目的が短時間で注入することである場合は，ある程度粘度が低くてもメリットが得られる．消化器合併症がなく活動性の高い患者に投与する場合には 2,000 mPa·s 程度の製品を利用できることもある[2]．半固形化栄養剤の多くは粘度 4,000～6,000 mPa·s に調整されており，この粘度の製品は比較的注入しやすいため，胃食道逆流の心配がない場合には利用できると考えられる．

半固形化剤

病態別の半固形化栄養剤は市販されていないので，この場合は，半固形化剤を用いて液体栄養剤を半固形化する方法が有効である．半固形化剤としては，イージーゲルやリフラノン，ジャネフ REF-P1 などが市販されている．イージーゲルや REF-P1 などの水溶性食物繊維であるペクチンが主体の半固形化剤は，液体栄養剤に含まれる遊離カルシウムと結合することで半固形化するため，遊離カルシウムの少ないものは半固形化しにくい[3]．岡田は，イージーゲルを用いて各種経腸栄養剤の半固形化に関する検討を行い，エンシュア・リキッド®やインパクト®など一部の栄養剤では半固形化できなかったと報告している[4]．

表 49-1　市販半固形栄養剤の組成（100 kcal あたり）

商品名	メディエフ®プッシュケア®	F2 Shot™ EJ	F2 Light™	MASTEL 5000	リカバリーニュートリート®	ハイネ®ゼリー	ハイネ®ゼリーアクア	カームソリッド300	カームソリッド400	PGソフト® EJ
蛋白質(g)	4.7	4.0	4.0	5.0	5.0	5.0	5.0	3.8	3.7	4.0
脂　質(g)	2.8	2.2	2.2	2.8	2.4	2.3	2.3	2.2	2.2	2.2
糖　質(g)	14.0	15.3	15.3	13.3	14.2	14.5	14.5	15.6	15.6	15.7
水　分(g)	27.0	77.0	110.0	26.0	42.0	76.0	101.0	116.2	83.2	44.0
粘　度(mPa·s)	2,000	4,000	4,000	5,000	5,000	6,000	6,000	10,000	10,000	20,000
エネルギー密度	2.0 kcal/mL	1.0 kcal/g	0.75 kcal/g	2.0 kcal/g	1.5 kcal/mL	1.0 kcal/g	0.8 kcal/g	0.75 kcal/mL	1.0 kcal/mL	1.5 kcal/g
特　徴	Na補給		水分含有量が多い			寒天で固めたゼリータイプ	寒天で固めたゼリータイプ　水分含有量が多い	水分・Na補給		高粘度タイプ

このように液体栄養剤と半固形化剤を混和しても半固形化しない場合が存在し，現状では各メーカーから提供される情報や，報告されている半固形化剤と液体栄養剤の関係などから，患者に合った組み合わせを検討する必要があると考えられる．

（斎野容子）

文　献

1) 合田文則：胃瘻からの半固形化栄養材をめぐる問題点とその解決法．静脈経腸栄養，**23**：235-241，2008．
2) 岡田晋吾：変わった！新しい！PEG半固形化栄養法の工夫．エキスパートナース，2月号別冊，2010，p4-5．
3) 犬飼道雄：経腸栄養に用いられる製剤および食品．増粘剤，ゲル化剤．経腸栄養．NPO法人PEGドクターズネットワーク（http://www.peg.or.jp/）
4) 岡田晋吾：ゼリー食品"イージーゲル"を用いた各種経腸栄養剤・流動食の固形化特性．静脈経腸栄養，**22**：41-51，2007．

Q50 半固形化栄養材短時間注入法とそのメリットは何ですか？

A 半固形化栄養材短時間注入法とは，胃を十分に伸展させる適切な粘度（20,000 mPa·s）のある半固形化栄養材を，適切な量（400〜600 mL），短時間（15分程度）で注入する方法で，正常な消化管ホルモンや胃の蠕動運動を惹起することができる．この注入法のメリットには，胃食道逆流による誤嚥性肺炎の防止や，下痢の予防，血糖上昇抑制効果などがある．

半固形化栄養材短時間注入法とは

半固形化栄養材短時間注入法とは，口から胃にいたる過程で何らかの障害がある患者に対して，できるだけ生理的な状態で胃内へ食塊や栄養材を入れる方法である．

胃内に入った1食分程度の半固形化栄養材（500〜700 mL程度）は，胃内圧を上昇させずに胃を十分に伸展（適応性弛緩）させ，胃の進展受容体や神経反射を通して正常な消化管ホルモン分泌や胃の蠕動運動を惹起する．半固形化栄養材は，胃の生理的な排出能により腸に運ばれ，消化液や消化管運動により吸収されやすい形態（高粘度のゲル状から低粘度のゾル状）に変化し吸収される．

この注入法のメリットは，① 胃食道逆流による誤嚥性肺炎の防止，② 下痢，ダンピング症状の防止，③ 高血糖や消化管ホルモン分泌異常の予防，④ 体位保持時間の短縮，⑤ リハビリテーションやADLの時間確保，⑥ 褥瘡の予防，⑦ 介護者負担の軽減や介護者の労働時間短縮，⑧ 経済効果，⑨ 在宅への移行が容易，などがあげられる[1]．

半固形化栄養材短時間注入法のポイントは，胃を十分に伸展させる適切な粘度（20,000 mPa·s）のある半固形化栄養材を，適切な量（400〜600 mL），短時間（15分程度）で注入することである．

胃食道逆流による誤嚥性肺炎への効果

合田[1]は，胃瘻造設後3カ月以内に死亡した早期死亡患者を従来法（1997〜1999年）と半固形化法（2003年）で比較検討し，従来法では158例中27例（17%）が死亡し，うち16例は肺炎であったが，半固形化法導入後では64例中死亡は5例（8%）に減少し，肺炎は0例になったと報告している．

その理由は，半固形化法で，胃食道逆流が防止できたことと，摂取時間短縮による唾液の過剰分泌が抑制できたことにより，誤嚥性肺炎が減少し，予後が改善

できたためとしている．また，Godaら[2]は，121例を検討し，半固形化法に比較して液体栄養剤注入法は6.83倍，低粘度栄養剤注入法は13.0倍の誤嚥性肺炎リスクがあると報告している．Adachiら[3]も，pHメーターを用いた胃食道逆流の事象回数の検討で2,000 Pa·sの液体栄養剤に逆流防止効果がないことを報告している．

しかし，大規模なRCTによる報告はなく，胃食道逆流と誤嚥性肺炎への効果については，半固形化法の適応を満たした粘度での大規模な研究が望まれる．

下痢への効果

半固形化法では，胃本来の貯留・排出能がみられ，特に下痢に関しては吸収障害を伴わなければ5日間以内に改善したとの報告がある[1]．Godaらの報告[2]でも，液体栄養剤では水様便から泥状便までの下痢が50％程度（69例中36例）で発生したが，半固形化法では10％程度（121例中11例）であったと報告している．半固形化法の下痢への効果についても，症例報告や小規模な報告はあるが，大規模なRCTによる報告はない．

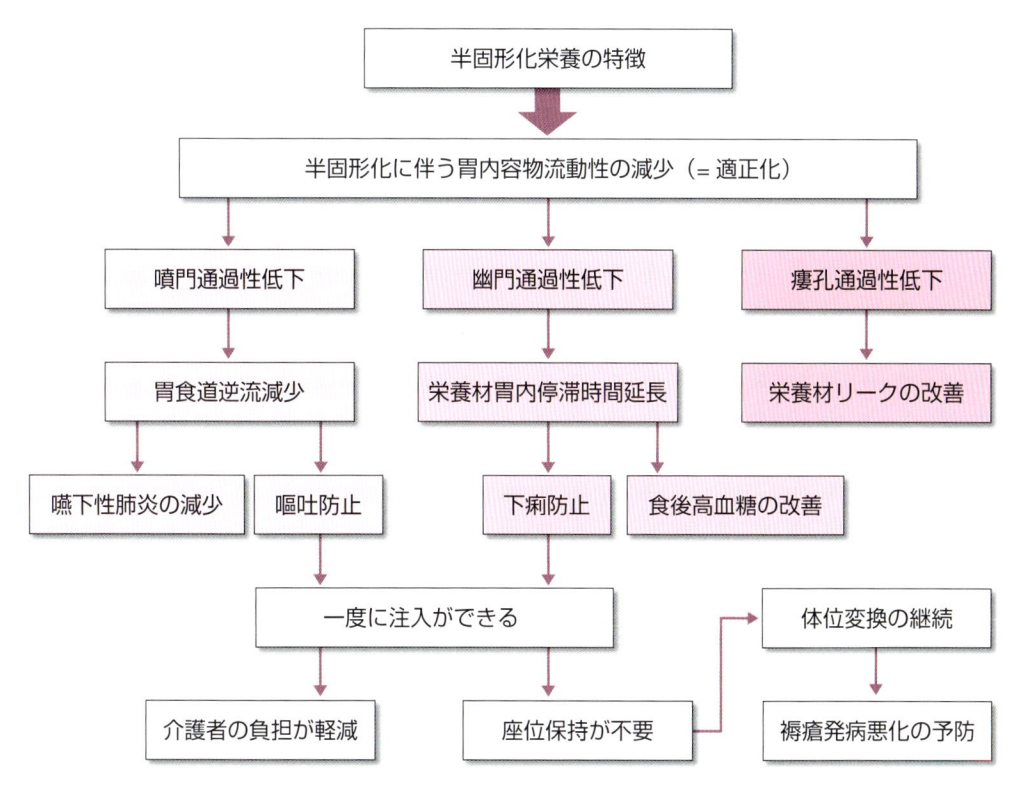

図50-1 半固形化栄養の特徴（文献4）より改変）

耐糖能異常への効果

合田[1]は，胃瘻患者において，液体栄養剤（10cP，400 mL，400 kcal）を1時間で投与する方法と，半固形化栄養材（20,000cP，250 mL，400 kcal）を15分で投与する方法で，血中消化管ホルモンの変動を検討し，液体栄養剤投与では投与後60分以降も継続し血糖上昇がみられたが，半固形化法では食後過血糖は起こらず，消化管ホルモンの分泌も抑制され，健常人と同じパターンを示したことを報告している．

上記の効果以外に，投与時間の短縮によりリハビリテーションの時間が十分にとれる，体位保持が短くなることで褥瘡が予防できる，下痢や褥瘡が改善することで介護者の負担が軽減される，などの効果も期待できる（**図 50-1**）．

〈斎野容子〉

文献

1) 合田文則：胃瘻からの半固形短時間摂取法ガイドブック　胃瘻患者のQOL向上を目指して．医歯薬出版，東京，2008，p27-34．
2) Goda, F., Inoue, Y., Ogawa, T. et al.: Standard Semi-solid Formula for Bolus Gastrostomy Tube Feeding. *Clinical Nutrition Supplements*, **5**：199, 2010.
3) Adachi, K., Furuta, K., Morita, T. et al.: Half-solidification of nutrient does not decrease gastro-esophageal reflex events in patients fed via percutaneous endoscopic gastrostomy. *Clin Nurt*, **28**：648-651, 2009.
4) 蟹江治郎：経腸栄養材固形化・半固形化の意義と効果．栄養-評価と治療，**27**：43-47，2010．

Q51 半固形化栄養材の投与方法と手順はどのようなものですか？

A 液体栄養剤を増粘剤で半固形化したものやミキサー食を注入するときはシリンジを用いた注入法，市販の半固形化栄養剤を注入するときは加圧バッグによる注入法などがある．

半固形化栄養材の投与方法には，① シリンジによる注入法と，② 加圧バッグによる注入法がある．シリンジによる注入法は，液体栄養剤に増粘剤を加えて作製したものやミキサー食などを投与する場合の方法である．加圧バッグによる注入法は，市販の半固形化栄養剤を投与する場合の方法である．

■ 粘度調節した半固形栄養材をシリンジで注入する場合[1]

用意するもの
液体栄養剤，増粘剤，50 mL カテーテルチップ型シリンジ

手順
① 体位を整えて，胃瘻チューブを開放して胃内ガスを排出し，胃内に前回注入した半固形化栄養材が残留していないか確認する．
② 液体栄養剤に増粘剤を加え，よく撹拌して調整した半固形化栄養材を 50 mL カテーテルチップ型のシリンジに吸引する．
③ シリンジを胃瘻チューブにしっかり固定し，約 2〜3 分かけてゆっくり注入する．注入後，胃瘻チューブの栓を閉じ，再度シリンジに半固形化栄養材を吸引し，栓を開放して注入することを繰り返し，10〜15 分程度をかけて全量を注入する．
④ 注入が終わったら，10 mL 程度の微温湯を通し，胃瘻チューブ内をフラッシュする．
⑤ 胃瘻チューブから簡易懸濁した薬剤を注入する．
⑥ 白湯 10 mL で胃瘻チューブをフラッシュする．
⑦ 必要に応じて胃瘻チューブ内を希釈した酢水や水分補給用ゼリーで充填し栓をする．

■ 市販の半固形化栄養剤を加圧バッグで注入する場合[1,2]

用意するもの
市販の半固形化栄養剤，連結チューブ，加圧バッグ

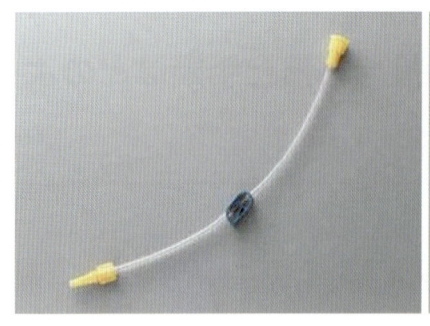

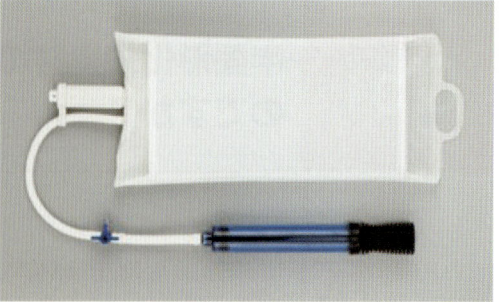

図 51-1 連結チューブ　　**図 51-2 加圧バッグ**
（テルモホームページより）

手　順

① 体位を整えて，胃瘻チューブを開放して胃内ガスを排出し，胃内に前回注入した半固形化栄養剤が残留していないか確認する．
② 半固形化栄養剤のパックを開封し，先端の固まった部分を廃棄して空気を抜く．
③ 半固形化栄養剤のパックを連結チューブに接続し，連結チューブ内の空気を抜きながら栄養剤を先端まで満たし，クレンメを閉じて胃瘻チューブと接続する．
④ 加圧バッグに半固形化栄養剤のパックをセットし，150〜300 mmHg 以下に加圧する．
⑤ クレンメを開放して注入を開始する．10 分程度で注入できるように加圧バッグの圧力を調節する．
⑥ 半固形化栄養剤のパックが平らになったら，加圧バッグから取り出して，残りを手で絞り出して注入する．最後まで注入したら，半固形化栄養剤のパックを外す．
⑦ 半固形化栄養剤の注入終了後，10 mL 程度の微温湯を通し，連結チューブを胃瘻チューブから外す．
⑧ 簡易懸濁した薬剤を投与する．
⑨ 白湯 10 mL 程度で胃瘻チューブ内をフラッシュする．
⑩ 必要に応じて胃瘻チューブ内を希釈した酢水や水分補給用ゼリーで満たし，栓をする．

（斎野容子）

文　献

1) 吉田貞夫，嶺井強成：半固形化栄養法の管理と手技の実際．月刊ナーシング，**27**：25-32，2007．
2) 合田文則：胃瘻からの半固形短時間摂取法ガイドブック．胃瘻患者の QOL 向上をめざして．医歯薬出版，東京，2007, p35-45．

Q52 半固形化栄養材投与時の水分補給はどのようにすればよいですか？

A 胃食道逆流防止の目的で半固形化栄養材を投与する場合は，胃内での半固形化栄養材の粘度を保つために，追加水も半固形化して栄養材と同時に投与することが推奨される．胃食道逆流がなく，粘度の低い半固形化栄養材を短時間で投与する場合は，液体の追加水を投与して30分後に半固形化栄養材を投与する．

1日に必要な水分量は約25～35 mL/kgである．市販されている半固形化栄養剤の水分含有率は55～85％程度であり，エネルギー密度の高いものほど水分含有量は少なくなる（**表52-1**）．そのため，特にエネルギー密度の高い市販の半固形化栄養剤を投与する場合には，追加水での水分補給が必要となる．

胃食道逆流を予防したい場合の水分投与方法

胃食道逆流による誤嚥性肺炎や瘻孔からの漏れを予防したい場合は，胃内で半固形化栄養材の粘度を十分に保つようにする必要がある．合田[1]は，半固形化栄養材短時間注入法で追加水を液体のまま投与する場合，半固形化栄養材注入前後に2時間以上の間隔をあけて，胃内に食塊がない状態で200～400 mLの追加水を30分程度で注入することを推奨している．

増粘剤などを利用して十分な粘度をつけた追加水を用いる場合には，半固形化栄養材と同時に注入することが可能である．この場合には，半固形化栄養材と粘度のついた追加水を合わせた容量が400～600 mLとなるように調整する．水分補給を目的としたPGウォーター™EJやニュートリート®ウォーターなどの半固形化商品も市販されているので，追加水として利用できる．

また，簡易懸濁した薬剤を投与する場合やチューブ内をフラッシュする場合，半固形化栄養材注入後には胃の蠕動運動が活発となっているため，50～100 mL程度の液体の追加水を投与しても問題ないとされている．

半固形化栄養材を短時間で投与したい場合の水分投与方法

半固形化栄養材を短時間で投与したい場合は，胃食道逆流がなければ，メディエフ®プッシュケア®などの粘度の低い製品を選択し，追加水も半固形化する必要はないと考えられている[2]．この場合，追加水を投与するタイミングが重要であり，追加水により胃内の半固形化栄養材が薄まるようなタイミングの投与ではまったく意味がない．

表 52-1 市販されている半固形化栄養剤の組成

商品名	F2 Light™	カーム ソリッド300	ハイネ® ゼリー	ハイネ®ゼ リーアクア	F2 Shot™ EJ	カーム ソリッド400	リカバリー ニュートリート®	PGソフト® EJ	メディエフ® プッシュケア®	MASTEL 5000
蛋白質(g)	4.0	3.8	5.0	5.0	4.0	3.7	5.0	4.0	4.7	5.0
脂 質(g)	2.2	2.2	2.3	2.3	2.2	2.2	2.4	2.2	2.8	2.8
糖 質(g)	15.3	15.6	14.5	14.5	15.3	15.6	14.2	15.7	14.0	13.3
水 分(g)	110.0	116.2	76.0	101.0	77.0	83.2	42.0	44.0	27.0	26.0
水分含有率(%)	82.5	87.3	76.0	81.0	77.0	83.3	63.0	65.5	54.0	52.0
エネルギー密度	0.75 kcal/g	0.75 kcal/mL	1.0 kcal/g	0.8 kcal/g	0.8 kcal/g	1.0 kcal/mL	1.5 kcal/mL	1.5 kcal/g	2.0 kcal/mL	2.0 kcal/g
粘 度(mPa·s)	4,000	10,000	6,000	6,000	4,000	10,000	5,000	20,000	2,000	5,000

宮澤らは，健常人において OS-1®と水道水の胃内排泄時間の比較を行い，OS-1®は 10 分以内，水道水は 20 分以内に排泄されたと報告しており[3]，胃内に注入された追加水は投与後 30 分程度で胃内から排泄されると推測できる．したがって，先に液体の追加水を投与し，30 分程度待ってから半固形化栄養材を投与する方法が推奨される．

　最近では，市販の半固形化栄養剤でも十分に水分を含む製品が開発されている．たとえば，水分含有率 87.3％のカームソリッド 300 を用いて 1,200 kcal（4 袋）を投与すると水分総量は 1,396 mL となり，追加水が必ずしも必要ない場合もある．水分量の多い半固形化栄養材はチューブ内の付着が少ないため，注入後のフラッシュに用いる水分も少量ですむというメリットがある．

（斎野容子）

文　献

1) 合田文則：胃瘻からの半固形化栄養材をめぐる問題点とその解決法．静脈経腸栄養，**23**：235-241，2008．
2) 井上善文：コンデンス型流動食の水分管理方法の実際．臨床栄養別冊　LCN セレクト 6　栄養療法に必要な水・電解質代謝の知識．医歯薬出版，東京，2011，p46-53．
3) 宮澤　靖：現場発！　臨床栄養管理．日総研出版，東京，2010，p122-125．

Q53 半固形化栄養材の投与ルートに制限はありますか？

A 胃瘻チューブが留置されていれば投与可能である．胃瘻チューブはバンパー・チューブ型の 20 Fr 以上のものがよい．

　半固形化栄養材は，胃瘻であれば注入は可能である．ただし，胃瘻カテーテルの位置異常による排出経路の閉塞や，不適切な部位への胃瘻造設など，胃瘻そのものが半固形化栄養材の投与に適さない場合には注入不可である．

　胃瘻カテーテルの種類（Q15 参照）は，内径が広くてチューブが短いものが注入しやすく，ボタン型よりチューブ型が適している（**図 53-1**）．チューブ型では内径が 20 Fr 以上あれば問題ない．ボタン型では，内径が狭く逆流防止弁があり，頻回の使用によりチューブとの接続部からのもれなどが生じやすいため，注入が困難となる場合がある．バンパー型とバルーン型ではどちらでも問題ないとされているが，バルーン型では胃の蠕動運動とともにバルーンの位置異常が起こる可能性があるため注意が必要である[1,2]．

お腹から外の形状

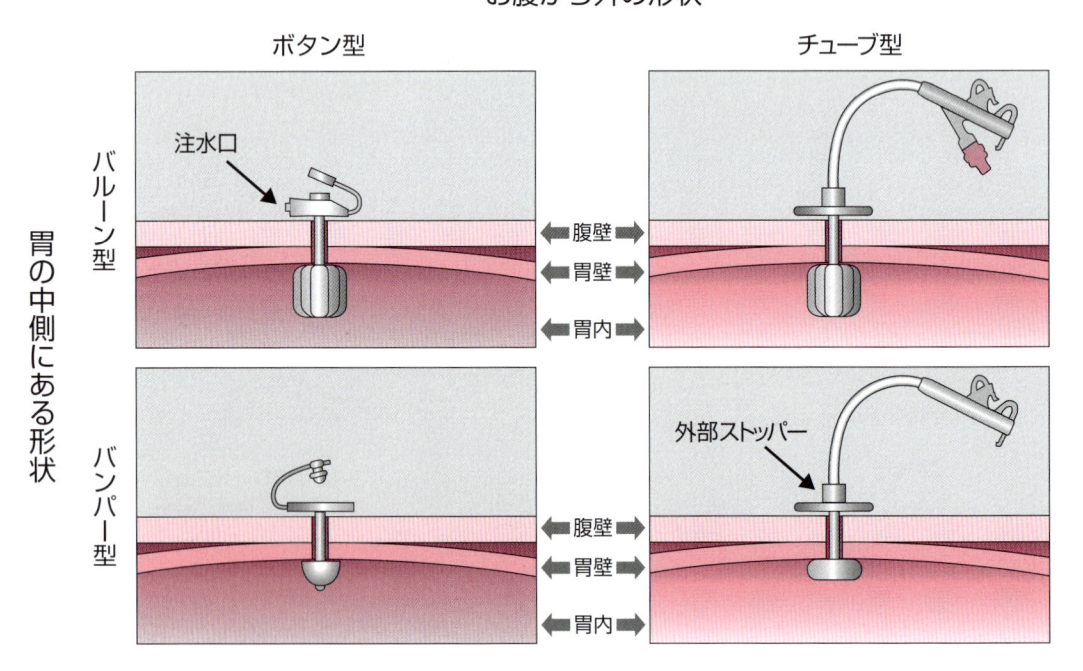

	ボタン型	チューブ型
バルーン型	注水口	
バンパー型		外部ストッパー

胃の中側にある形状　　腹壁／胃壁／胃内

図 53-1　胃瘻カテーテルの種類（PEG ドクターズネットワークより）

経鼻チューブを用いた半固形化栄養材投与も検討されているが，経鼻チューブは細径でルートが長いため，注入は困難である．経鼻チューブで施行可能な方法としては，REF-P1（粘度調整食品）を使用して胃内で粘稠度を高める方法がある．まずREF-P1を胃内に注入し，その後液体栄養剤を投与すると，REF-P1に含有される水溶性ペクチンと液体栄養剤の遊離カルシウムが結合し，胃内で1,000～1,800 mPa·s程度の粘度になる（液体栄養剤のカルシウム濃度により粘度は変化する）．ただし，粘度が低いため胃食道逆流による誤嚥性肺炎の予防を目的とした場合には適さない．

　三鬼ら[3]は，細径チューブからの投与でも検討できる半固形化栄養法として，液体栄養剤にトロミ調整食品を1％程度添加し粘度が増強する前に8 Fr経鼻チューブから胃内に投与する方法を報告している．胃内のような低pH下での経腸栄養剤の蛋白質凝固反応と，キタンサンガムによる粘度上昇の相乗効果により胃内での粘度は20,000 mPa·s程度となるという．この方法では，トロミ調整食品と液体栄養剤の組み合わせに更なる検討を要し，また，胃酸分泌量が少ない患者や栄養チューブの先端が十二指腸にある患者では除外となるが，8 Frの細径チューブでも誤嚥性肺炎の予防に必要な粘度を投与できるという点において注目すべき報告であると考えられる．

（斎野容子）

文　献

1) 合田文則：胃瘻からの半固形短時間摂取法ガイドブック．胃瘻患者のQOL向上をめざして．医歯薬出版，東京，2007，p19-26．
2) 合田文則，犬飼道雄：胃瘻（PEG）患者における経腸栄養材の選び方と使い方．臨床栄養別冊　JCNセレクト1　ワンステップアップ経腸栄養．佐々木雅也編，医歯薬出版，東京，2010，p87-92．
3) 三鬼達人，馬場　尊：細いチューブでも検討できる半固形化栄養法．エキスパートナース，7月号別冊，2009，p2-7．

Q54 経腸栄養投与時によく起こる合併症は何ですか？

A 経腸栄養施行時によく起こる合併症は，① 下痢や便秘などの消化器系合併症，② 高血糖や脱水などの代謝性合併症，③ 栄養チューブ閉塞や誤挿入などの器械的合併症がある．

消化器系合併症

経腸栄養施行時に生じる合併症のなかで最も頻度の多いものであり，下痢，悪心，嘔吐，腹部膨満，便秘などがある．

下痢は，経腸栄養剤の投与速度，浸透圧，組成，細菌汚染など経腸栄養剤に関連する下痢（Q56，57参照）と，感染性腸炎や薬剤性腸炎，過敏性腸症候群，低アルブミン血症など経腸栄養剤と関連がない下痢（Q56，58参照）に大別できる[1]．

悪心・嘔吐は，投与速度が速すぎることや胃の排泄速度の遅延，下部食道括約筋機能低下による胃食道逆流（GER）が存在する場合などで発生しやすい[2]．

腹部膨満は，投与速度が速すぎることや便秘などが原因となる場合が多く（Q61，62参照），便秘は腸蠕動の低下や水分および食物繊維不足などで起こりやすい（Q59，60参照）．

代謝性合併症

高血糖，脱水，高窒素血症，ビタミン欠乏および微量元素欠乏，電解質異常，必須脂肪酸欠乏などがある[2]．

高血糖は，通常の糖代謝能（0.5～1.5 g/kg/時）を超える糖質負荷によって容易に起こりやすいため[3]，経腸栄養剤の急速投与を避け，経腸栄養ポンプを使用して糖尿病用経腸栄養剤の持続投与を行うなどの対策が有効である．

脱水は，経腸栄養剤だけでは不足する水分を追加水で補正できていない場合に起こりやすいため，必要水分量を再検討して対処する．

高窒素血症は，腎機能障害がある場合や蛋白質の過剰投与により起こりやすく，蛋白質投与量の再検討を行い，窒素バランスやBUNのモニタリングにより投与量の調整を行う[4]．

ビタミン欠乏および微量元素欠乏は，同じ経腸栄養剤での栄養管理が長期にわたった場合に起こりやすいため，他の栄養剤の併用や，サプリメントタイプの微量元素・ビタミン強化製品などを必要に応じて投与する．電解質異常は，嘔吐や下痢をきたした患者や，広範囲熱傷の患者で起こりやすく，経腸栄養剤に含まれる電解質の調整はできないため，輸液による補正を考慮する[2]．

表 54-1　経腸栄養の合併症

合併症		原因
消化器系合併症	下痢	経腸栄養剤に関連する下痢：投与速度，浸透圧，組成，細菌汚染 経腸栄養剤と関連がない下痢：感染性腸炎や薬剤性腸炎，過敏性腸症候群，低アルブミン血症
	悪心・嘔吐 腹部膨満	速い投与速度，胃の排泄速度の遅延，胃食道逆流（GER） 速い投与速度
	便秘	腸蠕動の低下，水分および食物繊維不足
代謝性合併症	高血糖	糖代謝能力以上の糖質を負荷
	脱水	経腸栄養剤のみの投与
	高窒素血症	腎機能の低下，蛋白質負荷量の増加
	ビタミン欠乏	同じ経腸栄養剤の長期投与
	微量元素欠乏	同じ経腸栄養剤の長期投与
	電解質異常	下痢，嘔吐
	必須脂肪酸欠乏	成分栄養剤，消化態栄養剤の投与
器械的合併症	チューブ閉塞	細菌汚染，経腸栄養剤の蛋白質のカード化
	誤挿入	高齢者や脳梗塞などで咳嗽反射の低下
	誤嚥性肺炎	GER，胃内容の排泄遅延，脳梗塞後の咽頭反射低下

　また，経腸栄養剤の食塩量は少なめに設定されており，長期間投与すると低ナトリウム血症をきたす場合があるため，定期的にチェックして補正を行う必要がある．

　脂質含有量の少ない成分栄養剤や消化態栄養剤を長期間投与する場合は，必須脂肪酸欠乏が起こるため，脂肪乳剤の静脈投与を行う．半消化態栄養剤の使用が可能な場合には，脂質を含有する栄養剤への変更を検討する．

器械的合併症

　チューブ閉塞，誤挿入，誤嚥性肺炎などがある．

　チューブ閉塞は，チューブ内への経腸栄養剤の付着や，胃酸による経腸栄養剤の凝固（蛋白質のカード化）などが原因で起こるため，栄養剤注入後は微温湯でフラッシュを行った後，10倍希釈の酢水でクランプするなどの対策が有効である[2]（Q12参照）．

　誤挿入は，高齢者や脳梗塞後遺症などによる嚥下障害や咽頭反射の低下がみられる患者で起こりやすい．嚥下反射が弱いか消失している患者に対しては，経腸栄養投与前に腹部X線撮影を行ってチューブ先端位置を確認するなどの対策が必要である[5]．

　誤嚥性肺炎は，GERや胃内容の排泄遅延，脳梗塞後の咽頭反射低下などで起こ

133

りやすく，また経腸栄養剤の投与速度が速すぎても発生することがある．

　経腸栄養施行時はこのように実にさまざまな合併症が起こる可能性があるが，原因を検索して対処することが重要である．

（斎野容子）

文　献

1) 佐藤敦子：下痢．改訂版　経腸栄養剤の種類と選択　どのような時，どの経腸栄養剤を選択するべきか．井上善文，足立香代子編，フジメディカル出版，大阪，2009, p108-112.
2) 岩佐幹恵：経腸栄養の合併症とその対策．コメディカルのための静脈経腸栄養ハンドブック．日本静脈経腸栄養学会編，南江堂，東京，2008, p201-207.
3) 碓井貞仁，草地信也，炭山嘉伸：代謝管理と代謝性合併症の概論的事項．静脈・経腸栄養．(増刊号)，日本臨牀社，大阪，2001, p367-372.
4) 朝川貴博，田中芳明：代謝性合併症に対するリスクマネジメント．臨床栄養別冊JCNセレクト1　ワンステップアップ経腸栄養．佐々木正也編，医歯薬出版，東京，2010, p110-114.
5) 櫻井洋一：機械的合併症に対するリスクマネジメント　経鼻経管栄養．臨床栄養別冊　JCNセレクト1　ワンステップアップ経腸栄養．佐々木正也編，医歯薬出版，東京，2010, p93-96.

Q55 経腸栄養を開始するときに注意しなければならない合併症は何ですか？

A 経腸栄養開始時の合併症では下痢が多く認められるが，ダンピング症候群やリフィーディング症候群の発生にも注意が必要である．

■ ダンピング症候群（dumping syndrome）

胃切除後の10～30％と比較的高率に発生する病態である．経腸栄養の投与速度が速いと出現する可能性があり，経腸栄養開始時にも注意が必要な合併症である．

原因は，食物が急速に十二指腸や小腸に流入するために，上部空腸における急速な容量の増大と浸透圧亢進による循環血液量の減少，血管作動性物質の放出により起こると考えられている．ダンピング症候群には食後30分以内に起こる早期ダンピングと食後2～3時間後に起こる後期ダンピングがある．

早期ダンピングは，高張糖液の急速な小腸への流入により小腸内が高浸透圧となり，血管内から腸管内へ水分が移動し，その結果循環血漿量が減少して症状が起きる．また，セロトニン，ブラジキニン，glucagon-like peptide-1（GLP-1）などの消化管ホルモンが関与してさまざまな症状が現れる．食後30分以内に，血管作動性症状（全身倦怠感，臥床衝動，冷汗，顔面紅潮，動悸など），消化器症状（腹痛，腹部膨満，腹鳴，悪心，下痢など）がみられる．

後期ダンピングは，食物が流入した後の一過性の急峻な高血糖に反応してインスリンやGLP-1が過剰分泌するために出現する反応性低血糖症状である．食後2～3時間に低血糖による全身倦怠感，発汗，めまい，脱力感，失神などがみられる．

治療は，食事指導で対処することが多い．少量ずつの分割食（5～6回食），低炭水化物・高蛋白・高脂肪を摂取する，食後30分は飲水を控える，食物が小腸に流入するのを遅らせるために食後30分程度臥床する，などの対策をとる．経腸栄養施行時には，栄養剤の成分を見直し，ポンプを使用して，投与速度を低速にする．糖尿病用経腸栄養剤は，低炭水化物であり効果的である可能性がある．

薬物療法では，早期ダンピングに対して，食前に抗ヒスタミン薬，抗コリン薬などの投与が行われ，難治性ダンピングには酢酸オトヌクレオチドが効果的との報告がある[1]．また，α-グルコシダーゼ阻害薬は，小腸粘膜上皮細胞に存在する二糖類分解酵素（α-グルコシダーゼ）の作用を競合阻害して二糖類から単糖類への分解を抑制するため，糖の分解を遅らせることで食後の血糖上昇を抑え，反応性低血糖である後期ダンピングを防ぐ効果がある[2]とされる．しかし，これらの薬物療法は保険適応外である．

■ リフィーディング症候群（refeeding syndrome）

　リフィーディング症候群は，慢性の飢餓状態に長期的に慣れてしまっている患者に対して，急激な栄養を投与することによって起こる体液量と電解質の異常（低リン血症，低カリウム血症，低マグネシウム血症）である．

　長期の飢餓状態では，糖質摂取量の減少のためにインスリン分泌も減少し，糖質の代わりに脂質や蛋白質をエネルギーとして使用している．この状態に栄養を投与すると，エネルギー源がおもに糖質へと急激に変化して，インスリン分泌が増加．これにより細胞外から細胞内へブドウ糖だけでなく，リン，カリウム，マグネシウムなどの電解質の取り込みが促進され，細胞外での低リン・低カリウム・低マグネシウム血症をまねく．このため，脈拍増加，血圧上昇，循環血漿量増加，二酸化炭素の産生過剰とそれに伴う換気量の増加などが認められる．

　これらの代謝障害や心血管機能異常は，栄養開始後2～3日目に認められる．リフィーディング症候群の症状は特異的であるため，見逃されやすい．このため，リフィーディング症候群を念頭において栄養管理をすること，低栄養，長期間の絶食（7～10日程度でも起こりうる），長期間の低エネルギー栄養管理，慢性アルコール中毒，癌悪液質，高度肥満患者の急激なダイエットなどのリフィーディング症候群をきたしやすい状態を把握しておく必要がある[3]．また，飢餓状態の患者への栄養投与では，経腸栄養でも静脈栄養でも5～7日間かけて目標エネルギー量に達成するようにゆっくりとエネルギー量を増やしていくことが重要である．

　　　　　　　　　　　　　　　　　　　　　　　　　　　　　（三松謙司）

文　献

1) Arts, J., Caenepeel, P., Bisschops, R. et al.: Efficacy of the long-acting repeatable formulation of the somatostatin analogue octreotide in postoperative dumping. *Clin Gastroenterol Hepatol*, **7**：432-437, 2009.
2) Hasegawa, T., Yoneda, M., Nakamura, K. et al.: Long term effect of alpha-glucosidase inhibitor on late dumping syndrome. *J Gastroenterol Hepatol*, **13**：1201-1206, 1998.
3) 山東勤弥：Refeeding syndrome　そのメカニズムと予防・治療．臨床栄養，**110**：759-763，2007．

Q56 経腸栄養施行中に下痢が起こる原因は何ですか？

A 下痢の原因には，経腸栄養剤に関連する下痢と経腸栄養剤と関連がない下痢がある．

一般に，水分の多い液状便を頻回に排泄する状態を下痢というが，下痢には多くの定義がある．医学的には，1日の糞便中の水分量が200 mL以上，または糞便重量が200 gを超える場合を下痢と定義している[1]．糞便中の水分含有量は，普通便(バナナ状)で約70％，泥状で約80％，水様で約90％以上といわれており[2]，下痢では水分量の増加により糞便の重量が増加している．

下痢には，経腸栄養剤に関連する下痢と経腸栄養剤と関連がない下痢がある．

経腸栄養剤に関連する下痢

1) 投与速度

下痢の原因で最も多いのが，投与速度が速すぎることである．長期にわたる絶食などにより，腸絨毛が萎縮している状態で急速に大量の経腸栄養剤が投与されると，消化管での消化吸収が対応しきれず下痢が起こる[3]．投与速度が100 mL/時を超えると下痢を起こしやすくなる[4]．

2) 浸透圧

血漿浸透圧より高い浸透圧の経腸栄養剤を投与すると，小腸上皮の毛細血管から腸管腔内に水分が移動する．腸粘膜での水分再吸収量を上回る量の水分が腸管に移動すると，腸の蠕動運動が亢進してしまい，浸透圧性の下痢を生じる[3]．経腸栄養剤の多くは，血清と等張の浸透圧に調整されている．しかし，成分栄養剤や消化態栄養剤では浸透圧が高く，1 kcal/mLに調整した成分栄養剤では760 mOsm/Lとなり，血清浸透圧の2.5倍となるため[5]，浸透圧性の下痢をきたしやすい．

3) 組 成

経腸栄養剤の組成で下痢の原因となりうるものは，乳糖・食物繊維・脂質である．乳糖不耐症がある場合は，乳糖を含む経腸栄養剤で下痢が発生する．食物繊維を含まない経腸栄養剤は，腸管での水分保持ができなくなり下痢となる場合がある．また，食物繊維は，大腸内で短鎖脂肪酸を生成して弱酸性に保つことで有害菌の増殖を抑制するが，この腸内環境が乱れると下痢が生じる[6]．胆汁酸の分泌障害や高度の膵臓障害による膵リパーゼ分泌不全，膵頭十二指腸切除術後で膵液など消化酵素の分泌が低下している場合に，脂質を含む経腸栄養剤を投与する

と下痢となる．

4）細菌汚染

　腸内細菌叢のバランスが崩れると，病原性細菌による細菌性の下痢が発生する．この下痢は，経腸栄養剤の細菌汚染が頻度の高い原因と考えられているが，経腸栄養剤の細菌汚染と病原菌の増殖，下痢の発生に関してはっきりとした相関は得られていない[7]．経腸栄養剤は非常によい細菌培養液であり，開封した栄養剤の細菌汚染は6～8時間以上になると急激に多くなる[8]．細菌汚染が原因の下痢は，経腸栄養が順調に経過している途中で生じることが多い．

経腸栄養剤に関連のない下痢

1）抗生物質関連下痢症

　抗生物質投与を受けている経管栄養患者では，偽膜性腸炎を発症することによって下痢を生じることがある．これは腸管内の常在菌 *Clostridium difficile*（*C. difficile*）が，抗生物質により選択的に増殖して正常な腸内細菌叢を破壊し，*C. difficile* のもつ毒素（CDトキシン）が増加することによって発生する．抗生物質の投与経路やその種類によって発生頻度は異なるが，静脈投与より経口投与で頻度が高くなる．抗生物質関連性の下痢のうち，15～25％は *C. difficile* によるもので，最も一般的で重症化しやすいとされている[7]．

2）過敏性腸症候群

　過敏性腸症候群では，腸の蠕動運動の亢進など，消化管運動の異常によって下痢を生じる．

3）低アルブミン血症

　低アルブミン血症の原因が，肝臓の蛋白質合成に必要な量の栄養を投与されていないことにある場合には，小腸粘膜の増殖異常や萎縮がみられる可能性があり，消化吸収障害が起こり下痢となる．また，低アルブミン血症が，肝硬変などの原疾患にある場合は，血漿浸透圧の低下を一因として下痢が起こっている可能性がある[9]．

（斎野容子）

文　献

1) 飯田三雄：下痢―診療の手順と要点．綜合臨牀 **56**：581-582，2007．
2) 日本栄養士会編．経腸栄養製品(剤)便覧．文光堂，東京，2011，p66-70．
3) 佐藤敦子：下痢．改訂版　経腸栄養剤の種類と選択　どのような時，どの経腸栄養剤を選択するべきか．井上善文，足立香代子編，フジメディカル出版，大阪，2009，p108-112．
4) 岩佐幹恵：経腸栄養の合併症とその対策．コメディカルのための静脈経腸栄養ハンドブック．日本静脈経腸栄養学会編，南江堂，東京，2008，201-207．
5) 大村健二：消化器系合併症に対するリスクマネジメント．臨床栄養別冊JCN　セレクト1　ワンステップアップ経腸栄養．佐々木正也編，医歯薬出版，東京，2010，p105-109．
6) 真壁　昇：栄養剤の組成．臨床栄養，**117**：25-29，2010．
7) 丸山道生：腸内細菌叢．臨床栄養，**117**：39-45，2010．
8) 大熊利忠：経腸栄養剤と細菌汚染．*Nutrition Support Journal*，**1**：9，2000．
9) Total Nutritional Therapy for Dietitians：栄養サポートの基本と戦略　プログラムマニュアル．アボットジャパン，東京，2008，p83-89．

Q57 経腸栄養剤に関連のある下痢の対処方法は？

A 下痢の原因によって対処方法が異なる．投与速度が速い場合にはポンプの使用，浸透圧性下痢には浸透圧の低い半消化態栄養剤への変更やポンプの使用，栄養剤の組成では食物繊維の投与，細菌感染では経腸栄養の中断や抗生物質の投与などを考慮する．

経腸栄養剤に関連する下痢には，1) 投与速度，2) 浸透圧，3) 組成，4) 細菌汚染がある．これらが原因で起こる下痢の対処方法を示す．

投与速度

下痢の原因で最も多いケースは投与速度が速すぎることである．この場合は，経腸栄養ポンプを使用して，投与速度を低速・一定にすることが有効である．最初は，20〜30 mL/hr で開始し，便の性状や排便回数，消化器症状の有無を確認しながら 10〜20 mL/hr/日ずつ速度を上げ，1週間前後で維持量に達するようプランニングを行う[1,2]（Q32 参照）．維持量に達した後，間歇投与に切り替えるとよい．投与速度は 100 mL/hr を超えると下痢を起こしやすくなる[1]．経腸栄養のアクセスが胃の場合は，胃が経腸栄養剤の小腸内流出を調整するため，投与速度をある程度速めることが可能である[3]が，アクセスが小腸の場合には，100 mL/hr 以下を守る[1]．

浸透圧

半消化態経腸栄養剤の多くは，血清浸透圧（約 300 mOsm/L）と等張に調整されているが，一部の糖尿病用栄養剤ではイソマルツロース（パラチノース®）を使用した製剤があり，浸透圧が高く設定されている（600〜700 mOsm/L）．この場合は，経腸栄養ポンプを使用して投与速度を低速にし，腹部症状が出現しなければ徐々に投与速度を上げるようにする．成分栄養剤や消化態栄養剤も浸透圧が高く，特に 1 kcal/mL に調整した成分栄養剤では 760 mOsm/L となるが，溶解濃度を低く設定したり，経腸栄養ポンプを使用したりして投与速度を低速にして対処する．

組　成

下痢の原因となりうるのは，乳糖・食物繊維・脂質である．乳糖不耐症の場合は，乳糖を含まない製品や，大豆が原材料となっている製品を選択する[4]．

食物繊維を含まない経腸栄養剤で下痢が生じた場合には，1 g/100 kcal 程度の食物繊維を含む製品に変更する．胆汁酸の分泌障害や消化酵素の分泌が低下している場合には，経腸栄養剤に含まれる脂質が下痢の原因となる．この場合は，胆汁酸やリパーゼの作用を必要としない中鎖脂肪酸（MCT）含有率の高い栄養剤や，脂質を含まない栄養剤に変更する[4]．脂質を含まない栄養剤の長期使用では必須脂肪酸欠乏が必発するため，経静脈的に脂肪乳剤を投与する．

■ 細菌汚染

　栄養剤の特性が原因の下痢は投与開始直後から生じるのに対して，細菌汚染が原因の下痢は経腸栄養が順調に経過している途中で生じることが多い[4]．栄養剤の細菌汚染を疑う下痢が生じた場合は，糞便の細菌培養検査，薬剤感受性検査を行い，その結果に応じて経腸栄養投与の中止や，適切な薬剤の投与を行う．また，経腸栄養ボトルやカテーテルチップの洗浄方法は不衛生でなかったか，開封した栄養剤の投与は8時間以内であったか，栄養剤に追加水を混合して投与しなかったかなど，細菌汚染の原因となる操作がなかったかどうかを確認する．

　細菌が繁殖するのは，栄養チューブを含めたライン内および経腸栄養ボトルである．栄養チューブ以外のラインは単回使用で廃棄するが，経腸栄養ボトルは性洗剤で洗浄し，次亜塩素酸で消毒した後，十分に乾燥させる．乾燥した環境では細菌が生息できないので，徹底した乾燥が重要である[5]．経腸栄養ボトルに栄養剤を移し替える作業を行うときが，細菌混入の危険性が最も大きい．開封した栄養剤の細菌汚染は，6～8時間以上になると急激に多くなる[6]ため，1回の投与時間は8時間以内とする．RTH製剤は開封しなければ24時間継続して投与しても細菌感染の心配はない．

（斎野容子）

文　献

1) 岩佐幹恵：経腸栄養の合併症とその対策．コメディカルのための静脈経腸栄養ハンドブック．日本静脈経腸栄養学会編，南江堂，東京，2008，201-207．
2) 岩佐幹恵，岩佐正人：経腸栄養施行中にみられる消化器に関連した合併症．日本臨牀，**59**：349-354，2001．
3) 宮澤　靖：投与速度．臨床栄養，**117**：30-35，2010．
4) 佐藤敦子：下痢．改訂版　経腸栄養剤の種類と選択　どのような時，どの経腸栄養剤を選択するべきか．井上善文，足立香代子編，フジメディカル出版，大阪，2009，p108-112．
5) 大村健二：消化器系合併症に対するリスクマネジメント．臨床栄養別冊　JCNセレクト1　ワンステップアップ経腸栄養．佐々木正也編，医歯薬出版，東京，2010，p105-109．
6) 大熊利忠：経腸栄養剤と細菌汚染．*Nutrition Support Journal*，**1**：p9，2000．

Q58 経腸栄養剤に関連のない下痢の対処方法は？

A 原因によって対処法が異なる．薬剤性腸炎にはバンコマイシンやメトロニダゾールおよび生菌製剤の経腸投与，過敏性腸症候群では水溶性食物繊維や薬剤の投与，低アルブミン血症ではGFO®投与や成分栄養剤・消化態栄養剤の低速投与を考慮する．

経腸栄養剤に関連のない下痢には，投与される側の状態によって，1) 薬剤性腸炎，2) 過敏性腸症候群，3) 低アルブミン血症が考えられる．それぞれの対処法を示す．

薬剤性腸炎

薬剤性腸炎は，肺炎や尿路感染症などで抗生物質を投与されていた場合に，偽膜性腸炎を生じて起こる．経腸栄養施行患者では，抗生物質投与期間と下痢の発生頻度が相関していると報告されており，抗生物質投与患者の5〜25％に発症するとされている[1]．抗生物質の投与経路は，静脈投与より経腸投与で発症しやすい．薬剤性腸炎の15〜25％は *Clostridium difficile*（*C. difficile*）によるもので，抗生物質投与により腸内細菌叢が変化し，本来マイナーな常在菌である *C. difficile* が選択的に増殖して発症するといわれている[2]．

偽膜性腸炎が発症したら，まず原因となる抗生物質の使用を中止する．次にバンコマイシンまたはメトロニダゾールの経腸投与を行う．点滴での投与には効果がない[3]．同時に腸内細菌叢を正常に戻すために乳酸菌製剤（ビオフェルミン®）またはビフィズス菌製剤（ラックビー®）を投与して，下痢がおさまるのを待つ．下痢がおさまったらGFO®などを投与し，再度下痢が起こらなければ，経腸栄養剤を低速（25 mL/時程度）から開始する[4]．

過敏性腸症候群

過敏性腸症候群では，腸の蠕動運動亢進や消化管運動の異常によって下痢が生じる．下痢の発生リスクを十分に検討して経腸栄養剤を投与しているにもかかわらず下痢となった場合には過敏性腸症候群を疑う[4]．この場合は，水溶性食物繊維の投与が有効で，食物繊維の便性改善効果により下痢を防ぐ．

また，ポリカルボフィルカルシウムなど薬剤の投与も有効で，消化管内水分保持作用と消化管内容物輸送調節作用により下痢を改善する効果がある．

低アルブミン血症

　低アルブミン血症では，小腸粘膜の萎縮や細胞増殖の異常がみられる場合があり[5]．このような状態の消化管に半消化態栄養剤を急速投与すると下痢が発生する．この場合は，GFO®投与や経腸栄養ポンプを用いた低速投与を行い，下痢が起こらないことを確認しながら徐々に投与量と投与速度を上げるようにする．低速投与を行っても下痢となる場合には，消化管吸収能力が著しく低下していると考え，経腸栄養ポンプを用いて成分栄養剤や消化態栄養剤の投与を検討する[5]．

　成分栄養剤では，下痢であっても糞便中に糖やアミノ酸がほとんど認められないため，栄養成分は吸収されていると考えられるが，水様下痢が継続すると脱水や電解質異常となり，重篤な状態となる．この場合は経腸栄養を中止し，静脈栄養で栄養管理を行う[6]．

〈斎野容子〉

文　献

1) Katz, J. A.：Probiotics for the prevention of antibiotic-associated diarrhea and Clostridium difficile diarrhea. *J Clin Gastroenterol*, **40**：249-255, 2006.
2) 丸山道雄：腸内細菌叢．臨床栄養，**117**：39-45，2010．
3) 岩田健太郎，宮入　烈：抗菌薬の考え方，使い方 ver. 2．中外医学社，東京，2006，p164-167．
4) 佐藤敦子：下痢．改訂版　経腸栄養剤の種類と選択　どのような時，どの経腸栄養剤を選択するべきか．井上善文，足立香代子編，フジメディカル出版，大阪，2009，p108-112．
5) Total Nutritional Therapy for Dietitians：栄養サポートの基本と戦略　プログラムマニュアル．アボットジャパン，東京，2008，p83-95．
6) 岩佐幹恵：経腸栄養の合併症とその対策．コメディカルのための静脈経腸栄養ハンドブック．日本静脈経腸栄養学会編，南江堂，東京，2008，p201-207．

Q59 経腸栄養施行中に便秘が起こる原因は何ですか？

A 便秘には，運動量の低下や腸管運動機能障害に起因する機能的な便秘と経腸栄養剤の組成に起因する便秘がある．

便秘にはいくつかの定義があるが，3日以上排便がないことを定義としていることが多い[1]．便秘の原因には，ADLの低下に伴う運動量の不足や疾患に起因する腸管運動機能障害によるもの，弛緩性便秘，痙攣性便秘，直腸性便秘の機能的原因によるもの，そのほか経腸栄養剤の組成によるものがある．

腸管運動機能障害によるもの

脳神経疾患患者や重症患者ではADLの低下に伴い運動量が不足し腸管運動が弱くなり便秘になることはよく経験される．また，腸管麻痺をきたす疾患では，腸閉塞に注意する．

機能性便秘

弛緩性便秘は，腸管全体の弛緩と拡張により，腸蠕動運動が低下して，排便反射が出にくい状態となって起こる．腸管内に内容物が長期停滞するため，水分の過剰吸収をきたして硬便となることが多い．排泄までの時間も遷延するものであり，長期臥床患者や高齢者に起こりやすい便秘である．原因として，低残渣食の摂取による腸管蠕動運動に対する刺激の低下，加齢による腸管蠕動運動低下および消化液分泌低下などが考えられる[2]．

痙攣性便秘は，自立神経の乱れによって大腸の痙攣性収縮が強くなると起こり，便が肛門側に移動しないために起こる便秘である[2]．いわゆる過敏性腸症候群に分類され，コロコロとした硬便となる．

直腸性便秘は，直腸の排便反射が弱くなり，便が直腸に達しているにもかかわらず排便感覚が衰えているために便意をもよおさない状態である．

栄養剤に起因する便秘

成分栄養剤や消化態栄養剤など，食物繊維を含まず，消化吸収されやすい栄養剤を投与した場合に，便量が少なくなって生じることがある．また，一部の半消化態栄養剤で食物繊維が含まれていないものを投与した場合にも便秘が生じる場合がある．

（斎野容子）

文 献

1) 武藤泰敏編著：下痢と便秘．消化・吸収―基礎と臨床― 改訂新版．第一出版，東京，2002，p156-159．
2) 川井啓市，柿原浩明：慢性便秘．消化管・膵・腹膜の疾患．内科学Ⅲ，第5版，朝倉書店，東京，1991，p921-923．

Q60 便秘時の対処方法は？

A 便秘の原因により対処方法が異なるため，原因の検索が重要である．通常は，プレバイオティクス，プロバイオティクス，薬剤，水分投与量でコントロールする．

便秘の原因となる原疾患がある場合には，疾患の治療を行うことが重要である．通常，経腸栄養施行時に便秘が発生しても投与経路の変更は特に必要ない．以下に便秘の原因別にその対処法を示す．

弛緩性便秘

腸管周囲の筋肉が緩み，腸蠕動運動が低下して起こるため，プレバイオティクスである水溶性食物繊維と，プロバイオティクスである生菌製剤（ミヤBM®，ラックビー®，ビオフェルミン®など）を投与し，腸管内での糖質発酵を高めて大腸の動きを活発にさせることが有効である[1]．十分な水分量を投与することを考慮して，経腸栄養剤は，1 kcal/mL 程度のエネルギー密度で食物繊維を含むものを選択する．経腸栄養投与で不足する水分は経腸栄養投与前に追加水で投与する．

痙攣性便秘

腸管の収縮が強くなる痙攣性便秘の場合には，腸管運動の亢進を抑制するために，物理的な刺激を避け，ガス産生を促すような管理は避けるようにする[1]．経腸栄養剤は，不溶性食物繊維を控え，脂質の過剰投与とならないものを選択する．過敏性腸症候群に分類されるため，コロネル®などの薬剤投与で消化管内水分保持作用や消化管内容物輸送調節作用により改善する場合もある．

直腸性便秘

直腸の排便反射減退による直腸性便秘の場合には，まず摘便や浣腸などで便塊を除去し，弛緩性便秘と同様の経腸栄養管理を行うことが効果的である[1]．また，腸の運動性を低下させる抗コリン性物質，麻薬，カルシウム拮抗薬などの投与により便秘が起こる場合もある[2]．

経腸栄養剤に起因する便秘

経腸栄養剤に起因する便秘は，食物繊維を含まず消化吸収されやすい成分栄養剤や消化態栄養剤を投与した場合と，食物繊維を含まない半消化態栄養剤を投与

した場合に起こることがある．成分栄養剤や消化態栄養剤は，食物繊維や脂肪含有量が少ないため，生じる便量も少なくなる[3]ことを理解して投与する．また，食物繊維を含まない半消化態栄養剤で便秘を生じた場合は，食物繊維を含む半消化態栄養剤への変更が有効である．同時に，十分な水分量を投与しているかの検討を行う．

　便秘は，活動性の低下，腸の運動性の低下，水分投与量の不足，食物繊維量の不足，腸の運動性を低下させる薬剤の投与などが原因で起こることが多いため，十分な水分投与，食物繊維含有量の確認，生菌製剤や緩下剤，腸刺激剤などの投与が有効である．

（斎野容子）

文　献

1) 石橋生哉：便秘．改訂版　経腸栄養剤の種類と選択　どのような時，どの経腸栄養剤を選択するべきか．井上善文，足立香代子編，フジメディカル出版，大阪，2009，p113-116．
2) Total Nutritional Therapy for Dietitians：栄養サポートの基本と戦略　プログラムマニュアル．アボットジャパン，東京，2008，p83-95．
3) 吉田祥子：人工濃厚流動食の種類と特性．改訂版　経腸栄養剤の種類と選択　どのような時，どの経腸栄養剤を選択するべきか．井上善文，足立香代子編，フジメディカル出版，大阪，2009，p35-39．

Q61 経腸栄養で腹部膨満になるのはなぜですか？

A 経腸栄養剤の投与速度が速すぎたり，消化管機能に適した経腸栄養剤の投与がなされなかったり，便秘が起こっている場合に腹部膨満となる．

経腸栄養施行時の腹部膨満には，投与方法と投与速度，経腸栄養剤の組成，便秘が影響しやすい．

経腸栄養剤が急速に腸管内に投与されると，腸管内水分量が増加し，腸管蠕動運動が亢進して，腹部膨満が起こることがある．特に 100 mL/hr 以上の速度では腹部膨満や下痢を起こしやすいといわれている[1]．血清浸透圧（300 mOsm/L）より高い浸透圧の経腸栄養剤を投与した場合や，低アルブミン血症で膠質浸透圧が低下している場合は，経腸栄養剤の投与によって腸管内水分量の増加をきたしやすく，腹部膨満となることがある[2]．また，ボーラス投与や間歇投与などにより，胃の排泄能力や貯留能力を超えた量の経腸栄養剤が短時間で投与されると，胃が拡張して腹部膨満を起こすことがある．

経腸栄養剤の組成では，脂質含有量の多い経腸栄養剤を投与した場合に，胃排泄能力の低下や消化吸収能力の低下があれば腹部膨満を生じる．乳糖不耐症がある場合に，乳糖を含む経腸栄養剤が投与されると，腸内の浸透圧が上昇して，腹部膨満を生じる．

便秘やガス貯留なども腹部膨満の原因となる[1]．

（斎野容子）

文献

1) 岩佐幹恵：経腸栄養の合併症とその対策．コメディカルのための静脈経腸栄養ハンドブック．日本静脈経腸栄養学会編，南江堂，東京，2008，p201-207．
2) 田原 浩：腹部膨満．改訂版 経腸栄養剤の種類と選択 どのような時，どの経腸栄養剤を選択するべきか．井上善文，足立香代子編，フジメディカル出版，大阪，2009，p117-122．

Q62 腹部膨満時の対処方法は？

A 投与速度が速い場合は経腸栄養ポンプを使用して低速投与を行い，乳糖不耐症や脂質の消化吸収障害があれば症状に適した組成の経腸栄養剤に変更する．低アルブミン血症の場合は成分栄養剤や消化態栄養剤の低速投与または静脈栄養への変更を検討する．また，便秘があれば便秘の症状に応じた対応を行う．

投与速度が速いことが腹部膨満の原因である場合には，投与速度の調節を行う．特に，経腸栄養を初めて投与するときは，経腸栄養ポンプを用いて20〜30 mL/hrで開始し[1]，腹部症状を観察しながら徐々に速度を上げ，胃内投与であれば200 mL/hr程度，空腸投与であれば100 mL/hr程度に調整する．投与速度のステップアップ中に腹部膨満が起こった場合には1つ前のステップに戻り，腹部膨満がなくなったことを確認してから再度ステップアップを試みる（Q32参照）．

投与速度が低速であるにもかかわらず，腹部膨満が発生した場合には，経腸栄養剤の組成を見直す．乳糖不耐症が考えられる場合には，乳糖フリーの経腸栄養剤に変更し，必要に応じてラクターゼ（ミルラクト®，ガランターゼ®）の投与を行う[2]．膵外分泌不全がある場合には成分栄養剤を選択し，膵疾患や胆汁分泌障害で脂質の消化機能が低下している場合には，その程度により脂質含有量の少ない消化態栄養剤や半消化態栄養剤を選択する[3]．成分栄養剤は1 kcal/mLに調整すると浸透圧が760 mOsm/Lとなるため，経腸栄養ポンプを使用した低速投与が必須であり，下痢に注意する．膵機能障害の場合は，膵酵素製剤（パンクレアチン）の投与も検討する[2]．

低アルブミン血症では，膠質浸透圧が低下し，経腸栄養投与により容易に腸管内水分量が増加してしまうため，腹部膨満が起こることがある．この場合は，成分栄養剤や消化態栄養剤を選択して，経腸栄養ポンプを用いて低速・持続投与を行う[4]が，症状が継続するようであれば，経腸投与を中止して静脈栄養管理に切り替え，栄養状態を改善させる．

便秘による腹部膨満の場合，直腸に便の貯留があれば，まず摘便や浣腸で排便を促す．便の性状や排便回数，排便状況などにより，水分投与量と経腸栄養剤中の食物繊維量が適切であるか確認し，不足があれば適宜変更して対処する（Q60参照）．また，消化管運動を改善する薬剤や緩下薬の併用も有効である[1]．

（斎野容子）

文　献

1) 岩佐幹恵：経腸栄養の合併症とその対策．コメディカルのための静脈経腸栄養ハンドブック．日本静脈経腸栄養学会編，南江堂，東京，2008，p201-207．
2) 田原　浩：腹部膨満．改訂版　経腸栄養剤の種類と選択　どのような時，どの経腸栄養剤を選択するべきか．井上善文，足立香代子編，フジメディカル出版，大阪，2009，p117-122．
3) 佐々木雅也：経腸栄養．新臨床栄養学．増補版，岡田　正，馬場忠雄，山城雄一郎編，医学書院，東京，2011，p261-267．
4) Total Nutritional Therapy for Dietitians：栄養サポートの基本と戦略　プログラムマニュアル．アボットジャパン，東京，2008，p83-95．

Q63 経鼻経管栄養で誤嚥しやすいのはなぜですか？

A 経鼻経管チューブを留置することで，嚥下運動を妨げたり胃食道逆流を起こしたりしやすいために誤嚥のリスクが高くなる．

経鼻経管チューブの留置は，唾液分泌の亢進や咳嗽反射の抑制，喉頭・咽頭の損傷，胃食道逆流などから，誤嚥のリスクを上昇させるといわれている[1]．

嚥下時には喉頭が挙上され，誤嚥を予防するために喉頭蓋が反転し，喉頭を閉鎖する．しかし，経鼻経管チューブを挿入していることにより喉頭挙上が阻害され，喉頭蓋の反転が不十分となり，誤嚥リスクが高くなる．また，経鼻経管チューブが太ければ，下部食道括約筋圧（LES圧：下部食道括約筋が胃の噴門を締める力）と拮抗して胃食道逆流を起こしやすくなる[2]．

さらに，咽頭にチューブが存在することで知覚障害をもたらし，唾液の誤嚥による肺炎につながることもあり，また，長期間チューブが留置され消化管粘膜に接触することにより，食道潰瘍や誤嚥性肺炎を起こす可能性もある．寝たきりの患者では，胃液や投与された経腸栄養剤が経鼻経管チューブを伝わって喉頭や咽頭に逆流することもある[3]．このように，経鼻経管チューブを留置すること自体が誤嚥を引き起こしやすくする．

経鼻経管栄養で推奨されるチューブの太さは，投与する経腸栄養剤の種類にもよるが，10 Fr 以下の細径チューブである（Q8参照）．太径で許容されるのは 12 Fr までであり，14 Fr 以上のいわゆるマーゲンチューブを用いて経鼻経管栄養を行うのは，誤嚥のリスクがさらに高くなるため不適切である[2]．

特に，嚥下障害患者では 8 Fr もしくは 10 Fr の細径チューブを鼻腔と同側の咽頭に挿入することが望ましく，チューブ径が大きい場合ほど，また交差して挿入されている場合ほど，嚥下に悪影響を与えることが報告されている[4]（Q66参照）．

経鼻経管チューブの留置以外の注意点としては，投与アクセスを幽門後に変更する，経腸栄養ポンプを用いて持続投与とし投与速度を抑制する，間歇投与の場合は投与開始時から終了後1時間は30度頭側挙上を遵守して1回投与量を少なくする，などの対策が誤嚥予防に有効である．

（和田裕子，斎野容子）

文献

1) Alessi, D. M.: Berci G. Aspiration and nasogastric intubation. *Otolaryngol Head Neck Surg*,

94：486-489, 1986.
2) 粟井一哉：経腸栄養患者の誤嚥はどうしたら防げるの．臨床栄養別冊　JCN セレクト 1 ワンステップアップ経腸栄養．佐々木雅也編，医歯薬出版，東京，2010, p128-130.
3) 工藤美香, 田中弥生：トラブル発生時の対処-4　誤嚥．改訂版　経腸栄養剤の種類と選択　どのような時, どの経腸栄養剤を選択するべきか．井上善文, 足立香代子編, フジメディカル出版, 大阪, 2009, p123-128.
4) 大野　綾, 藤島一郎, 大野友久, 他：経鼻経管栄養チューブが嚥下障害患者の嚥下に与える影響．日摂食嚥下リハ会誌, **10**：125-134, 2006.

Q64 経口摂取困難患者の栄養投与方法は経鼻胃管とPEG，どちらを選択するのがよいですか？

A 経口摂取困難な患者への経腸栄養法は，合併症の発生と栄養状態の改善の点でPEGのほうが経鼻胃管栄養に勝ると考えられているが，年齢，基礎疾患，全身状態，社会的・倫理的問題を考慮して選択する必要がある．

脳血管疾患後遺症で経口摂取が永続的に不可能な患者に対する栄養投与方法として，経鼻胃管（nasogastric tube：NGT）栄養と，経皮内視鏡的胃瘻（percutaneous endoscopic gastrostomy：PEG）栄養が行われるが，はたしてどちらが安全で有用性が高いのであろうか．

PEGとNGTを比較検討したrandomized controlled trial（RCT）は少なく，対象疾患や年齢などが，合併症など予後に与える影響が大きくなるためにエビデンスレベルの高い報告は少ない[1]．

脳血管や脳神経疾患で永続的な嚥下困難患者に対する28日間の観察結果では，NGTではチューブの自己抜去などのために栄養剤の投与期間が短く，PEGでは確実に栄養が投与され体重増加が有意であった[2]．また，急性脳血管障害に伴う嚥下障害患者を対象とした報告では，栄養開始6週目の生存率，栄養状態，早期退院率などは，PEGがNGTよりもすべてにおいて有意に優れていた[3]．合併症に関しては，非ランダム化試験であるが，65歳以上の長期経腸栄養患者において誤嚥性肺炎発生率，チューブ抜去率はNGTで有意に高いと報告されている[4]．

一方で，Baetenら[5]は，誤嚥性肺炎の発生率は，PEG，NGTともに6.5％の発生率と差を認めなかったと報告し，さらにNGTでは鼻部損傷や嚥下トラブル，PEGでは腹痛の発生率が高かったと報告している．近年，コークラン・データベース・システマティックレヴューにおいて，大人の嚥下障害患者に対するPEGとNGTの比較では，PEGのほうが栄養投与の中断，チューブのトラブル，治療に対する精神的苦痛を受けるなどの可能性が低いが，基礎疾患にかかわらず誤嚥性肺炎や合併症発生率はPEGとNGTで有意な差は認められないと報告されている[6]．

『消化器内視鏡ガイドライン第3版』[7]では，PEGの医学的適応は自発的に経口摂取できず，4週間以上の生命予後が見込まれる成人や小児であり，予後の見通しが立たない症例や経腸栄養を行う期間が4週間以内の場合は，一般的にはPEGよりもNGTでの栄養投与が適切であるとしている（Q14参照）．

近年，わが国では高齢化と医療情勢から在宅療養の機会が増加しており，在宅

療養では介護者の負担も栄養投与法選択の重要な要素である．PEG造設患者のQOLを調査した試験では，調査にみずから回答できる患者は対象者の半分以下ではあったが，患者回答者の55％，介護者の80％が，PEGがよいと判定した[8]．この報告からは，特に介護者にとってはPEGが評価されているようである．

しかし，在宅医療における介護者にかかる負担の問題，栄養剤や経腸栄養にかかる物品のコストの問題と保険診療の限界，さらには高度認知症や寝たきり患者への経腸栄養施行，PEG造設やNGT留置に関する臨床的アウトカム，倫理的議論などもあり，PEGやNGTの選択と経腸栄養の施行は，年齢，基礎疾患，全身状態，社会的・倫理的問題を考慮して選択する必要があると思われる．『消化器内視鏡ガイドライン第3版』では，PEGの適応を倫理面からも考慮して記載されているため参考にするとよい．

（三松謙司）

文　献

1) 三松謙司：経口摂取困難な患者に対する栄養方法は，経鼻経管栄養か経皮内視鏡的胃瘻栄養か？　外科研修医Q&A．VOL.1 消化管編．医歯薬出版，東京，2011，p200-201．
2) Park, R. H. R., Allison, M. C., Lang, J. et al.: Randomized comparison of percutaneous endoscopic gastrostomy and nasogastric tube feeding in patients with persisting neurological dysphagia. *BMJ*, **304**：1406-1409, 1992.
3) Norton, B., Hormer-Ward, M., Donnelly, M. T. et al.: A randomized prospective comparison of percutaneous endoscopic gastrostomy and nasogastric tube feeding after acute dysphagic stroke. *BMJ*, **6**：13-16, 1996.
4) Dwolatzky, T., Berezovski, S., Friedmann, R. et al.: A prospective comparison of the use of nasogastric and percutaneous endscopic gastrostomy tubes for long-term enteral feeding in older people. *Clin Nutr*, **20**：535-540, 2001.
5) Baeten, C., Hoefnagels, J.: Feeding via nasogastric tube or percutaneous endoscopic gastrostomy. A comparison. *Scand J Gastroenterol Suppl*, **194**：95-98, 1992.
6) Gomes, C. A., Jr. Lustosa, S. A., Matos, D. et al.: Percutaneous endoscopic gastrostomy versus nasogastric tube feeding for adults with swallowing disturbances. *Cochrane Database Syst Rev*, **10**（11）：CD08096, 2010.
7) 鈴木　裕，上野文昭，蟹江治郎：経皮内視鏡的胃瘻増設術ガイドライン．消化器内視鏡ガイドライン．第3版．日本消化器内視鏡学会監修，医学書院，東京，2006，p310-323．
8) Bannerman E., Pendlebury J., Phillips F. et al.: A cross-sectional and longitudinal study of health-related quality of life after percutaneus gastrostomy. *Eur J Gastroenterol Hepatol*, **12**：1101-11-9, 2000.

Q65 嚥下障害患者への補助経管栄養投与にはどのような方法がありますか？

A 嚥下障害患者に対する補助栄養法には，経鼻胃経管栄養法，間欠的口腔-食道経管栄養法，間欠的口腔-胃経管栄養法，胃瘻，腸瘻を使用した方法がある．

　嚥下障害患者の補助経管栄養投与の適応は，2週間以上の比較的長期間にわたり栄養管理が必要で，消化管が使用可能な症例である．一般的な経管栄養法は，注入方法（持続的，間欠的），入り口（鼻，口，消化管），注入部位（食道，胃，腸）から分類される．**表65-1**に各種の補助経管栄養法を示す[1]．短期的，嚥下訓練時，経口摂取不良時に補助的に使用する場合には間欠的経管栄養法が行われる．
　ここでは，嚥下訓練時に施行される間欠的口腔-食道経管栄養法（intermittent oro-esophageal tube feeding：IOE）と間欠的口腔-胃経管栄養法（intermittent oro-gastric tube feeding：IOG）について解説する．

間欠的口腔-食道経管栄養法（IOE）[1〜4]

　間欠的経管栄養法とは，栄養剤の注入時のみチューブを挿入し，終了後は抜去する方法である．口腔からチューブを挿入してチューブ先端を食道に留置して栄養剤を投与する方法をIOE法という．
　IOE法の利点は，間歇的投与であるためチューブから解放されること，食道から栄養剤を注入するためより生理的であることがあげられる．これにより下痢の減少や胃食道逆流の減少が期待される．欠点は，特に在宅や施設において挿入手技に伴う社会的制約や，間歇的投与のために注入速度が速く注入中の管理に注意が必要なことである．
　IOE法の適応は，①経口摂取だけでは十分な栄養摂取ができない症例，②咽頭反射（gag reflex）がない，もしくはあってもきわめて弱い症例，③意識がはっきりしていて持続的なチューブの挿入を嫌う症例，④コミュニケーションがとれチューブ挿入に協力的な症例，⑤嚥下訓練中の症例などである．症例を選んで選択するときわめて効果的であり，毎回チューブを挿入することが刺激になり嚥下機能改善にも効果的で，口から食物が入っていく感覚を感じることができ心理的にも好影響をあたえる．禁忌は，①食道期の嚥下障害の症例，②食道憩室などでチューブ挿入が困難な症例である．
　IOE法では12〜14 Fr，長さ40〜50 cm程度の適度に太さと腰のあるチューブを使用する．経腸栄養専用チューブを使用してもよい．

表 65-1　補助経管栄養法

		方法	一般的な注入速度	手技	患者負担	嚥下への影響	管理	適応・特徴・備考
間欠的経管栄養	短期的使用，嚥下訓練期，経口摂取不良時の補助的使用	OE	30〜50 mL/分	中	軽	良い	易	咽頭反射がなく，協力的であれば最適．在宅，自己管理も可．
		NE	30〜50 mL/分	中	中	良い	易	咽頭反射が強いOE法の困難な患者．
		OG	5〜20 mL/分	中	軽	良い	易	OE法の導入期，食道蠕動不全，逆流のある場合．
		NG	5〜15 mL/分	中	中	良い	易	NGチューブを抜去してしまう患者など．
持続的経管栄養	急性期，短期的使用	NG	5〜20 mL/分	中	大	悪い	易	嚥下訓練中の患者にはできるだけ細いチューブを使用する．
		NE	30〜50 mL/分	中	大	悪い	易	下痢が減る．
		NJ	2〜3 mL/分	難	大	悪い	中	下痢しやすい．経腸栄養専用チューブを使用する．
	長期的使用	胃瘻/腸瘻	3〜4 mL/分	さまざま	大	良い	中	長期管理には最適．患者家族の心理的負担が大きい．

OE：口腔-食道経管栄養法
OG：口腔-胃経管栄養法
NE：経鼻食道経管栄養法
NG：経鼻胃経管栄養法
NJ：経鼻空腸経管栄養法

（文献1)より）

手　順

挿入の手順と管理について示す．

① 体位は座位とし，頸部はやや前屈させる．

② 口腔咽頭を湿潤させる．咽頭反射が強い場合にはバイトブロックを嚙んでもらう．または，鼻腔より挿入する nasal-esophageal tube feeding(NE)法に変更する．表面局所麻酔薬(キシロカイン® ゼリー)を使用してもよいが，その場合には使用後1時間は嚥下直接訓練を避ける．

③ チューブの挿入は，健側口角から麻痺側の咽頭に向けてチューブを挿入し，軽く抵抗を感じた食道入口部で嚥下させる．嚥下がなくても挿入できる．挿入の

長さの目安は，門歯より 12～15 cm で食道入口部，25～28 cm で大動脈弓による第 2 狭窄部，35～40 cm で胃食道接合部になる．

④ チューブ留置位置は，a) 声を出させて嗄声でないことの確認，b) 胃まで挿入して気泡音を確認後食道まで 10～15 cm ほど引き抜く，などの方法で確認する．

最初の施行時には，X 線透視をしながらチューブの先端の位置を確認し，注入速度，食道内残留高位の確認を行う．通常は門歯から 30 cm 前後で第 2 狭窄部位の下方の位置が望ましい．

⑤ チューブ位置を固定して，栄養剤の注入を開始する．20 mL/hr から開始して，患者の状態をみて 50 mL/hr[5] にする．腹圧上昇，体位変化による逆流，嘔吐，自己抜去などに注意して観察する．

⑥ 注入後は 30 分間座位を保つ．

⑦ 使用後のチューブは，水で洗浄して保管する．チューブ交換は栄養剤の種類，注入薬剤，チューブの種類，使用頻度によって異なるが，1 週間～1 カ月に 1 回程度を行う．

間欠的口腔-胃経管栄養法（IOG）

IOG 法は IOE 法の導入時や，食道の運動障害で食道に注入ができない場合に使用する．適応や管理は IOE 法と同様である．

（和田裕子，三松謙司，石黒由希子）

文献

1) 藤島一郎：嚥下障害患者の栄養法．嚥下患者の基礎知識．内服薬 経管投与ハンドブック．第 2 版，藤島一郎監修，じほう，東京，2006，p47-71
2) 尾崎隆之：代替（補助）栄養法の種類と選択．栄養管理．リスク管理・全身管理．医師・歯科医師のための摂食・嚥下障害ハンドブック．第 2 版，本多知行，溝尻源太郎編，医歯薬出版，東京，2007，p188-195．
3) 尾崎隆之：栄養カテーテル間欠的挿入の利点と手技．栄養管理．リスク管理・全身管理．医師・歯科医師のための摂食・嚥下障害ハンドブック．第 2 版，本多知行，溝尻源太郎編，医歯薬出版，東京，2007，p203-205．
4) 藤島一郎：脳卒中の摂食・嚥下障害．第 2 版，医歯薬出版，東京，1998，p122-124．
5) Campbell-Taylor, I., Naden, G., Sclater, A. et al.：Oro-esophageal tube feeding ; An alternative to nasogastric or gastrostomy tubes. *Dysphagia*, **2**：220-221, 1988.

Q66 経鼻経管チューブ留置中の経口摂取は禁忌ですか？

A 経鼻経管チューブの留置は嚥下運動に影響を与える．このため禁忌とはいえないが，経口摂取時には誤嚥のリスクがあることに注意する必要がある．

　経鼻経管チューブが留置されていると，嚥下運動の障害とそれに伴う咽頭残留，チューブを伝わって胃内容物が咽頭部に逆流する胃食道逆流，嚥下訓練時の咽頭通過障害，経鼻経管チューブ周囲の分泌物の付着などから誤嚥性肺炎を起こすリスクが生じる．また，鼻腔や咽頭の違和感・不快感により摂食意欲が低下する．

　特に摂食・嚥下障害患者において経鼻経管チューブが嚥下に悪影響を及ぼすことが示唆され，嚥下訓練を行う際には経鼻経管チューブがない状態で行うことが勧められている[1,2]．摂食・嚥下障害患者に対して経口摂取訓練を進める場合には，間欠的口腔-食道経管栄養（IOE）法や間欠的口腔-胃経管栄養法（IOG）法（Q65参照）などを行って経鼻胃管チューブを抜去することや，胃瘻や腸瘻を造設して，経鼻胃管チューブの影響を受けることなく嚥下訓練や経口摂取ができるようにする必要がある．

　しかし，どうしてもチューブを留置する必要がある場合，嚥下への影響を最小限にするには，10 Fr以下の細径チューブを使用すること，チューブを挿入した鼻と同側の食道入口部に入れて，チューブが斜めに入り喉頭蓋の動きを障害しないように注意する必要がある．

　経鼻経管チューブのサイズが大きいほど嚥下に与える影響が大きいため，経鼻経管チューブの挿入には細いチューブ（8〜10 Fr）を選択する．大野ら[3]は，8 Frもしくは10 Frの細径チューブを，鼻腔と同側の咽頭に挿入した状態で経口摂取訓練を行うことが望ましいと報告している．また，藤島[1]は，経鼻経管チューブが咽頭を斜めに走行すると喉頭蓋の反転を阻害して嚥下に支障をきたすと述べており，岸本[4]もチューブが喉頭蓋上を斜走して喉頭蓋の動きを障害すると，喉頭の閉鎖が障害されると述べている．

　このため，経鼻経管チューブを挿入した鼻孔と同側の梨状陥凹から食道に入れる必要がある．挿入する際に，チューブを挿入した鼻腔と反対側に頸部を回旋すると，喉頭蓋を斜走して食道に入ることが少なくなる[5]（図66-1）（Q7参照）．

　経口摂取訓練を行っていない場合でも，チューブを留置していることにより唾液嚥下に悪影響を与え，唾液誤嚥による誤嚥性肺炎をきたしやすくなるため，太

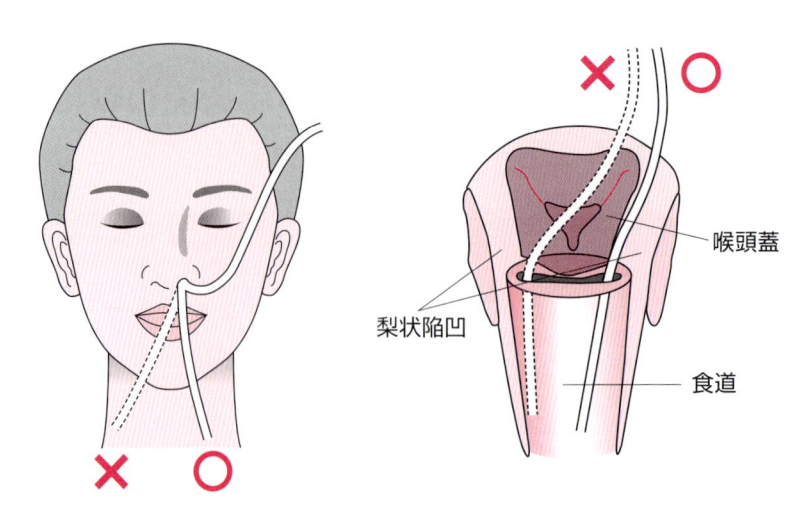

図66-1　経鼻経管チューブの斜走（文献4, 5)より）

径チューブの留置や，鼻腔と反対側の食道入口部に交差して留置しないように注意が必要である．

（和田裕子，石黒由希子，斎野容子）

文　献

1) 藤島一郎：脳卒中の摂食・嚥下障害．第2版，医歯薬出版，東京，1998, p122-124.
2) 藤森まり子：経鼻胃経管栄養でも気をつけたい嚥下リハビリテーション．*Expert Nurse*, **24**：54-57, 2008.
3) 大野綾，藤島一郎，大野友久，他：経鼻経管栄養チューブが嚥下障害患者の嚥下に与える影響．日摂食嚥下リハ会誌，**10**：125-134, 2006.
4) 岸本裕充：人工呼吸器装着中の患者さんに必要な口腔ケア．看護学雑誌 **70**：324-333, 2006.
5) 小山珠美：早期経口摂取実現とQOLのための摂食・嚥下リハビリテーション．メディカルレビュー社，東京，2010, p51.

Q67 気管切開患者の嚥下訓練や経口摂取で注意することは何ですか？

A 気管切開のある患者の嚥下訓練は，意識状態が安定してから開始する（間接訓練は意識障害がある場合でも実施可能）．嚥下訓練では，カフの空気を抜いて飲水訓練を行い，カフなしカテーテルに変更してから嚥下訓練食での摂食を行い，段階的に訓練を行っていく．

気管切開が嚥下機能に及ぼす影響

気管切開が嚥下機能に与える影響として，以下のことがあげられる．

① 気管カニューレや気管孔周辺の瘢痕化による喉頭挙上のタイミングの遅れや，喉頭閉鎖が不十分になることで食道入口部の開大が不十分となり，誤嚥のリスクが高くなる．

② 声門下圧の維持が困難となることで喀痰の喀出力が低下し，食物が声門を越えて気管に侵入しやすくなる．

③ 気管カニューレの留置により気管の知覚閾値が上昇し，誤嚥しても咳嗽反射が起こりにくくなる．

④ 気管カニューレの固定角度の不良や過剰なカフ圧により気管粘膜の壊死をもたらし，また，食道の通過障害を引き起こす．

したがって，生命危機を脱したら，気管カニューレの必要性を見きわめ，早期抜去に向けて嚥下への影響が最小限となる気管カニューレを選択する必要がある．

気管切開例での嚥下訓練の進め方

機能訓練を開始するための条件（文献1）を一部改変）
① 意識が清明であること
② 訓練者との意思の疎通が図れること
③ 口から食べたいという意志が明確であること
④ 自力で咳ができること
⑤ 全身状態が訓練に支障がないこと
⑥ 現在肺炎を起こしていないこと

嚥下訓練時には，カニューレのカフの空気を抜き，カフによる喉頭の動きの制限を解除する必要がある．また，嚥下運動は食事をしているとき以外では覚醒時や睡眠時に無意識に唾液を飲み込む動作として行われている．これらの嚥下運動の妨げにもなることからカニューレはなるべく早く抜去するほうがよい．そのため喀痰量が減少したら，カフなしカニューレ，もしくはスピーチカニューレ（**図**

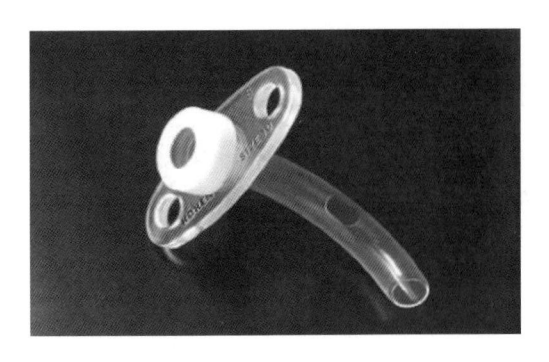

図67-1　スピーチカニューレ
（KOKEN ホームページより）

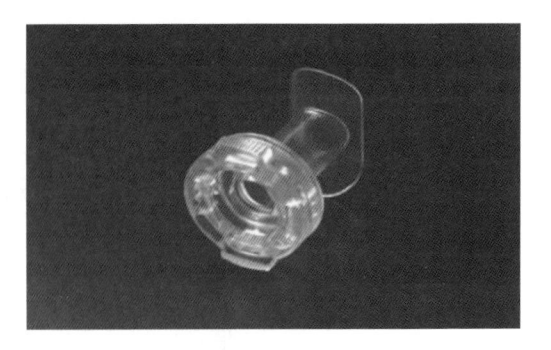

図67-2　レティナ
（KOKEN ホームページより）

67-1）に入れ替え，カフなしカニューレに変更した時点から嚥下訓練食を使った摂食訓練を行う．嚥下障害が重度な場合は，自力で十分な排痰ができるように排痰訓練や肺理学療法を行う．

　経口摂取が十分になったらカニューレを抜去するが，なかなかカニューレが抜去できないときには，レティナ（図67-2）に入れ替えることを考慮する．レティナは，気管孔を長期間維持するもので，気管側に翼状のストッパーが付いており頸部に固定する必要がなく，患者の負担が軽減でき，管理も楽になる[2]．また，交換の間隔が2週間と長く，嚥下に伴う喉頭や気管の運動を妨げないこと，蓋をすれば発声も可能であるなどの利点がある．

　気管切開カフ付きカニューレ挿入中の患者に対する嚥下訓練の手順（文献3）を改変）

① 意識状態を確認する．
② 口腔ケアを行う．
③ 患者の状態に沿った口唇，舌，頬などの間接訓練を行う．
④ 口腔内のマッサージを繰り返しながら空嚥下の練習を行う．
⑤ 口腔内とカニューレを十分に吸引する．
⑥ カフ付きカニューレの場合にはカフの空気を抜く．
⑦ 空気を抜いた後はカフの上にたまった分泌物が気道に流れ込むので再度吸引する．
⑧ 改訂水飲みテスト・食物テストを行う．
⑨ 嚥下機能に合わせて食形態を検討する．
⑩ 開始時は1日1回，ゼリーなど嚥下しやすいもの1品から開始する．
⑪ 飲水訓練，嚥下訓練中も誤嚥で酸素濃度が低下するなど危険と判断したら中止する．

　以上のように，嚥下訓練は気管切開閉鎖手順と同時に進めるのが基本である．また，カニューレやレティナの抜去時期と嚥下訓練の進め方は，個々の症例で異

```
人工呼吸器離脱
意識状態の安定      →    誤嚥が減少      →    咳反射良好
誤嚥が多い                                    喀痰の自己喀出可能
```

```
カフ付きカニューレ  →  カフなしカニューレ
                            ↓              ↘
                         レティナ      →    カニューレ抜去
```

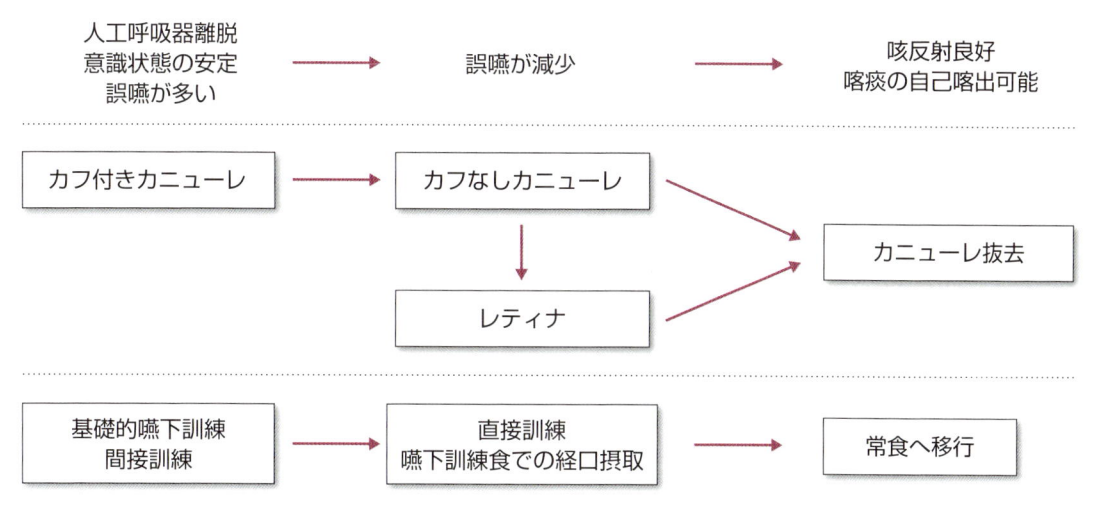

```
基礎的嚥下訓練      →   直接訓練              →   常食へ移行
間接訓練                嚥下訓練食での経口摂取
```

図67-3 カニューレ抜去の手順(文献3)より改変)

なり主治医の判断となる(**図67-3**)．基本的には，誤嚥が多く，カフ付きカニューレを挿入している段階では，間接訓練にとどめておき，有効な咳嗽・排痰が可能になったら，スピーチカニューレなどのカフなしカニューレに入れ替え，直接訓練を行う．さらに，咳嗽訓練や呼気訓練を継続して行い，カニューレの抜去が可能か判断する．嚥下訓練から経口摂取を目指す患者では，カニューレを極力早く抜去することが望まれる．

（石黒由希子，和田裕子，三松謙司）

文　献

1) 鈴木康司：嚥下障害 Q & A．医薬ジャーナル社，東京，2008，p170-171．
2) 溝尻源太郎：気管カニューレの考え方と扱い方．気管管理．リスク管理・全身管理．医師・歯科医師のための摂食・嚥下障害ハンドブック．第2版，本多知行，溝尻源太郎編，医歯薬出版，東京，2007，p179-181．
3) 藤島一郎：脳卒中の摂食・嚥下障害．医歯薬出版，東京，1993，p120-122．

Q68 経腸栄養投与中の低 Na 血症はどうして起こるのですか？

A 標準的な経腸栄養剤に含まれる食塩量は，食塩摂取目標量よりも少ない．このため，特に長期の経腸栄養施行患者では，高齢者，疾患，薬剤などの低 Na を引き起こすさまざまな要因が重なることにより，低 Na 血症をきたしやすくなると考えられている．

経腸栄養剤のナトリウム（Na）含有量は，推定平均必要量以上ではあるが，一般人の食生活と比較すると少ない．経腸栄養管理時の低 Na 血症発現には，経腸栄養により摂取される Na が少ないことに加え，加齢，基礎疾患，疾患や病状に関する因子，薬剤などさまざまな要素が作用していると考えられる．

食塩の推定平均必要量と摂取目標量

『日本人の食事摂取基準（2010 年度版）』には，食塩の推定平均必要量が設定されている．腎機能が正常なら，腎臓の Na 再吸収能力により Na 平衡が維持されるため Na 欠乏にならない．Na 摂取量を 0 にした場合の尿・糞・皮膚などから排泄される Na の総和が不可避喪失量であり，不可避喪失量を補うという観点から Na の推定平均必要量が考えられ，その値は 500 mg/日以下となる．これに個人間変動（変動係数 10％）を考慮して，食塩の推定平均必要量は 600 mg/日（食塩相当量 1.5 g/日）と設定されている[1]．

一方，摂取目標量は推定平均必要量とは異なる．平成 17 年度および 18 年度国民健康・栄養調査における成人（18 歳以上）の食塩摂取量は，男性で 11.5 g/日，女性で 10.0 g/日であった．この値と高血圧の予防指針の 6.0 g/日との中間値は 9.1 g/日となり，女性は成人の各年齢層において男性より摂取量が 1～2 g/日低いので，男性よりも 1.5 g/日低い値を目標値としている．したがって，食塩摂取目標量は，男性 9.0 g/日未満，女性 7.5 g/日未満と設定されている．

経腸栄養剤の Na 配合量と低 Na 血症

現在市販されている代表的な経腸栄養剤 100 kcal あたりの Na 配合量と製剤数を**表 68-1** に示す．これらの経腸栄養剤は特殊病態用ではなく標準タイプの経腸栄養剤であるが，Na 含有量はさまざまである．

経腸栄養剤の投与量を 1,000 kcal/日と仮定した場合の食塩相当量は，Na 含有量 50～75 mg/100 kcal の製品を用いた場合，食事摂取基準の示す不可避必要量に近い 1.3～1.9 g/日となり，多くの経腸栄養剤で不可避必要量以上の Na が配合さ

表 68-1　経腸栄養剤の Na 配合量と製剤数

Na (mg/100 kcal)	1,000 kcal 食塩相当量	製剤数
50〜75	1.3〜1.9	7
76〜100	1.9〜2.5	11
101〜125	2.6〜3.2	11
126〜150	3.2〜3.8	7
151〜175	3.8〜4.4	4
176〜200	4.5〜5.0	17
201〜225	5.1〜5.7	2
226＜	5.7＜	2

れている．しかし，長期の経腸栄養管理では低 Na 血症となる症例が散見される．

　低 Na 血症の発生頻度については，いくつかの報告がある．木内ら[2]は，入院時長期経腸栄養施行症例の低 Na 血症発症率を調査し，経腸栄養施行期間が 1 年以内の患者では低 Na 血症発症率が 20％であったのに対し，1 年以上の患者では 60％以上に増加していたと報告している．また，経腸栄養施行期間平均値は，血清 Na 正常群が 1.29 年に対し，低 Na 血症群では 2.90 年であり，長期化すると有意に低 Na 血症発症率が上昇することを確認している．稲田ら[3]は，高齢者 106 症例の調査で 12.3％に低 Na 血症を認め，経腸栄養患者が 33.3％と高率に低 Na 血症を発症すると報告している．

　また，経腸栄養管理に移行しやすいクモ膜下出血術後患者においては，40.0％に低 Na 血症が出現するといわれている[4]．

経腸栄養施行時の低 Na 血症の原因診断と対処法

　経腸栄養施行時の低 Na 血症は，経腸栄養剤に Na 含有量が少ないことだけが原因であるとは限らないため，その原因診断は重要である．北岡[5]による低 Na 血症診断のフローチャート（図 68-1）にしたがって原因検索を行う．

　低 Na 血症をきたす病態にはさまざまな原因がある．一般に，経腸栄養施行時の低 Na 血症の多くは Na 投与量が少ないことが原因であることが多く[6]，この場合の対処方法は食塩の投与である．使用している経腸栄養剤からの Na 投与量を算出し，食塩負荷量を決定するが，臨床的なコンセンサスはない．追加食塩量に関しては，経腸栄養での食塩投与量が 3.5〜4.4 g での低 Na 血症に対して，3〜4 g の食塩を追加投与して血清 Na 値が正常化した報告がある[3]．

　適切な追加食塩量のコンセンサスはないものの，多くの報告では 3〜4 g の追加を行っており，通常は経腸栄養剤に含まれる Na が比較的少ないため，投与全体として 6 g 程度の食塩相当量に調節されることが多いようである．1 日 6 g を目安

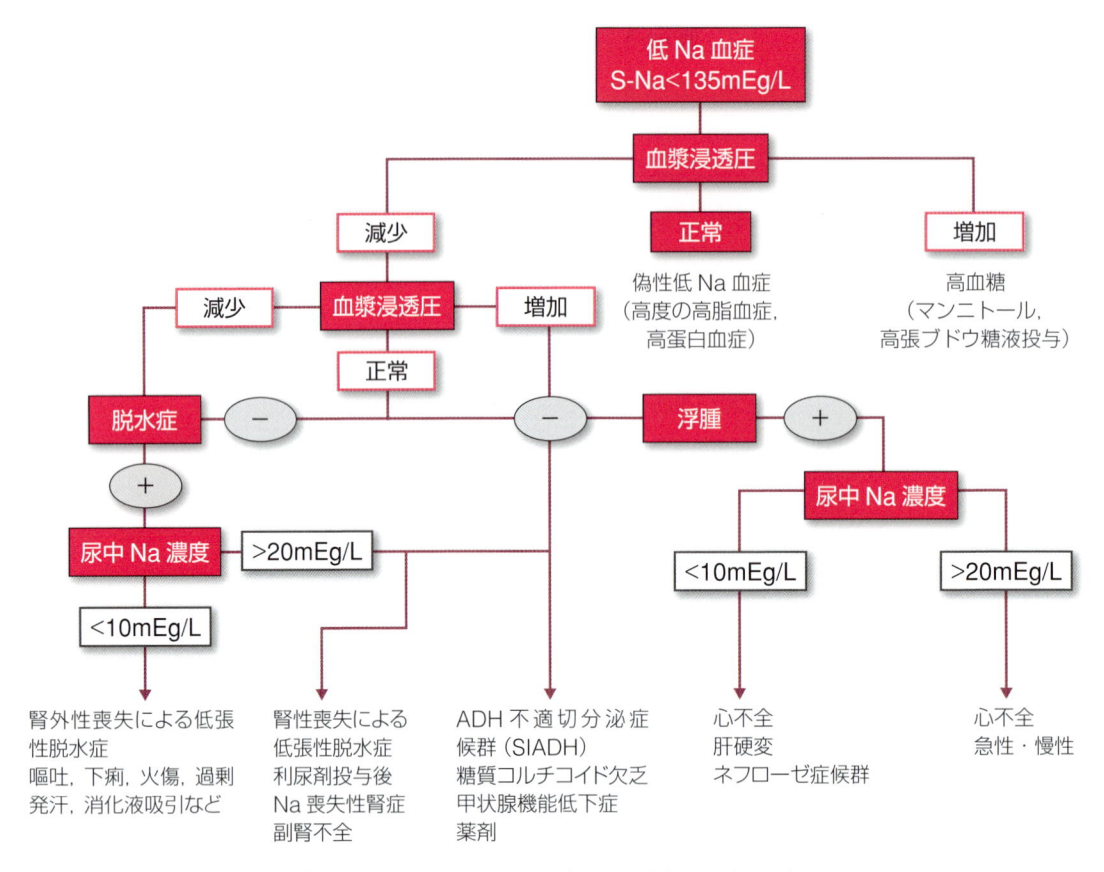

図 68-1 低 Na 血症の鑑別診断方法(文献 5 より)

に食塩投与量を調節し，血清 Na 値の変化をみながら適宜変更するのがよいと考えられる．

経腸栄養施行時の食塩投与方法

経腸栄養剤に食塩を直接溶解すると，塩析反応により蛋白質が沈殿する可能性があり，また乳化の均衡が崩れて経腸栄養剤が油層と水層に分離する可能性がある．さらに RTH(ready to hang) 製剤では，バッグをわざわざ開封して食塩を溶解させることとなり，衛生上の問題もある．このため，いかなる場合においても経腸栄養剤に食塩を溶解させて投与することは好ましくない．

また，薬剤と同様に食塩を少量の水に溶解し，シリンジを用いてのボーラス投与を行うと，高濃度の食塩液の影響により胃や小腸粘膜に障害が起こる可能性がある．森川ら[7]は，空腸瘻から投与した塩化ナトリウムによる限局性小腸炎を報告し，NaCl 1 g を水 20 mL に溶解すると，浸透圧は 1,549 mOsm/L となり，腸炎を引き起こす可能性があるので，空腸瘻からの食塩投与の場合には，多くの水で希釈する必要があると述べている．

したがって，経腸栄養剤以外に食塩を投与する場合には，追加水に溶解して投与し，高濃度とならないよう，血漿浸透圧と同程度に調節するのが好ましいと考えられる．

（斎野容子，三松謙司）

文 献

1) 厚生労働省：日本人の食事摂取基準(2010年版)．「日本人の食事摂取基準」策定検討会報告書．2010, p189-191.
2) 木内和宏，岡村道代，大倉輝明，他：経腸栄養剤長期投与患者における低Na血症についての検討．日本農村医学会誌，**57**：321, 2008.
3) 稲田満夫：高齢者における低Na血症の病態と治療．日本臨床生理学会誌，**37**：121-126, 2007.
4) 小笠原邦昭，木内博之，長峰義秀，他：くも膜下出血後の低Na血症．脳神経外科，**26**：501-505, 1998.
5) 北岡健樹：血清電解質の濃度異常．よくわかる輸液療法のすべて．永井書店，大阪，2003, p145-159.
6) 丸山道夫：経腸栄養での管理．ナトリウム管理におけるピットフォール．静脈経腸栄養，**24**：761-767, 2009.
7) 森川充洋，泉 俊昌，藤岡雅子，他：空腸瘻より投与した塩化ナトリウムが原因と思われた限局性小腸炎の1例．静脈経腸栄養，**22**：378, 2007.

Q69 経腸栄養投与中にビタミン欠乏になりますか？

A 1日に1,000 kcal以下の経腸栄養剤のみの投与では，エネルギーや蛋白必要量は充足していても微量元素やビタミンは必要量を満たさず，長期化すると欠乏症を引き起こす可能性があるため注意が必要である．

ビタミンは，ヒトの腸内細菌で合成できるものもあるが，すべてのビタミンを体内で合成できないため外部から摂取することが必要な必須栄養素である．各種酵素の補酵素や補助因子として重要な役割を担っており，正常な発達や健康維持に重要である．

ビタミンは，水溶性ビタミン（B_1，B_2，B_6，B_{12}，C，ナイアシン，パントテン

表69-1 ビタミンの血中濃度と必要量

	ビタミン	血中濃度	至適投与量	許容上限摂取量	1日あたりのビタミン必要量* 経腸栄養	1日あたりのビタミン必要量* 静脈栄養
水溶性ビタミン	B_1	10.0±3.0 mg/dL	0.8〜1.5 mg		1.2 mg	3 mg
	B_2	4.6〜13.0 mg/dL	1〜1.7 mg		1.3 mg	3.6 mg
	B_6	4.0〜17 ng/mL	1.1〜1.4 mg	4〜60 mg	1.7 mg	4 mg
	B_{12}	30〜40 μg/dL	2.4 μg		2.4 μg	5 μg
	C	0.5〜1.4 mg/dL	100 mg		90 mg	100 mg
	ナイアシン	5〜8 mg/mL	10〜16 mg	250〜300 mg	16 mg	40 mg
	パントテン酸	0.2〜1.8 mg/mL	5〜7 mg		5 mg	15 mg
	ビオチン	0.2〜0.4 ng/mL	50 μg		30 μg	60 μg
	葉酸	2.5〜8.0 ng/mL	240 μg	1300〜1400 mg	400 μg	400 μg
脂溶性ビタミン	A	60〜320 IU/dL	650〜850 mgRE	2700 mgRE	900 μg	1000 μg
	D	10〜30 ng/mL	5.5 μg	50 μg	15 μg	5 μg
	E	0.6〜2.4 mg/dL	6〜7 mg（αトコフェロールとして）	650〜900 mg（αトコフェロールとして）	15 mg	10 mg
	K	0.13〜1.19 ng/mL	60〜75 μg		120 μg	1 mg

＊：ASPENガイドライン

（文献1, 2）より

表 69-2 水溶性ビタミンの作用と欠乏症

ビタミン名	一般名	腸内細菌合成	作用	欠乏症
ビタミン B₁	チアミン	×	糖質代謝，神経・消化器・心臓・血管系の機能調整	脚気，多発神経炎，ウェルニッケ脳症，乳酸アシドーシス
ビタミン B₂	リボフラビン	○	生体内酸化還元反応，発育促進	口内炎，口角炎，舌炎，脂漏性皮膚炎，眼の炎症性疾患，脂質代謝障害，貧血
ビタミン B₆	ピリドキシン ピリドリサール ピリドキサミン	○	脂質・アミノ酸代謝	小球性低色素性貧血，脂漏性皮膚炎，多発神経炎，舌炎，口角炎，結膜炎
ビタミン B₁₂	シアノコバラミン メチルコバラミン	○	赤血球生成，葉酸代謝，蛋白質・核酸合成，脂質・糖質代謝，時差ぼけ治療	巨赤芽球性貧血，進行性髄鞘脱落
ビタミン C	アスコルビン酸	×	コラーゲン生成，薬物代謝，鉄吸収促進	壊血病，薬物代謝活性低下
ナイアシン	ニコチン酸アミド	○	生体内酸化還元反応	ペラグラ，胃炎
パントテン酸	（同左）	○	CoA が関与する生化学反応	ヒトにはまれ，肢端紅痛症，焼足症候群
ビオチン	（同左）	○	糖質・脂質・アミノ酸代謝，抗卵白障害因子	湿疹性皮膚炎，幻覚，嗜眠，免疫系低下，低血圧
葉酸	プテロイルグルタミン酸	○	ヘモグロビン生成，核酸・アミノ酸代謝	巨赤芽球性貧血，舌炎，口内炎

(文献 3)より)

酸，ビオチン，葉酸)と脂溶性ビタミン(A, D, E, K)に分類される．水溶性ビタミンは，吸収・代謝速度が速く，尿から排泄されるために過剰症となることは少ないが，大量投与によって副作用を認めるビタミンもあり(B₆，ナイアシン，葉酸)，これらのビタミンでは日本人の食事摂取基準において許容上限摂取量が決められている(**表 69-1**)[1,2]．また，脂溶性ビタミンは脂肪とともに吸収され肝臓に蓄積するため過剰投与には注意が必要である．

　ビタミン欠乏症は通常の経口摂取では問題になることは少ないが，長期間の経口摂取不能，不適切な摂取，吸収障害，生体での需要量の増加により発生することがある．これらの原因としては，重症熱傷や広範囲消化管切除，化学療法による侵襲やアルコール多飲などの生活習慣の乱れなどがある．

表 69-3 脂溶性ビタミンの作用と欠乏症

ビタミン名	腸内細菌合成	作用	欠乏症	過剰症
ビタミンA	×	成長促進，上皮組織の維持，視覚の機能，生殖機能，制癌作用	成長停止，眼球乾燥症，夜盲症，生殖機能低下，抵抗力低下	脳圧亢進症状(急性)，四肢疼痛性腫脹(慢性)，皮膚剥離(慢性)，肝臓・脾臓肥大(慢性)
ビタミンD	×	Ca・Pの吸収，骨の石灰化，血中Ca濃度維持	くる病，骨軟化症，骨粗鬆症	石灰沈着，腎障害
ビタミンE	×	抗酸化剤，生体膜の機能障害	神経機能異常，筋萎縮症	起こりにくい
ビタミンK	○	血液凝固因子生成，骨の石灰化(K依存性蛋白質)	血液凝固遅延，出血症，骨形成不全	溶血性核黄疸(未熟児)

(文献3)より)

　経腸栄養施行時では，各種栄養剤にはビタミンが添加されているが，1日に1,000 kcal以下の経腸栄養の長期投与では，エネルギーや蛋白必要量は満たされていてもビタミン必要量は満たされずビタミン欠乏を引き起こす可能性がある．また，栄養剤の種類や製品によって含有されるビタミンの種類と量は異なるため注意が必要である．特に脂肪をまったく含まない経腸栄養剤(ペプチーノ®)では，脂溶性ビタミンの安定性や吸収性が不安定であるため脂溶性ビタミン欠乏に注意する．

　ビタミンの作用と欠乏症・過剰症については，**表 69-2**，**69-3**[3])に示す．

(三松謙司)

文　献

1) 田中芳明，浅桐公男：栄養管理のパラメーター．生化学的パラメーター「ビタミンとミネラル」．臨床検査，**48**：1009-1015，2004．
2) ASPEN Board of Directors and the Clinical Guidelines Task Force：Guidelines for the use of parenteral and enteral nutrition in adult and pediatric patients. *JPEN*, **26**(Suppl)：22SA-24SA, 2002.
3) 長尾陽子：ビタミン．栄養素の働きとからだ．栄養学総論―からだと栄養―．中野昭一　編著，医歯薬出版，東京，1991，p42．

Q70 経腸栄養投与中に微量元素欠乏になりますか？

A 現在市販されている経腸栄養剤は，製品によって微量元素の含有量が異なるため，製品によっては微量元素欠乏を起こす可能性がある．このため，栄養剤投与時には製品に含まれている微量元素を確認し，また，微量元素量をモニタリングして欠乏時には微量元素製剤の追加投与を考慮する必要がある．

微量元素とは，無機質のうち1日の必要摂取量が100 mg以下で，生体内に1 mg/kg体重以下，もしくは体内貯蔵量が鉄より少ない金属と定義されている．ヒトにおける必須微量元素は，鉄(Fe)，亜鉛(Zn)，銅(Cu)，クロム(Cr)，ヨウ素(I)，コバルト(Co)，セレン(Sr)，マンガン(Mn)，モリブデン(Mo)がある．

これらの微量元素はさまざまな生理作用に関与しており，欠乏によりさまざまな障害が出現する(**表70-1**)．

微量元素の必要量は，年齢や性別，病態によって異なる．米国静脈経腸栄養学会(ASPEN)では，経腸栄養と静脈栄養それぞれにおける，1日に必要な微量元素量を示している[1](**表70-2**)．また，経腸栄養剤に添加されている微量元素の種類や含有量は，製剤によってまったく異なるため，患者個々の状態を把握して，経腸栄養剤に含まれる微量元素の種類や量を確認したうえで適宜補充する必要がある．

微量元素の補充には，食品と薬剤に含まれる成分を利用する(**表70-3**)．微量元素を投与する場合には，吸収部位やほかの栄養素との競合に注意する必要がある．消化管手術後では，切除された消化管，残存腸管，再建術などを考慮する必要がある．経管栄養では，留置されたチューブの位置により吸収障害が生じる[2]ことがあり注意が必要である．

臨床的に問題となることの多い微量元素(鉄，亜鉛，銅，セレン)

1) 鉄(正常値；男性：62～216 μg/dL，女性：43～172 μg/dL)

生体内の鉄の2/3がヘモグロビンと結合し赤血球中に存在する．鉄欠乏により貧血になると組織への酸素運搬能が低下するため，長期臥床患者では褥瘡のリスクとなる．思春期や妊娠中は鉄の需要量が増加し鉄欠乏性貧血を認めることがある．血液透析患者では欠乏症に注意する．

一方，慢性肝炎や肝硬変では，肝臓における鉄の蓄積量が増加し，活性酸素の産生が惹起され肝障害が引き起こされる．このため肝炎症例では瀉血療法や鉄制限食による治療も行われる．

表 70-1　微量元素の生理作用と欠乏症

元素	主な生理作用	欠乏症
鉄（Fe）	酸素運搬，造血	鉄欠乏性貧血，運動機能・認知機能低下，学習能力低下，注意散漫，無力性顔貌，神経質
銅（Cu）	ヘモグロビン合成，骨代謝，結合組織代謝	貧血，白血球減少，骨粗鬆症
亜鉛（Zn）	蛋白質代謝，脂質代謝，糖代謝，骨代謝，創傷治癒促進	成長減退，味覚異常，顔面や会陰から始まる皮疹，口内炎，舌炎，脱毛，爪変形，下痢，食欲低下，発熱
マンガン（Mn）	脂肪酸代謝，酵素の活性化，生殖能，免疫能，骨代謝，糖代謝	成長遅延，代謝性障害，血液凝固能低下，毛髪の赤色化
ヨウ素（I）	甲状腺ホルモン	甲状腺腫
コバルト（Co）	ビタミン B_{12} の構成成分，造血	悪性貧血
クロム（Cr）	糖・脂肪代謝，コレステロール代謝，蛋白代謝，抗酸化作用	耐糖能異常，末梢神経障害，体重減少，窒素平衡の異常，代謝性意識障害
セレン（Sr）	過酸化物分解，グルタチオン酸化，抗癌作用，抗ウイルス作用	克山病（心臓病），筋肉痛，爪床部白色変化
モリブデン（Mo）	酸化酵素の分解，尿酸代謝	成長遅延，頻脈，多呼吸，中心性暗視野，夜盲症，頭痛，嘔吐，意識障害，昏睡
スズ（Sn）	酸化還元触媒	成長遅延

表 70-2　微量元素の1日必要量

元素	正常値	1日あたり必要量* 経腸栄養	1日あたり必要量* 静脈栄養
鉄（Fe）	血清鉄 男性：62〜216 μg/dL 女性：43〜172 μg/dL	18 mg	日常的には補給しない
銅（Cu）	73〜149 μg/dL	0.9 mg	0.3〜0.5 mg
亜鉛（Zn）	70〜140 μg/dL	11 mg	2.5〜5 mg
マンガン（Mn）	0.8〜2.5 μg/dL	2.3 mg	60〜100 μg
ヨウ素（I）		150 μg	明確な規定なし
コバルト（Co）		—	—
クロム（Cr）	1.0 μg/dL 以下	30 μg	10〜15 μg
セレン（Sr）	18〜40 μg/dL	55 μg	20〜60 μg
モリブデン（Mo）		45 μg	日常的には補給しない
スズ（Sn）		—	—

＊：ASPEN ガイドライン

表 70-3　微量元素の食事摂取基準と微量元素補充製品

微量元素（単位）	食事摂取基準*（男性50〜69歳）（/日）	食品 テゾン®（125 mL）	食品 ブイ・クレス（125 mL）	食品 ブイ・クレスベリーズ（125 mL）	食品 アイソカル®アルジネード®（125 mL）	一般食品 ピュアココア（10 g 中）	医薬品 プロマック®（ポラプレジンク：1 g）
鉄(mg)	7.5	2.5	6.2	―	7	1.4	―
亜鉛(mg)	12	4	15	26.2	10	0.7	33.9
銅(mg)	0.9	0.3	0.02	―	1	0.38	―
セレン(μg)	30	20	62	109	50	―	―
クロム(μg)	40	13	―	65	―	―	―
マンガン(mg)	4	1.3	―	―	―	―	―
モリブデン(μg)	25	―	―	―	―	―	―

＊：厚生労働省，日本人の食事摂取基準(2010年版)

2）亜鉛（正常値；70〜140 μg/dL）

　亜鉛欠乏はほかの微量元素に比較して短期間に症状が発生する（TPN施行時には14〜104日[3]）ため，栄養管理を行うときにはモニタリングが重要である．亜鉛欠乏症の特徴は，顔面や会陰部から始まり漸次増悪する皮膚炎で，随伴症状として，口内炎，舌炎，脱毛がみられる．また，味覚低下や食欲低下がみられ，摂食障害患者では経口摂取への移行の妨げとなる．さらに，亜鉛は蛋白合成に影響するため，褥瘡などの創傷治癒遅延の原因にもなる．

　亜鉛と銅の吸収は拮抗する．特に経管栄養時に起こりやすく，同時に投与する場合には注意する．亜鉛を補充しても血清亜鉛が増加しない場合には，銅と亜鉛を1対10以上の割合に調整し銅の投与を制限することも必要となる[4]．

3）銅（正常値；73〜149 μg/dL）

　銅は，造血に関与するため，長期の経腸栄養管理で，鉄剤を補充しても改善しない貧血をみたら銅欠乏を考える．また，白血球減少には注意が必要である．銅欠乏には，1日10〜20 gのピュアココアの投与が安価で簡便であると報告されている[5]（**表 70-3**）．

4）セレン（正常値；18〜40 μg/dL）

　セレン欠乏症状には，心筋症，不整脈，下肢筋肉痛などがある．経腸栄養剤，特に医薬品はセレン含有量が少ない製品が多いため，長期投与ではセレン欠乏を念頭において管理する必要がある．ブイ・クレスなどのセレンを多く含有する補助食品製剤を利用するのが簡便である（**表 70-3**）．

微量元素と酸化ストレス

　最近では，微量元素が抗酸化作用を有し，その有用性が注目されている．酸化ストレスに関与する活性酸素は，生体の中で酸素から容易に生成され，生体維持

に必要なものであると同時に有害でもある．活性酸素種フリーラジカルは，DNA，脂質，蛋白質などの生体成分に酸化障害を与えて遺伝情報を乱し，器官，組織，血球などの生体機能を低下させる．持続的に高度の酸化ストレスが続くと臓器障害から糖尿病，肝炎・肝硬変，動脈硬化，心疾患，癌など多くの慢性疾患の原因となり生体の老化に関与する．

　活性酸素による酸化の制御には，抗酸化酵素であるスーパーオキシドジスムダーゼ(SOD)，カタラーゼ，グルタチオンペルオキシダーゼが関与しする．活性酸素はSODにより過酸化水素へ，さらにカタラーゼ，グルタチオンペルオキシダーゼにより水と酸素まで無毒化される．微量元素はこれらの酵素活性に必要であり，SODには亜鉛，銅，マンガンが，カタラーゼには鉄が，グルタチオンペルオキシダーゼにはセレンが必要となる[6]．

　クロムがインスリンレセプターの数とインスリンレセプターキナーゼ活性を増加させてインスリン感受性を高めること[7]，2型糖尿病患者の多くに血清亜鉛の低下が認められ，亜鉛，クロムの投与が抗酸化作用を発揮すること[8]，セレンの投与による抗酸化療法が微小血管のアポトーシス制御によって糖尿病性網膜症の進展を抑制すること[9]，など耐糖能異常と抗酸化ストレスに微量元素が関与する．

　また，慢性肝炎でも微量元素が酸化ストレスに関与する[6]．微量元素が酸化ストレスに関与する[6]場合，蛋白と結合している鉄や銅などの遷移金属がイオンの形で存在するようになり，このイオン化金属を触媒としてフェントン反応が加速されると，多量のヒドロキシラジカルが産生され，高度の酸化ストレスが肝内で持続して炎症が遷延し，線維化が進行して肝硬変にいたる．

（三松謙司）

文献

1) ASPEN Board of Directors and the Clinical Guidelines Task Force：Guidelines for the use of parenteral and enteral nutrition in adult and pediatric patients. *JPEN*, **26**(1 Suppl)：22SA-24SA, 2002.
2) 伊藤明彦，澤田直子，小澤恵子，他：微量元素の吸収部位から見た経胃瘻空腸瘻による栄養管理のピットフォール．静脈経腸栄養，**21**(増刊号)：75-76，2006.
3) 田中芳明，浅桐公男．生化学的パラメーター―ビタミンとミネラル．臨床検査，**48**：1009-1015，2004.
4) 湧上　聖：PEGにおける微量元素投与のピットフォール．栄養―評価と治療，**27**：36-39，2010.
5) 河合勇一，谷　大輔，藤原靖之，他：経腸栄養．濃厚流動食と銅欠乏．濃厚流動食による胃瘻栄養中に貧血と白血球減少症で発症した亜鉛製剤ポラプレジンク投与による銅欠乏症の1例を通して．臨床栄養，**114**：676-680，2009.
6) 田中芳明，小林英史，朝川貴博，他：Immunonutritionの概要―Immunonutritionにおける各種免疫修飾成分の役割．外科治療，**94**：687-694，2006.
7) Anderson, R. A.：Chromium in the prevention and control of diabetes. *Diabetes Metab*, **26**：22-27, 2000.
8) Faure, P.：Protective effects of antioxidant micronutrients (vitamin E, zinc and selenium) in type 2 diabetes mellitus. *Clin Chem Lab Med*, **41**：995-998, 2003.
9) Kowluru, R. A., Koppolu P.：Diabetes-induced activation of caspase-3 in retina：effect of antioxidant therapy. *Free Radic Res*, **36**：993, 2002.

Q71 経鼻経管栄養中の薬剤投与はどのように行うのですか？

A 経鼻経管栄養中は経口での薬剤内服が困難であるため，経鼻経管チューブより薬剤を投与する．簡易懸濁法が有用である．

経鼻経管栄養中の患者は，経口での内服が困難であるため，経鼻経管チューブから薬剤を投与することになる．その際，粉砕化しての投与と，簡易懸濁による投与方法があるが，簡易懸濁法（Q72 参照）が一般的である．

簡易懸濁法による実際の与薬手順（図 71-1）

① ベッドサイドで患者確認を行う．
② 処方箋の薬剤名，与薬時間，用量を確認する．
③ 本人用コップに 55℃の温湯と薬剤を入れてかき混ぜ，5～10 分放置し，崩壊懸濁する．
④ 目視にて薬剤の崩壊を確認後，再度患者の確認を行う．
⑤ カテーテルチップシリンジを用いて吸い上げ，懸濁液を 10 回程度撹拌後，経鼻経管チューブに接続し注入する．
⑥ 最後にチューブに微温湯を注入し，十分に残液を流す．

懸濁時の留意点[1]

簡易懸濁法では，懸濁させる時間は最長 10 分間としている．温湯中での配合変化は一気に進み，長時間温湯に懸濁しておくと徐放性薬剤の徐放システムの一部が壊れてしまう可能性があるので，放置時間が長くならないように注意する必要がある．懸濁中に色が変わったり，粘度が出てきたりしたときには配合変化が起こっていたり，薬剤の安定性が損なわれている可能性があるので薬剤部に連絡する．

一度に懸濁できる医薬品の数はいくつか[1]

チューブの太さにより制限がある．
1）8 Fr 以上のチューブ
配合変化などの問題が起きなければ，一度に懸濁できる医薬品の数に決まりはない．温湯に入れてすべての薬剤が崩壊・懸濁し，薬剤の物性や安定性に影響がなければ，何種類でもかまわない．

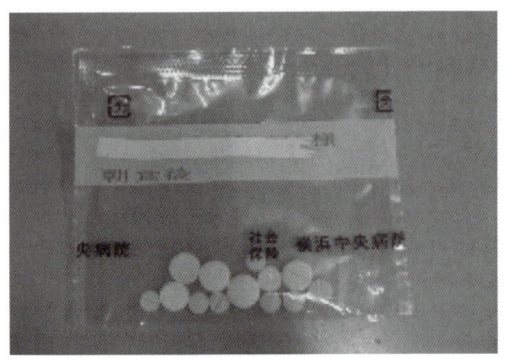

① 患者本人の処方薬を用意する 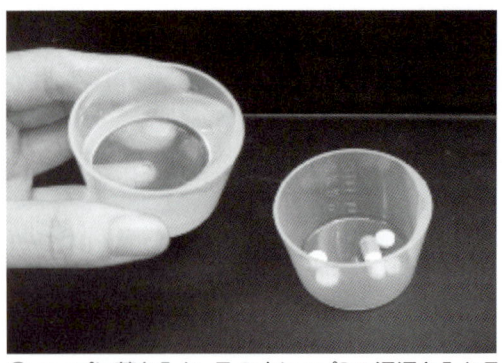　　　　　② コップに薬を入れ，その中に55℃の温湯を入れる

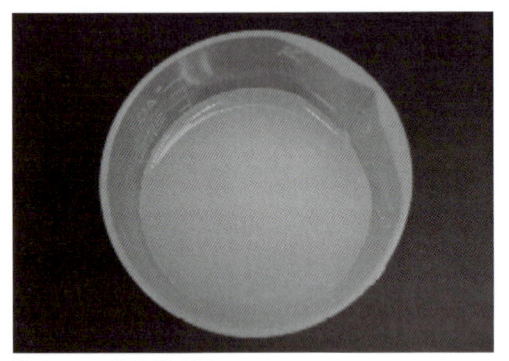

③ 5〜10分放置する 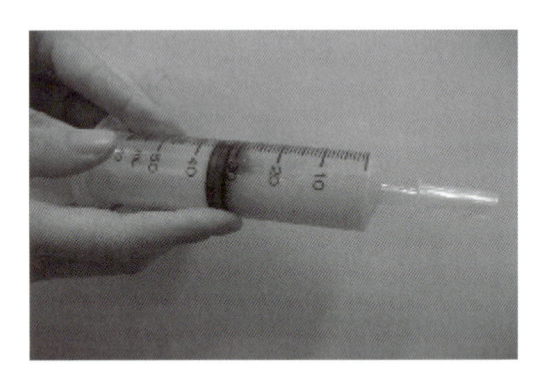　　　　　　　　　　④ ③を吸い上げ10回程度撹拌後経管チューブに接続し注入する

図71-1　簡易懸濁法による実際の与薬方法

2) 8 Fr 以下の細いチューブ

　薬剤を同時に懸濁するのは避け，1種類ごとに懸濁し，投与の際も1種類ごとにフラッシュする必要がある．

（荒居典子）

文　献

1) 倉田なおみ監修：簡易懸濁法 Q & A．Part 2—実践編，じほう，東京，2009．

Q72 簡易懸濁法とはどのような方法ですか？

A 簡易懸濁法とは，錠剤やカプセル剤を粉砕したり開封したりせずに，そのまま温湯（55℃）に崩壊・懸濁させて経管投与する方法である．

簡易懸濁法は，2000 年に昭和大学藤が丘リハビリテーション病院薬局長であった倉田なおみ氏が実験方法を確立し，考案した薬剤の経管投与方法で，嚥下障害のある患者，経管栄養などを施行されている患者の薬剤経管投与方法として多くの施設で施行されている．

簡易懸濁法の施行方法は，服用時に錠剤・カプセル剤の 1 回分服用量をすべてカップに入れ，約 55℃の温湯 20 mL に入れてかき混ぜ，5～10 分間自然放置する（**図 72-1**）．薬剤が懸濁したら，崩壊・懸濁させた懸濁液を注入器（ディスペンサー）に吸い取り，経管投与する．温湯が 55℃である理由は，日本薬局方においてカプセルは水 50 mL，37 ± 2℃に保ちながらしばし揺り動かすと 10 分以内に溶けるため，10 分放置後でも 37℃以下にならない最低温度が 55℃であったためである．55℃の温湯はポットの湯と水道水を 2：1 で混ぜると約 55℃になる．

簡易懸濁法のメリット[1]には，

① 調剤時の問題点の解決（光・温度・湿度・色調変化などの物理化学的安定性への影響，調剤者への影響（接触・吸入による健康被害））

② 経管栄養チューブ閉塞の回避

③ 配合変化の危険性の減少（粉砕，分割分包によるロスや混和，混合による配合変化，コンタミネーション）

錠剤・カプセルを
そのまま，または錠剤の表面に亀裂を入れた状態で

↓

55℃の温湯に入れて，崩壊・懸濁させる

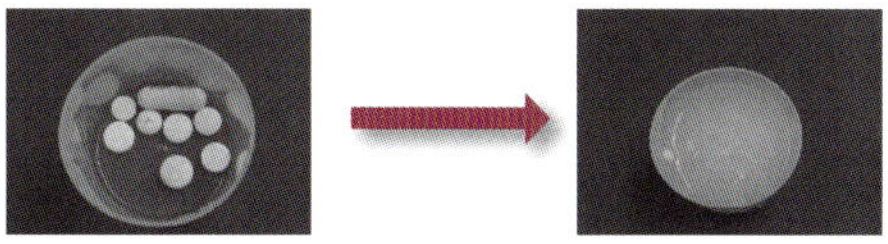

図 72-1　簡易懸濁法の実施方法

④ 投与可能薬品の増加（錠剤・カプセル剤 1,003 薬品中 850 薬品（85％）が簡易懸濁で投与可能）

⑤ 投与時に再確認ができ，誤投与リスクの回避

⑥ 中止・変更の対応が容易でコスト削減

⑦ 細いチューブの使用が可能で患者 QOL の向上に寄与する

などがある．

しかし，すべての薬剤が簡易懸濁法で投与可能とはならない．たとえば，疎水性で水に懸濁しない薬剤や注入器に吸い取れない薬剤，注入器内に残留する薬剤，注入した薬剤が経管栄養チューブを閉塞させるものなどは適応外となる．したがって，簡易懸濁法は，おのおのの薬剤の物性を検討した後に実施することが重要である．

注入器への吸引や経管栄養チューブの通過性を検討する際には，『内服薬　経管投与ハンドブック』[2]が参考になる．

（荒居典子）

文　献

1) 日本薬剤師会編：調剤指針第十二改訂．薬事日報社，東京，2006，p102〜130．
2) 倉田なおみ：内服薬　経管投与ハンドブック．第2版，藤島一郎監修，じほう，東京，2006．

Q73 抗菌薬投与時に耐性乳酸菌製剤を使うのはなぜですか？

A 乳酸菌製剤は生菌製剤であるため抗菌薬と併用すると失活してしまう．このため，抗菌薬併用時には抗菌薬存在下でも腸内で増殖することができる耐性乳酸菌製剤（ビオフェルミン®R，ラックビー®R，エンテロノン®-R，レベニン®，エントモール®）が使用される．

感染症の治療に抗菌薬が使用されるが，抗菌薬の使用により腸内細菌叢が乱れ，下痢や軟便といった副作用症状が現れることがある．腸内細菌叢とは，腸内に棲みついている100種100兆個もの細菌の集団のことで，腸内細菌の集団がくさむら（叢）のように群がっているので腸内菌叢（腸内フローラ）といわれている．健康なときは有益菌である乳酸菌などが優勢な状態でバランスが保たれているが，体の不調，食事・環境の変化，ストレス，高齢化などで有害菌が増え乱れてくる[1]．

乳酸菌製剤は，生菌製剤であるため抗菌薬と併用すると失活してしまう．このため，抗菌薬併用時には抗菌薬存在下でも腸内で増殖することができる耐性乳酸菌であるビオフェルミン®R，ラックビー®R，エンテロノン®-R，レベニン®，エントモール®が使用される．薬剤添付文書上の適応は，ペニシリン系薬，セファロスポロン系薬，アミノグリコシド系薬，マクロライド系薬，ナリジクス酸，テトラサイクリン系（ラックビー®Rを除く）投与時の腸内細菌叢の異常による諸症状となっている．しかし，これらの耐性乳酸菌製剤は発売後十数年経過しているものが多く，その後に開発された抗菌薬に対する薬剤感受性は不明であり，フルオロキノン系，グリコペプチド系抗菌薬に対しては耐性を示さないといわれている[2]．

表73-1 抗菌薬投与時に使用できる整腸薬

① 耐性乳酸菌R	ビオフェルミン®R，ラックビー®R，エンテロノン®-R，レベニン®，エントモール®
適応：	ペニシリン系薬，セファロスポリン系薬，アミノグリコシド系薬，マクロライド系薬，ナリジクス酸，テトラサイクリン系（ラックビー®R除く）投与時の腸内細菌叢の異常による諸症状
② 酪酸菌	ミヤBM®錠，ミヤBM®細粒
適応：	腸内細菌叢の異常による諸症状

一方，酪酸菌製剤（ミヤBM®錠，ミヤBM®細粒）は，芽胞を形成する酪酸菌を有効成分とした生菌整腸薬である[3]ことから，製剤中における安定性および胃酸に対する抵抗性が乳酸菌と比較して高く，抗菌薬との併用時にも失活しないと考えられている生菌製剤である[4]．また，嫌気性菌であるため，小腸下部から大腸にかけて発芽増殖し[5]，大腸で増殖することで各種腸管病原性細菌の増殖を抑制することや，代謝産物として酢酸を産生することが明らかになっている[6]．さらに，酪酸菌製剤はニューキノロン系抗菌薬の影響を受けないとされている[3]．

　以上より，抗菌薬使用時に整腸薬を使用するときは，該当する抗菌薬が添付文書上に記載されているかを確認し，記載されていなければ酪酸菌製剤の投与が望ましいと考えられる．整腸薬が適正に使用されるためにはNST（栄養サポートチーム）からの啓蒙も必要である．

（荒居典子）

文　献

1) ビオフェルミン製薬　パンフレット．
2) 江頭かの子，北原隆志，柏木　香，他：長崎大学医学部・歯学部付属病院における整腸剤適正使用への取り組み．*Yakugaku Zasshi*, **126**：1155-1161, 2006.
3) 山崎喜久雄，宮川夏樹，湯沢隆義：抗生物質併用がミヤBM（宮入菌）に及ぼす影響についての基礎的検討．新薬と臨牀，**45**：871-876，1996.
4) 野呂典弘：疑義照会　ここをチェック　増量されたハルナール．調剤と情報，**9**：1308-1309，2003.
5) Sato, R., Tanaka, M.: Intestinal distribution and intraluminal localization of orally administered Clostridium butyricum in rats. *Microbiol Immunol*, **41**：665-671, 1997.
6) 黒岩豊秋，小張一峰，岩永正明：酪酸菌（Clostridium butyricum MIYAIRI 588株）による腸管病原菌抑制作用．感染症学雑誌，**64**：257-263，1990.

Q74 耐性乳酸菌製剤を使用したほうがよい抗菌薬は何ですか？

A 耐性乳酸菌製剤を使用したほうがよい抗菌薬は，ペニシリン系薬，セファロスポロン系薬，アミノグリコシド系薬，マクロライド系薬，ナリジクス酸，テトラサイクリン系薬（ラックビー®Rを除く）投与時となっている．

　最小発育阻止濃度（minimum inhibitory concentration：MIC）は，細菌の増殖を阻止するのに必要な抗菌薬の最小濃度のことで，抗菌薬の抗菌力および感受性の指標であり，乳酸菌が抗菌薬に対してどれだけ抵抗力（耐性）をもっているかを示す尺度となる．

　抗菌薬に対する多剤耐性乳酸菌（R製剤）とその耐性値の比較を以下の**表74-1**

表74-1　各種抗菌薬に対する乳酸菌のMICについて

薬剤			MIC（µg/mL） ビオフェルミン®R	MIC（µg/mL） ビオフェルミン®
ペニシリン系	アモキシシリン	AMPC	400	25
	アンピシリン	ABPC	400	1.56
セフェム系	セファクロル	CCL	1600	50
	セファゾリン	CEZ	1,600以上	100
	セフォチアム	CTM	1,600以上	400
	セフトリアキソン	CTRX	800以上	12.5
	セフジトレンピボキシル	CDTR-PI	200以上	200以上
	セフポドキシムプロキセチル	CPDX-PR	200以上	200以上
アミノグリコシド系	カナマイシン	KM	20,000	200
	ストレプトマイシン	SM	20,000以上	100
	ゲンタマイシン	GM	800	12.5
マクロライド系	エリスロマイシン	EM	3,200	12.5
	ロキシスロマイシン	RXM	400	50
	アジスロマイシン	AZM	800	50

（ビオフェルミン製薬お薬相談室の資料から．当院採用薬剤のみ記載）

に示す．表の見方は，たとえばアモキシシリンをみると，乳酸菌（ビオフェルミン®）のMICは25 μg/mLとなっている．これは，アモキシシリンの濃度が25 μg/mL以上になると，乳酸菌が生育できないことを示す．これに対し，R製剤（ビオフェルミン® R）は，MICが400 μg/mLであることからアモキシシリンの濃度を400 μg/mLまで濃度を上げてもR製剤の発育が阻止できることを示す．それだけR製剤はアモキシシリンに耐えうるということを示す．

　耐性乳酸菌製剤は1970年代に開発され，添付文書上の適応は，ペニシリン系，セファロスポリン系，アミノグリコシド系，マクロライド系，テトラサイクリン系およびナリジクス酸投与時の腸内細菌叢の異常による諸症状に対する投与となっている．耐性乳酸菌製剤と抗菌薬のMICを認識することによって，抗菌薬使用時にR製剤を使用した場合，どれくらい乳酸菌を腸内に増殖させることができるかの目安となる．

〔荒居典子〕

Q75 経口抗癌剤を簡易懸濁法により経管チューブから投与してもよいですか？

A 簡易懸濁法による経口抗癌剤投与の有効性，安全性は確立されていないが，ティーエスワン®配合カプセルとティーエスワン®配合顆粒は経管チューブから投与された報告例がある．

　抗癌剤は，制癌作用がある反面，曝露・吸入による調剤者，服薬介助者への危険性が示唆されているため，経口抗癌剤を取り扱う際には，曝露の危険を理解し，介助者や医療者への曝露防止策を講じる必要がある[1]．抗癌剤において問題となる毒性には，変異原性，催奇形性，発癌性があげられ，国内においては日本病院薬剤師会監修の「抗悪性腫瘍剤の院内取扱い指針」のなかで抗癌剤の危険度が示されている．

　高齢化に伴い，嚥下障害を有する場合など，経口投与が不可能な患者に対する経口抗癌剤の投与ルートとして，経管投与を行わざるをえない患者が増加してきている．抗癌剤による暴露・吸入の危険性を考慮すると，抗癌剤の粉砕やカプセル開封は避けるべきで，簡易懸濁法の有用性が高い[1]．しかし，抗癌剤の簡易懸濁の有効性，安全性は十分に評価されていないため注意が必要である．

　消化器癌，乳癌に適応のある抗癌剤ティーエスワン®は，簡易懸濁して腸瘻チューブから投与した報告[2]がある．ティーエスワン®を温水に溶解させて，ティーエスワン®配合カプセルの薬剤成分であるオテラシルカリウム，ギメラシル，テガフールの溶液中の回収率を測定した結果，すべて99％以上であることも報告されており[3]，55℃温湯における薬剤の安定性は問題ないと考えられている．しかし，ユーエフティー®E顆粒は，懸濁したディスペンサー内およびチューブ内に薬剤が残るため経管投与には適さないとされている．

　このように，抗癌剤によって簡易懸濁が適するものと適さないものがある．おもな経口抗癌剤の危険度分類と，簡易懸濁法の適・不適の薬品分類を示す（**表75-1**）．簡易懸濁法の適否については，各薬剤の添付文書，医薬品インタビューフォーム，製薬会社での試験結果などを参考に，崩壊懸濁性，通過性，安定性を判定する必要がある[1]．

経口抗癌剤の簡易懸濁法

　①簡易懸濁を行う医療者（薬剤師，看護師，医師）や介護者は曝露防止のため，手袋とマスクを着用する．
　②シートを敷いた上で準備を行う．

表 75-1　おもな経口抗癌剤の危険度分類と簡易懸濁法適否の薬品分類

危険度	判定基準	商品名 (○：簡易懸濁法可，×：簡易懸濁法不可)
Ⅰ	① 毒薬指定である ② ヒトで催奇形性または発癌性が報告されているもの ③ ヒトで催奇形性または発癌性が疑われるもの 上記のいずれかに該当するもの	アルケラン®錠(○)　エストラサイト®カプセル(○)　ティーエスワン®配合カプセル・配合顆粒(○)　テモダール®カプセル(○)　ノルバデックス®錠(○)　ハイドレア®カプセル(○)　フェアストン®錠(○)　フルツロン®カプセル(○)　プロゲストン®錠(○)　ユーエフティ®配合カプセル(○)　ロイケリン®散(○)　塩酸プロカルバジンカプセル(○)　エンドキサン®錠(×)　ネクサバール®錠(×)　フェマーラ®錠(×)　フルダラ®錠(×)　メソトレキセート®錠(×)　ユーエフティ®E配合顆粒(×)
Ⅱ	① 動物実験において催奇形性，胎児毒性または発癌性が報告されているもの ② 動物において変異原性(in vivo または in vitro)が報告されているもの 上記のいずれかに該当し，Ⅰに該当しないもの	グリベック®錠(○)　スーテント®カプセル(○)　スタラシド®カプセル(○)　ゼローダ®錠(○)　ベサノイド®カプセル(○)　ラステット®Sカプセル(○)　カソデックス®錠(×)
Ⅲ	変異原性，催奇形性，胎児毒性または発癌性がきわめて低いか，認められていないもの	アリミデックス®錠(○)　イレッサ®錠(○)　タルセバ®錠(○)　オダイン®錠(×)
Ⅳ	変異原性試験，催奇形性試験または発癌性試験が実施されていないか，結果が示されていないもの	アロマシン®錠(○)

③ シリンジディスペンサーの内筒を外し，ディスペンサー内に薬剤を入れる．

④ 55℃の温水を 20 mL 吸入する．

⑤ キャップをして5分間放置する．

⑥ 90℃方向に 15 往復横転させて懸濁液を混和させる．

⑦ 目視にて薬剤の崩壊状態を確認する．

⑧ チューブに接続して薬液を注入する．

⑨ 37℃程度の温水でチューブをフラッシュしてチューブに残った薬液を流す．

以上の手技の詳細は，大鵬薬品のホームページ(http://www.taiho.co.jp/medical/kendaku/)を参照した．

高齢化に伴い，経管チューブからの抗癌剤投与例が増加する可能性があるため，抗癌剤の簡易懸濁による効果と安全性の確立が望まれる．

（荒居典子）

文　献

1) 増田佳織：アドヒアランスの維持・向上のために服薬を支援する　—経口抗癌薬における簡易懸濁法の適否を含めて—．薬局，**61**：3369-3376，2010．
2) 白川　毅，田中宣威，横井公良，他：経口摂取不能のため腸瘻造設後に TS-1/CDDP 投与を行い根治術が可能となった高度進行胃癌の1例．癌と化学療法，**33**：811-815，2006．
3) 平野浩一，中村和隆，長谷川　誠：TS-1 の経胃瘻投与における薬物動態および有害事象の検討．癌と化学療法，**32**：859-862，2005．

Q76 腎疾患（透析・非透析）のときに使用できる経腸栄養剤は何ですか？

A 腎疾患用経腸栄養剤には，食品扱いの経腸栄養剤のリーナレン®LP，リーナレン®MP，レナウェル® A，レナウェル® 3 がある．腎機能に合わせて，投与エネルギー，蛋白質，カリウム，リン，食塩，水分量などを考慮し，組み合わせて使用する．

腎障害時には，その病態を判断して栄養管理を行う必要がある（**表 76-1**）．蛋白質は，保存期（透析導入前）で 0.6〜0.8 g/kg/日に減量するが，末期腎不全期の血液透析では 1.0〜1.2 g/kg/日（腹膜透析では 1.1〜1.3 g/kg/日）に緩和する[1]．また，食塩，カリウム，ナトリウム，水分などを腎機能に合わせて制限する必要がある．そのため，腎不全用経腸栄養剤では，十分なエネルギーを確保しつつ，非蛋白熱量/窒素比（non-protein calorie/N ratio：NPC/N）は 300〜500 と高めで，水分含有量は少なく，低 Na，低 K，低 P に調節されている．しかし，これら腎疾患用経腸栄養剤を長期間，単剤で投与すると，低 Na，低 K，低 P 血症をきたす可能性があるため，定期的に電解質をモニタリングし，必要に応じて電解質の補充を行い，ほかの経腸栄養剤との併用も考慮する[2]．

腎疾患用経腸栄養剤を**表 76-2** に示す．製剤によって，蛋白の含有量が異なり，

表 76-1　腎障害の病態による経腸栄養剤の選択

腎障害の病態			
	腎不全保存期	・蛋白質 0.6〜0.8 g/kg/日 ・エネルギー 30〜35 kcal/kg/日 ・NPC/N 比 300〜500	エネルギー比 1.6 kcal/mL の腎不全用 EN を使用して，必要栄養量と水分量を調整．蛋白質必要量に応じて EN を併用．肥満では標準体重を考慮してエネルギー調整．
	透析治療期	・蛋白質 1.0〜1.2 g/kg/日（腹膜透析では 1.1〜1.3 g/kg/日） ・エネルギー 30〜35 kcal/kg/日 ・NPC/N 比 300〜500	エネルギー比 1.6 kcal/mL の腎不全用 EN を使用して，必要栄養量と水分量を調整．蛋白質必要量に応じて EN を併用．水分，P，K，Na 量に注意．
	糖尿病性腎症	・蛋白質は保存期，透析期に準じる ・エネルギー 25〜30 kcal/kg/日	急激な血糖の上昇を抑えるために，注入速度の減速，水溶性食物繊維の補助食品利用も考慮．

標準体重：（身長 [m]^2）×22（kg）

表 76-2 腎不全用経腸栄養剤組成（100 kcal あたり）

	リーナレン®LP	リーナレン®MP	レナウェル®A	レナウェル®3
蛋白質(g)	1.0	3.5	0.4	1.5
脂質(g)	2.8	2.8	4.5	4.5
糖質(g)	17.4	14.9	14.7	13.5
水分(g)	47.4	47.2	47.0	47.0
食物繊維(g)	1.0	1.0	1.5	1.5
食塩(g)	0.08	0.15	0.08	0.08
Na(mg)	30	60	30	30
(mEq)	1.3	2.6	1.3	1.3
K(mg)	30	30	10	10
(mEq)	0.9	0.9	0.3	0.3
Cl(mg)	8.0	10	8	8
(mEq)	0.19	0.25	0.2	0.2
Ca(mg)	30	30	5	5
Mg(mg)	15	15	2	2
P(mg)	20	35	10	10
Fe(mg)	0.9	0.9	1.3	1.3
Cu(μg)	50	50	Tr	Tr
Zn(mg)	0.8	0.8	0	0
Se(μg)	3	3	—	—
浸透圧(mOsm/L)	720	730	410	340
NPC/N 比	611	157	1805	409

それに伴い NPC/N 比が異なる．また，電解質の含有量も異なるため長期投与では注意が必要である．

腎疾患で使用される経腸栄養剤
1）リーナレン®LP/リーナレン®MP

リーナレン®LP，リーナレン®MP は，1.6 kcal/mL とエネルギー効率が高く，水分含有量が少ない．糖質の一部にパラチノース®を用いることで，血糖の急激な上昇を防ぐ組成となっているが，浸透圧が 720〜730 mOsm/L と高値であるため，経腸栄養開始時は低速・少量で投与を行い，浸透圧性下痢に注意が必要である．脂質には中鎖脂肪酸（MCT）を配合し，脂質代謝にかかわるカルニチン＊を含有しているため，体内において脂質がエネルギーに変換されやすい配慮がなされている．

蛋白質含有量はリーナレン®LPで1.0 g/100 kcal（NPC/N＝611），リーナレン®MPで3.5 g/100 kcal（NPC/N＝157）となっており，LPとMPを組み合わせることで，さまざまな蛋白質投与量の設定が可能である．しかし，リーナレン®LP単独での栄養管理を行うと，1,600 kcalの投与でも蛋白質量は16 gとなり，不可避蛋白喪失量（成人男性で約0.34 g/kg/日・安全域を確保して0.44 g/kg/日）[3]を下回る可能性があるため，注意が必要である．

　リーナレン®は，RTH製剤（400 kcal/250 mL）のほかに，紙パック（200 kcal/125 mL）の製品があり，コーヒー味で経口摂取が可能である．

2）レナウェル® A/レナウェル® 3

　レナウェル® Aとレナウェル® 3は，食事に追加するタイプとして考えられた栄養成分設定となっている[4]．そのため，どちらもエネルギー効率が高く（1.6 kcal/mL），蛋白質含有量はレナウェル® Aで0.375 g/100 kcal（NPC/N＝1,805），レナウェル® 3で1.5 g/100 kcal（NPC/N＝409）ときわめて低い設定となっており，リーナレン®LP同様，単剤での使用は避ける必要がある．

　レナウェル® Aは紙パック（200 kcal/125 mL）でココア味とミックスフルーツ味が，レナウェル® 3も紙パック（200 kcal/125 mL）でミルク風味のプレーン味とコーヒー味がある．

＊カルニチンの脂質代謝における働き

　カルニチンは，おもに腎臓と肝臓でリジンおよびメチオニンから生成されるアミノ酸である．カルニチンの体内での働きとして，長鎖脂肪酸をミトコンドリア内に輸送する働きがある．長鎖脂肪酸は，酵素カルニチンアシルトランスフェラーゼの作用でミトコンドリアに輸送され，酸化を受けてエネルギー源として利用される（**図76-1**）．カルニチンが欠乏する原因として，栄養障害やカルニチンを含まない経腸栄養・輸液管理，熱傷，腎不全による合成障害や透析療法での除去などがあり，外傷時にはカルニチンの尿中排泄量が増加する[5]．カルニチンが欠乏すると，筋痙攣，筋肉量の低下，心室肥大，心駆出率低下，赤血球細胞膜の寿命短縮などが出現する．これらの症状は，カルニチンの補充により軽快することが報告されている[6]．

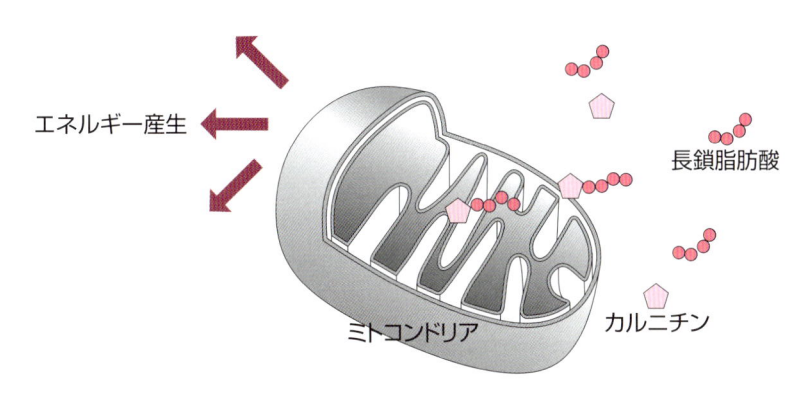

図76-1　カルニチンの働き

(斎野容子)

文 献

1) 食事療法ガイドライン改訂委員会：慢性腎臓病に対する食事療法基準 2007 年版．日腎会誌, **49**：871-878, 2007.
2) 岩佐幹恵, 西川 薫, 鈴木千栄子, 他：Case 18 血液透析患者における経腸栄養．磯﨑泰介編．臨床医のための栄養療法の進め方ノート．羊土社, 東京, 2011, p319-322.
3) 岩佐正人：窒素代謝および窒素平衡．コメディカルのための静脈経腸栄養ハンドブック．日本静脈経腸栄養学会編, 南江堂, 東京, 2008, p122-127.
4) 佐中 孜, 羽田茲子：腎不全と栄養療法．新臨床栄養学．増補版, 岡田 正, 馬場忠雄, 山城雄一郎編, 医学書院, 東京, 2011, p562-571.
5) Lapichino, G., Radrizzani, D., Colombo, A. et al.：Carnitine excretion：A catabolic index of injury. *JPEN*, **12**：35-36, 1988.
6) Sakurauchi, Y., Matsumoto, Y., Shinzato, T. et al.：Effects of L-Carnitine supplementation on muscular symptoms in hemodialyzed patients. *Am J Kidney Dis*, **32**：258-264, 1998.

Q77 糖尿病に対して血糖を考慮した経腸栄養剤は何ですか？

A 糖尿病用経腸栄養剤には，血糖上昇を抑えることを目的として，低糖質，脂質が多く配合されたもの，糖質の含有量や組成に工夫がなされたもの，食物繊維が添加されたものなど，さまざまな組成を組み合わせた製剤がある．

標準的な経腸栄養剤では，一般的な三大栄養素の比率が，炭水化物 50〜60％，蛋白質 15〜20％，脂質 25％以下の組成になっているが，耐糖能異常ではこの組成では糖代謝異常をきたしやすい．標準的な経腸栄養剤と異なる糖尿病用経腸栄養剤の組成の特徴は，低炭水化物，一価不飽和脂肪酸の強化，食物繊維の添加である[1]．一価不飽和脂肪酸の強化は，血清中性脂肪の改善や末梢でのインスリン感受性を低下させ血糖コントロールを改善し，食物繊維は，胃からの排出時間の遅延，腸管での吸収速度の低下により血糖を降下させる作用がある．

糖尿病用経腸栄養剤は，血糖の急激な上昇を抑制し，インスリン必要量を減量することを目指した組成となっており，製品によりさまざまな特徴を有する．野上ら[1]は，栄養の構成により糖尿病用経腸栄養剤を 3 種類に大別している．

① 糖質の含有量を標準的な栄養剤に比べて 25〜45％程度減少させて脂肪（特に一価不飽和脂肪酸）を強化させた製剤（グルセルナ®-Ex，タピオン® α など）

② 糖質はエネルギーの 50％程度に軽度減量し，糖質をタピオカデキストリンやイソマルツロースなどの緩徐に吸収されるものに強化した製剤（明治インスロー®，グルセルナ®SR，リソース®・グルコパル®，DIMS など）

③ 糖質は標準栄養剤と同等だが骨格筋の糖質の取り込みを促進するイソロイシンを強化した製剤（ディムベスト® など）．

以下にこれら製剤の特徴について解説する．

糖尿病で使用される経腸栄養剤（表 77-1）

1）グルセルナ®-Ex

グルセルナ®-Ex は，脂質エネルギー比を 50.7％に高めて，糖質エネルギー比を 32.4％に抑え，さらにショ糖を使用せず，食物繊維を 1.4 g/100 kcal 含む組成となっている．脂質では，長期投与により，脂質代謝，特にコレステロール代謝などを改善するとされている一価不飽和脂肪酸（MUFA）であるオレイン酸[2]を 65.3％含有する．また，体内で脂質を燃焼させるために必要な L-カルニチンと，神経伝達物質として重要なイノシトールが配合されている．

表 77-1 糖尿病用経腸栄養剤組成（100 kcal あたり）

商品名	グルセルナ®-Ex	タピオン®α	明治インスロー®	DIMS	リソース®・グルコパル®	グルセルナ®SR	ディムベスト®
会社名	アボットジャパン	テルモ	明治乳業	クリニコ	ネスレ日本	アボットジャパン	味の素
(kcal/mL)	1.0	1.0	1.0	1.0	1.28	0.9	1.0
炭水化物 (kcal)	32.4	44.0	50.3	59.0	50.0	47.2	47.0
蛋白質 (kcal)	16.9	16.0	20.0	16.0	20.0	20.0	18.0（イソロイシン0.5g配合）
脂質 (kcal)	50.7	40.0	29.7	25.0	30.0	32.8	35.1
MUFAの割合 (%)	68.2	68.8	72.3	37.0	50.7	74.6	30.8
炭水化物＋MUFA (kcal)	66.8	71.5	64.5	68.3	65.2	71.7	57.8
食物繊維 (g)	1.4	1.8	1.5	2.4	1.3	0.8	1.4
含有する炭水化物の特徴	マルトデキストリン 大豆多糖類 果糖 食物繊維	タピオカデキストリン オリゴ糖 食物繊維	イソマルツロース* デキストリン 難消化性デキストリン キシリトール 食物繊維	デキストリン 難消化性デキストリン ラクチュロース（ミルクオリゴ糖） 食物繊維	イソマルツロース* タピオカデキストリン 水溶性難消化性デキストリン グアーガム分解物 食物繊維	マルトデキストリン 果糖 マルチトール フラクトオリゴ糖 大豆由来食物繊維 水溶性食物繊維 食物繊維	デキストリン イソマルツロース* ガラクトマンナン 結晶セルロース 食物繊維
浸透圧 (mOsm/L)	316	250	500	280	500	399	440
NPC/N比	125	134	103	131	87	102	124

*イソマルツロース＝パラチノース®

MUFA：mono-unsaturated fatty acid（一価不飽和脂肪酸）

しかし，1日あたりの摂取目安量は1〜3缶（250〜750 kcal）であり，微量元素の欠乏などをきたす恐れがあるため，グルセルナ®-Ex単独での長期栄養管理は避ける必要がある．

2）タピオン®α

タピオン®αは，脂質エネルギー比40.5％，糖質エネルギー比43.5％で，糖質にはタピオカデキストリンやフラクトオリゴ糖を配合し，食物繊維を1.8 g/100 kcal配合することで，血糖上昇を穏やかにしている．

3）明治インスロー®

明治インスロー®は，脂質エネルギー比29.7％，糖質エネルギー比50.3％だが，糖質は二糖類のパラチノース®を主体とし，食物繊維として難消化性デキストリンなど1.2 g/100 kcalを含む組成となっており，糖質の吸収速度を考慮した製品である．浸透圧が500 mOsm/Lとやや高値であるため，浸透圧性下痢に注意しながら低速・少量から開始する．

明治インスロー®はマロン味で経口摂取にも向いており，紙パック2種類がある（160 kcal/125 mLと200 kcal/200 mL）．また，RTH製剤ではインスロー®Zパック300K（300 kcal/300 mL）と400K（400 kcal/400 mL）がある．

4）リソース®・グルコパル®

リソース®・グルコパル®は，脂質エネルギー比30％，糖質エネルギー比50％で，糖質にパラチノースとタピオカデキストリンが配合され，食物繊維1.3 g/100 kcalを加えている．また，インスリン感受性や創傷治癒に効果的なアルギニン1,200 mg/125 mLを含有する．コーンスープ味で経口摂取も可能である．

5）DIMS

DIMSは，脂質エネルギー比25％，糖質エネルギー比59％と一般的な栄養組成であるが，水溶性食物繊維の難消化性デキストリンおよび不溶性食物繊維のセルロースを2.4 g/100 kcal配合することで血糖上昇を抑える効果を狙っている．

6）ディムベスト®

ディムベスト®は，脂質エネルギー比35％，糖質エネルギー比50％で，食物繊維は1.4 g/100 kcal配合，BCAAの一種である遊離イソロイシン0.5 g/100 kcal配合した新しい製品である．

糖尿病用経腸栄養剤の使用では，症例ごとに栄養剤の種類を検討したうえで血糖のモニタリングを行い，電解質，脂質代謝異常にも注意する必要がある．

（斎野容子）

文献

1) 野上哲史：糖代謝異常．エビデンスに基づく病態別経腸栄養法〜病態別経腸栄養剤の選び方と使い方〜．静脈経腸栄養，**27**：689-695，2012．
2) 早川麻理子，桜井洋一，松岡敏男，他：健常人における低炭水化物・高一価不飽和脂肪酸経腸栄養剤の糖質，脂質代謝に対する効果．外科と代謝・栄養，**36**：325-334，2002．

Q78 肝疾患のときに使用できる栄養剤は何ですか？

A エネルギーと分岐鎖アミノ酸の両方を補給する必要がある場合，薬品扱いのヘパンED®やアミノレバン®EN，食品扱いのヘパスⅡが利用できる．経口摂取で十分エネルギー補給がなされている場合には，リーバクト®やアミノフィール®も利用できる．

肝硬変では，肝細胞障害による尿素合成の低下から，高アンモニア血症をきたすことがあり，代償的に増加したアンモニアが筋肉や脳で代謝される．このとき，アンモニアの解毒が分岐鎖アミノ酸（branched chain amino acids：BCAA）の酸化と共役的に行われるため，BCAAが減少する．このアミノ酸インバランスを是正するため，肝不全用経腸栄養剤はBCAAの割合が多く，Fisher比（Leu＋Val＋Ile/Tyr＋Phe）が高くなっている．また，肝硬変ではグリコーゲンの枯渇などにより早朝空腹時の脂肪燃焼比率が増加するため，必要エネルギーのうち200 kcal程度を就寝前に摂取することで栄養代謝異常の改善につながると考えられている[1]．これを就寝前捕食療法（late evening snack：LES）をいい，肝不全用経腸栄養剤投与により，血清アルブミン濃度の増加と栄養素の燃焼比率の改善がみられたと，LESの有用性が報告されている[2]．

しかし，LESを行う場合には，食事に200 kcal程度を単純に上乗せすると肥満や耐糖能異常の悪化をまねくことがあり，あくまで総エネルギーから分割して就寝前に投与することを考慮すべきである[3]とされている．

肝不全で使用される経腸栄養剤（表78-1）

1）ヘパンED®

ヘパンED®は，窒素源が結晶アミノ酸のみの成分栄養剤で，BCAAが増強され芳香族アミノ酸（aromatic amino acids：AAA）を減少させ，Fisher比は61である．1袋（80 g）の粉末を300 mLとなるように微温湯で調整し，1日2回摂取する．微量元素では亜鉛が強化されている．

2）アミノレバン®EN

アミノレバン®ENは，窒素源がBCAAとペプチドで構成された消化態栄養剤で，Fisher比は38である．1袋（50 g）を微温湯にて180 mLに調整し，1日3回摂取する．

ヘパンED®とアミノレバン®ENは，アミノ酸特有の苦味があるため，それぞれ専用フレーバーやゼリーミックスなどを用いて摂取方法を工夫することが必要

表 78-1 肝疾患用経腸栄養剤組成（100 kcal あたり）

	ヘパン ED®	アミノレバン®EN	ヘパス II
蛋白質（g）	3.6	6.4	3.3
脂質（g）	0.9	1.7	2.4
糖質（g）	19.9	14.8	16.2
水分（g）	0	0	66
食物繊維（g）	0	0	3.3
食塩（g）	0.15	0.05	0.2
Na（mg）	59	20	80
K（mg）	70	84	35
Cl（mg）	122	104	17
Ca（mg）	79	28	50
Mg（mg）	13	10	27
P（mg）	61	40	35
Fe（mg）	0.3	0.6	0.2
Cu（μg）	0.07	0.06	Tr
Zn（mg）	1.2	0.4	5.0
Se（μg）	0	0	―
浸透圧（mOsm/L）	633	640	560
Fisher 比	61	38	18

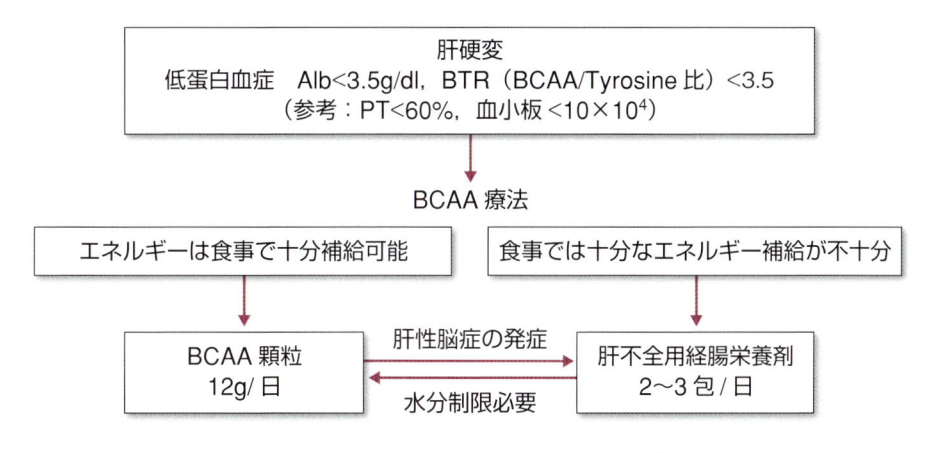

```
             肝硬変
低蛋白血症  Alb<3.5g/dl，BTR（BCAA/Tyrosine 比）<3.5
        （参考：PT<60%，血小板<10×10⁴）
                    ↓
                 BCAA 療法

エネルギーは食事で十分補給可能      食事では十分なエネルギー補給が不十分
           ↓                                ↓
      BCAA 顆粒        肝性脳症の発症     肝不全用経腸栄養剤
      12g/日          ←――――――→         2〜3 包/日
                      水分制限必要
```

図 78-1 分岐鎖アミノ酸（BCAA）の選択基準（文献 3, 4）より）

である.

3) ヘパスⅡ

ヘパスⅡは，食品扱いの半消化態栄養剤で，窒素源にはカゼインとBCAAを用いており，全蛋白質中のBCAA比は約64％，Fisher比は18である．ミルクオリゴ糖(ラクチュロース)とビートオリゴ糖(ラフィノース)を配合，3.3 g/100 kcalの食物繊維を含み，便秘などによる血中アンモニア上昇を抑える効果を期待した経腸栄養剤である．また，脂質代謝を配慮し，EPAとDHAを配合している．オレンジティー風味で，経口摂取しやすいよう工夫されている.

いずれの肝不全用経腸栄養剤も，食事と併用する場合は，食事からの蛋白質摂取量が多くならないように調節が必要である.

また，肝硬変ではリーバクト®のようなBCAA製剤も使用できる．経口摂取で十分なエネルギーが確保できBCAAのみ補充したい場合には，リーバクト®のようなBCAA顆粒が有用であり，エネルギーとBCAAの両方を補給したい場合には肝不全用経腸栄養剤を選択するのが基本となる(**図78-1**)．リーバクト®は薬品であるが，食品扱いではアミノフィール®が販売されている.

(斎野容子，三松謙司)

文 献

1) 遠藤龍人，加藤章信，鈴木一幸：肝疾患．キーワードでわかる臨床栄養．改訂版，大熊利忠，金谷節子編，羊土社，東京，2011，p300-303.
2) Nakaya Y., Okita K., Suzuki K. et al.: BCAA-enriched snack improves nutrition state of cirrhosis. *Nutrition*, **23**：113-120, 2007.
3) 加藤章信，遠藤瀧人，近藤公亮，他：肝疾患　エビデンスに基づく病態別経腸栄養法〜病態別経腸栄養剤の選び方と使い方〜．静脈経腸栄養，**27**：651-656, 2012.
4) 加藤章信，鈴木一幸，遠藤瀧人：各種疾患，病態における静脈・経腸栄養の実際　肝炎・肝不全．日本臨牀(増刊号)，静脈・経腸栄養　第3版，2010，p358-361.

Q79 呼吸不全のときに使用できる栄養剤は何ですか？

A　ARDS（急性呼吸窮迫症候群）や ALI（急性肺障害）など人工呼吸器管理が必要な急性呼吸不全ではオキシーパ®，ペプタメン®AF，慢性呼吸不全ならプルモケア®-Ex やライフロン®-QL などが使用される．

急性呼吸不全

日本呼吸療法医学会が「急性呼吸不全による人工呼吸患者の栄養管理ガイドライン」（**表 79-1**）[1]を作成しており，これを基本にして各施設に合った栄養管理が行われる．

急性呼吸不全で使用される経腸栄養剤（**表 79-2**）

1）オキシーパ®

オキシーパ®は，抗炎症作用が期待される γ-リノレン酸（GLA）を 0.29 g/100 kcal，n-3 系多価不飽和脂肪酸であるエイコサペンタエン酸（EPA）を 0.35 g/100 kcal，ドコサヘキサエン酸（DHA）を 0.15 g/100 kcal 含み，脂質エネルギー比は 55.1％，MCT を 25％含有，L-カルニチンを配合し，呼吸商*を考慮した組成となっており，1.5 kcal/mL とエネルギー効率も高い．

オキシーパ®は，ARDS や ALI 患者に投与することにより，窒素含有率が同量で同等のエネルギーの経腸栄養剤を投与した群に比較し，人工呼吸管理日数や ICU 在室日数が減少したという報告がある[2〜4]．しかし，最近になり同様の組成の栄養剤を投与した ALI 症例での RCT において，否定的な結果が報告された[5]．

この The Omega Study[5]では，オキシーパ®と同様の組成の栄養剤の投与群で人工呼吸器期間，ICU 滞在期間は有意に延長し，60 日死亡率も悪化傾向を示した．その理由として，これまでの持続投与ではなくボーラス投与であったこと，これまでの報告のコントロールは n-6 系脂肪酸や n-9 系脂肪酸であり，これらによるアラキドン酸合成を介した炎症促進がコントロール群に影響していた可能性があること，試験群の蛋白投与量が少ないことなどが考察されている．

日本呼吸療法医学会の 2010 年のガイドラインでは，ALI や ARDS に対するオキシーパ®の投与は Grade A と推奨されているが，今後の研究結果が待たれる．

2）ペプタメン®AF

ペプタメン®AF は，EPA と DHA を 0.17 g/100 kcal 含み，脂質エネルギー比は 40％，MCT を 20％含有し，オキシーパ®と同様に呼吸商*を考慮した組成で，

表79-1 急性呼吸不全による人工呼吸患者の栄養管理

栄養療法の開始と栄養法の選択		推奨度
栄養療法の開始	治療開始前に，体重減少，栄養歴，病態の重症度，理学的所見，腸管機能などから栄養評価を行うべきである	E
栄養療法の選択	栄養療法を選択する患者には静脈栄養よりも経腸栄養を選択する	B
経腸栄養		
経腸栄養の開始	適切な呼吸管理が実施され循環状態が安定している症例では，入室時もしくは侵襲後24〜48時間以内の早期に経腸栄養を少量から開始することを考慮すべきである	C
経腸栄養開始時の腸管機能の評価	腸蠕動音，排便，排ガスの確認が取れなくても経腸栄養を開始することを考慮すべきである	B
経腸栄養開始時の循環状態の評価	循環状態が不安定な症例（ショック状態，高容量カテコラミン投与時や，輸液・輸血にて循環補助を必要としている）では，経腸栄養は循環状態の安定がえられるまで開始を留保することを推奨する	E
経胃内栄養と小腸内（幽門後）栄養	両投与法とも選択可能な投与経路である．誤嚥の危険が高い，または胃内投与が実施できない場合には，小腸にチューブを留置して経腸栄養を行うことを考慮すべきである	C
経管栄養と誤嚥の危険性	経腸栄養実施中には，常に誤嚥の危険性の評価し，胃内停滞により逆流のリスクが疑われる症例では，リスクを減じる手段を考慮すべきである	E
	a. ベッドの頭部（上半身）を30〜45度挙上することを考慮すべきである	C
	b. 消化管蠕動促進薬を考慮すべきである	C
	c. 誤嚥の高リスク症例や胃内投与不耐症（intolerance）では，持続注入に切り替えることを考慮すべきである	C
	d. チューブ先端を幽門後へ進めて留置することを考慮すべきである	C
経腸栄養実施時の投与エネルギー設定	栄養療法開始に際し，推奨式による計算値もしくは間接熱量計による測定結果を用いて目標投与エネルギーを設定することを推奨する	E
投与エネルギー増量計画の実際	開始後は1週間を目処に目標量の少なくとも50%以上を目指し増量することを推奨する．積極的に投与量増加をはかる場合（少なくとも目標量の80%以上）には，施設の実情にあったプロトコルの作成が望ましい	E
目標設定エネルギー量に到達できない場合	経腸栄養開始7〜10日に至ってもその時点で目指すエネルギーに到達することができない場合は，静脈栄養併用を考慮すべきである	E
タンパク質投与量の設定	経腸栄養開始後タンパク質投与量を1.2〜2.0 g/kg/dayに調整することを考慮すべきである	E
経腸栄養法の成分調整，免疫学的栄養管理		
アルギニン強化栄養剤	アルギニンを強化した免疫調整栄養剤を重症度の高い集中治療患者に対して使用することは推奨されない	B
	比較的重症度の低い集中治療患者に対する使用は考慮してもよい	C
グルタミン強化経腸栄養法	グルタミンを強化した経腸栄養の投与は熱傷や外傷患者で考慮すべきである	C
	その他集中治療患者に対するグルタミン強化経腸栄養の投与を推奨する十分なデータはない	D
魚油（Fish oil）（n-3系脂肪酸）	ARDSとALI患者に対してはn-3系脂肪酸（EPA），γリノレン酸，抗酸化物質を強化した栄養剤使用が推奨される	A
	Severe sepsis/Septic shockの患者に関してはn-3系脂肪酸（EPA），γリノレン酸，抗酸化物質を強化した栄養剤の使用が推奨される	B
核酸	核酸の経腸投与は効果が期待できるが，単独のRCTは存在しないため結論をだすには不十分である	E
ペプチド型栄養剤（消化態栄養剤）	集中治療患者に対して経腸栄養を行う場合は，開始時から半消化態栄養剤の使用が推奨される	C
高脂肪/低炭水化物（High fat & CHO）経腸栄養	高血糖やCOPDの急性増悪に対する高脂肪/低炭水化物とした組成の経腸栄養の有効性が報告されており，考慮すべきである	C
プレ/プロ/シンバイオティクス製剤	プレ/プロ/シンバイオティクス製剤は，各種製剤及びその組み合わせがあり，現状で確定的なものはなく，下痢の症例ではその使用を考慮してもよい	C
食物繊維	食物繊維には可溶性と不可溶性繊維があり，可溶性繊維は下痢で難渋する症例には使用を考慮し，逆に不可溶性繊維は重症患者全般に使用を避けることを考慮すべきである	C
血糖管理		
Intensive insulin therapy	栄養胃管理中には血糖管理プロトコルを作成し積極的な血糖管理を行う．その場合の血糖管理目標値は120〜160 mg/dLとし，180 mg/dLを超えることなく，かつ低血糖の回避に細心の注意を払うことを推奨する	B
経腸栄養療法中の患者管理		
挿入された胃管の位置管理	胃管を盲目的に挿入あるいは交換した場合，レントゲンによる確認を推奨する	E
胃残量の評価のためにサンプチューブ挿入	胃液の多い症例にはサンプチューブを用い胃液量を評価することを考慮する	D
胃残量の評価	経腸栄養開始前と投与中の胃内残量を評価し，胃内残量の多い症例には適切な対処を行うことを推奨する	B
経腸栄養投与中の体位	経腸栄養投与中は30〜45度以上のセミファーラー位を維持することを推奨する	C
経腸栄養の間欠投与と持続投与の選択	経腸栄養投与を重症患者に行う場合，持続投与を考慮すべきである	C
経腸栄養投与の開放式システムと閉鎖式システムの選択	経腸栄養投与時のボトルについて開放式と閉鎖式システムいずれかの選択は，結論を出すには不十分である	C
経腸栄養のポンプ使用	正確な時間投与量で経腸栄養管理を行う場合，経腸栄養ポンプの使用を考慮すべきである	E

（「急性呼吸不全による人工呼吸患者の栄養管理ガイドライン」[1]より経腸栄養に関する項目を抜粋）

1.5 kcal/mL とエネルギー効率も高い．蛋白源は乳清ペプチドであるため，腸管からの吸収がよく下痢の発生はオキシーパ®より少ない．乳清ペプチドには抗酸化作用を有するグルタチオンの構成アミノ酸であるシステインを含有している．また，BCAA を 1.44 g/100 kcal 含む．

3）慢性呼吸不全

慢性閉塞性肺疾患（COPD）に代表される，換気障害を伴う慢性呼吸不全では，閉塞性換気障害や肺過膨張などで呼吸筋の酸素消費量が増大するため代謝亢進状態となっており，健常人の安静時エネルギー消費量（REE）の 1.5～1.7 倍のエネルギーを要する[6]．しかし，COPD 患者では，肺過膨張に伴う横隔膜低下のため少量の経口摂取で満腹になりやすい．十分なエネルギーが投与されないと体蛋白質の異化が亢進するため呼吸筋量の低下を招き，換気効率はさらに低下して REE が増大してしまう．

このため，COPD 患者の多くに栄養障害や体重減少がみられる．栄養状態の改善には，十分なエネルギー量の投与が必要である．また，代謝により発生する二酸化炭素を抑制して換気負荷を低減する目的で，呼吸商＊の高い糖質を減量し，脂質や蛋白質の配合を高めた経腸栄養剤が有用である．

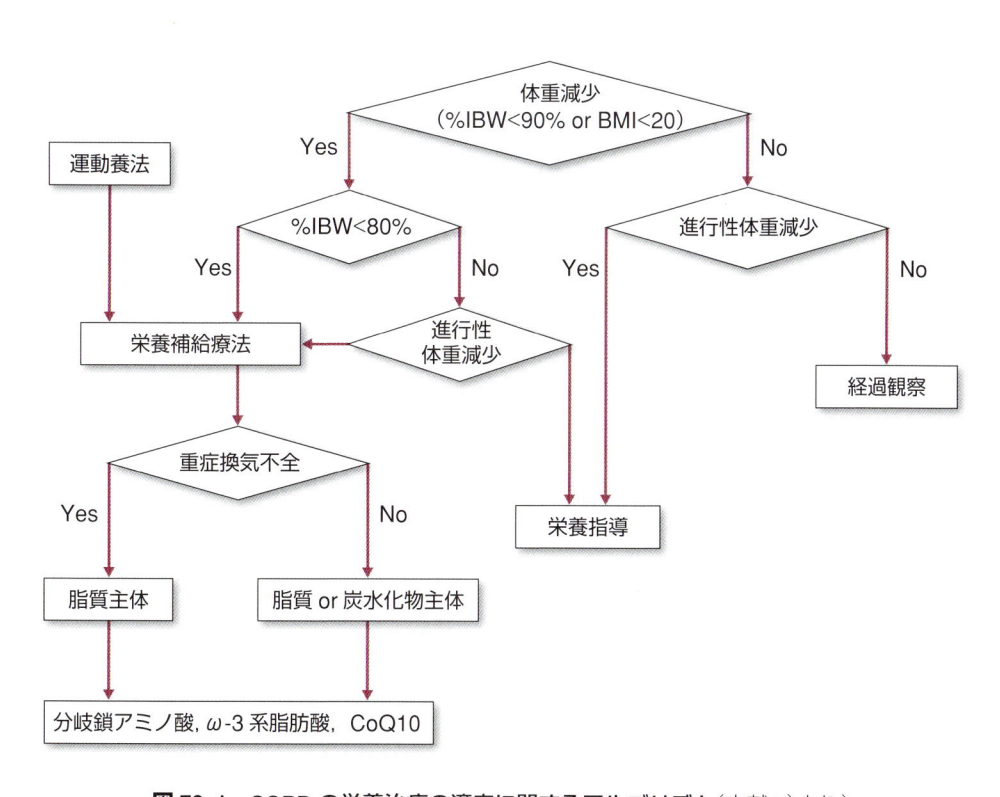

図 79-1　COPD の栄養治療の適応に関するアルゴリズム（文献 7 より）

『呼吸リハビリテーションマニュアル』[7]には，COPDの栄養治療の適応に関するアルゴリズムが示されており，%IBW（理想体重）の80%未満では栄養補給療法が必須となっている（図79-1）．

慢性呼吸不全で使用される経腸栄養剤（表79-2）

1）プルモケア®-Ex

プルモケア®-Exは，脂質エネルギー比を55.2%に高め，二酸化炭素の産生を抑える組成となっている．また，脂質の代謝を円滑に行うため，L-カルニチンを配合し，すみやかにエネルギー源として利用されるMCTを20%含んでいる．1.5

表79-2 呼吸器疾患用経腸栄養剤組成（100 kcal あたり）

	ライフロン®-QL	プルモケア®-Ex	オキシーパ®	ペプタメン®AF
蛋白質(g)	4.0	4.2	4.2	6.3
BCAA(g)	0.80	0.85	0.80	1.44
アルギニン(g)	0.13	0.14	0.14	0.16
システイン(g)	–	–	–	0.16
脂質(g)	4.9	6.1	6.3	4.4
脂質/エネルギー比(%)	44	55.2	55.1	40
n-6/n-3	2.5	5.0	1.6	1.8
EPA, DHA(g)	0.04	–	0.49	0.25
糖質(g)	9.5	7.0	7.1	8.8
水分(g)	48.2	52.5	52.4	52.0
食物繊維(g)	0.5	–	–	–
食塩(g)	0.30	0.22	0.22	0.20
Na(mg)	120	87	87	80
K(mg)	76	116	131	155
Cl(mg)	38	100	113	54
Ca(mg)	41	64	71	67
Mg(mg)	13	24	21	21
P(mg)	62	64	67	57
Fe(mg)	1.0	1.4	1.3	1.1
Cu(μg)	190	140	150	100
Zn(mg)	1.4	1.1	1.2	1.5
Se(μg)	6.4	2.0	1.0	4.0
浸透圧(mOsm/L)	470	384	384	440
NPC/N比	131	128	128	74

kcal/mL とエネルギー効率も高い．

2) ライフロン®-QL

ライフロン®-QL は，脂質エネルギー比が 44.0％，糖質エネルギー比は 40.0％と糖質はそれほど抑えられていないが，ヒトの細胞内のミトコンドリアにあり，栄養素を効率よく燃焼させる補酵素であるコエンザイム Q10 を 5 mg/100 kcal 配合し，1.6 kcal/mL の高濃度経腸栄養剤である．

3) 分岐鎖アミノ酸

分岐鎖アミノ酸（branched chain amino acids：BCAA）は，異化抑制や蛋白合成促進作用があり，運動時における骨格筋での利用が高まるため，運動療法施行時の投与が有用である．呼吸リハビリテーションと BCAA の含有率が高いヘパス II（200 kcal/日）の飲用が，リハビリ後の栄養状態の維持に有用であるとの報告[8]がある．また，COPD 患者では血漿 BCAA 濃度の低下がみられるため，BCAA 配合のエレンタール®を 300～600 kcal/日（1～2袋/日），12カ月間投与して体重，除脂肪体重，内臓蛋白増加，呼吸筋力，握力の改善や自覚症状の軽減が認められたとの報告がある[9]．

このように，BCAA rich な栄養剤の COPD における有用が報告されている．

4) 糖尿病用経腸栄養剤

炭水化物の燃焼による二酸化炭素排出を抑え，呼吸商＊を低くして換気負荷を軽減するために，炭水化物の配合を抑えた糖尿病用経腸栄養剤，グルセルナ®-Ex，タピオン®α などを利用することも可能である．

＊呼吸商（respiratory Quotient：RQ）

ヒトのエネルギー源は三大栄養素の糖質・脂質・蛋白質である．これら 1 g あたりで発生する熱量は糖質・脂質・蛋白質それぞれで 4 kcal・9 kcal・4 kcal で，最もエネルギー効率がよいのが脂質である．これら三大栄養素は体内で酸素を消費して燃焼すると，二酸化炭素と水とエネルギーを生じる．

呼吸商とは，単位量あたりに産生される二酸化炭素量を消費される酸素で除した値であり，呼吸商が 1 であれば取り込んだ酸素と同量の二酸化炭素が排出されることになる．呼吸商は燃焼される基質によって異なり，糖質・脂質・蛋白質それぞれで 1.0・0.7・0.84 である．同量のエネルギーを得るのに脂質は糖質 1/3 以下（7/10×4/9＝28/90）の二酸化炭素しか排出しないことになり，換気障害により二酸化炭素を蓄積する呼吸不全では脂質含有の多い経腸栄養剤が有用と考えられる．

（斎野容子，三松謙司）

文　献

1) 日本呼吸療法医学会：栄養管理ガイドライン作成委員会　急性呼吸不全により人工呼吸器患者の栄養管理ガイドライン．人工呼吸，**27**：75-118，2010．
2) Gadek, J. E., DeMichele, S. J., Karlstad, M. D. et al.: Enteral nutrition in ARDS study group. Effect of enteral feeding with eicosapentaenoic acid, gamma-linolenic acid, and antioxidants in patients with acute respiratory distress syndrome. *Crit Care Med*, **27**：1409-1420, 1999.
3) Singer, P., Theilla, M., Fisher, H. et al.: Benefit of an enteral diet enriched with eicosapentaenoic acid and gamma-linolenic acid in ventilated patients with acute lung injury. *Crit Care*

Med, **34**：1033-1038, 2006.
4) Pontes-Arruda, A., Aragao, A. M., Albuquerque, J. D.：Effects of enteral feeding with eicosa-pentaenoic acid and gamma-linolenic acid, and antioxidants in mechanically ventilated patients with severe sepsis and septic shock. *Crit Care Med*, **34**：2325-2333, 2006.
5) Rice, T. W., Wheeler, A. P., Thompson, B. T. et al.：Enteral omega-3 fatty acid, γ-linolenic acid, and antioxidant supplementation in acute lung injury. *JAMA*, **306**：1574-1581, 2011.
6) 早川麻理子, 桜井洋一, 松岡敏男, 他：健常人における低炭水化物・高一価不飽和脂肪酸経腸栄養剤の糖質, 脂質代謝に対する効果. 外科と代謝・栄養, **36**：325-334, 2002.
7) 呼吸リハビリテーションマニュアル―患者教育の考え方と実践―. 照林社, 東京, 2007.
8) Kubo, H., Honda, N., Tsuji, F. et al.：Effects of dietary supplements on the Fisher ratio before and after pulmonary rehabilitation. *Asia Pac J Clin Nur*, **15**：551-555, 2006.
9) Ries, A. L., Bauldoff, G. S., Carlin, B. W. et al.：Pulumonary rehabilitation Joint ACCP/AACVPR evidenced-based clinical practice guidelines. *Chest*, **131**：4S-42S, 2007.

Q80 脳血管障害患者に対する経腸栄養で注意することは何ですか？

A 栄養チューブの留置による誤嚥性肺炎や消化管運動の低下による便秘などに注意が必要である．

経腸栄養の投与経路について

　脳血管障害急性期では，栄養障害の有無と嚥下障害の有無により栄養投与経路を決定する（**表80-1**）[1]．経口摂取が困難と判断された場合には，経腸栄養を優先して選択するが，頭蓋内圧亢進による嘔吐の危険性が高い場合や循環動態が安定していない急性期には静脈栄養を施行する．

　経腸栄養は，通常経鼻胃管で開始するが，4〜6週間以上の経腸栄養を必要とする場合にはPEG造設を考慮する．PEG造設時期については，発症後7〜10日の急性期のPEG造設は，経鼻胃管栄養より死亡率，機能予後ともに悪いと報告[2,3]されている．一方で，発症1カ月前後でのPEG造設は，経鼻経管栄養より予後も栄養状態も良好であったと報告されている[4,5]．

　このため，PEG造設は急性期を過ぎた1カ月以降に行うことが望ましいと考えられ，経腸栄養の投与経路は，患者や家族の希望，社会的背景を熟慮したうえで決定するべきである．

合併症に対する対策

1）誤　嚥

　脳梗塞や脳出血などの脳血管障害患者の多くは，嚥下障害を合併しており，経

表80-1　脳血管疾患の栄養投与経路の選択

		栄養障害あり	栄養障害なし
嚥下障害	あり	経鼻胃管からの経腸栄養	食事形態・粘度調整→無効なら経鼻胃管による経腸栄養
	なし	経口補助食品の併用→無効なら経鼻胃管による経腸栄養	経口摂取，定期的な栄養アセスメントで経過観察

（文献1）より）

腸栄養の適応となることが多い．また，病状や経口摂取訓練の進行により，複数の栄養投与ルートを併用することとなり，特に経鼻経管栄養と経口摂取の併用を行う場合は誤嚥のリスクがあるため，栄養チューブは 10 Fr 以下の細径チューブを選択し，鼻腔と同側の食道入口部に挿入した状態で，経口摂取訓練を行うようにする[6]（Q65 参照）．

胃瘻患者では，半固形化経腸栄養材の投与により，肺炎の発症が減少したという報告[7]がある．

経腸栄養施行中に逆流や誤嚥がみられた場合の対処法

① 経腸栄養ポンプを用いての低速持続投与を行う．

② 間歇投与を継続する場合には 30 度頭側挙上を徹底する．

③ 経腸栄養剤を 2 kcal/mL 程度のエネルギー密度が高いものに変更して投与量を減らす．

④ 追加水をまず投与して十分時間をおいてから経腸栄養剤の投与を開始し，投与後の追加水はチューブフラッシュ程度に抑える．

⑤ 胃排泄遅があれば胃蠕動運動促進目的に，メトクロプラミド（プリンペラン®），モサプリド（ガスモチン®）を投与する．

⑥ 薬剤の副作用，電解質異常（低ナトリウム血症，高カルシウム血症）による嘔気・嘔吐に注意する．

2）便　秘

脳血管障害では，胃腸管運動や活動量の低下，薬剤副作用，身体活動の低下，水分摂取量の減少が影響して便秘となる場合も多く，食物繊維や水分投与量の調整，緩下薬の投与などを考慮する．

3）ビタミン K 欠乏

脳梗塞患者では抗血小板薬や抗凝固薬が使用される場合が多い．経腸栄養施行中に感染症を合併し，抗菌薬を使用すると腸内細菌叢が乱れ，腸内細菌が産生するビタミン K が減少する．さらにビタミン K の含有が少ない栄養剤投与時にはビタミン K 欠乏による凝固因子欠乏から出血傾向となる場合があるので注意する[1]．抗凝固薬による副作用以外のビタミン K 欠乏による出血傾向には注意が必要で，PT-INR，プロトロンビン時間をモニタリングする．

一方で，ワルファリンが開始された場合は，ビタミン K が多く含まれている経腸栄養剤はワルファリンの効果を減弱するため使用しないようにする．ビタミン K が多く配合されている経腸栄養剤には，ラコール®（62.5 μg/100 kcal），ツインライン®（63 μg/100 kcal）などがある．

（斎野容子，三松謙司）

文　献

1）片多史明：脳血管障害．エビデンスに基づく病態別経腸栄養法〜病態別経腸栄養剤の選び

方と使い方〜．静脈経腸栄養，**27**：697-701，2012．
2) Dennis, M. S., Lewis, S. C., Warlow, C.：FOOD Trial Collaboration. Effect of timing and method of enteral tube feeding for dysphagic stroke patients(FOOD)：a multicentre randomised controlled trial. *Lancet*, **365**：764-72, 2005.
3) Dennis, M., Lewis, S., Cranswick, G., Forbes J.：FOOD Trial Collaboration. FOOD：a multicentre randomised trial evaluating feeding policies in patients admitted to hospital with a recent stroke. *Health Technol Assess*, **10**：iii-iv, ix-x, 1-120, 2006.
4) Bath, P. M., Bath, F. J., Smithard, D. G.：Interventions for dysphagia in acute stroke. *Cochrane Database Syst Rev*.(2)：CD000323, 2000.
5) Norton, B., Homer-Ward, M., Donnelly, M. T. et al.：A randomised prospective comparison of percutaneous endoscopic gastrostomy and nasogastric tube feeding after acute dysphagic stroke. *BMJ*, **312**：13-6, 1996.
6) 大野　綾，藤島一郎，大野友久，他：経鼻経管栄養チューブが嚥下障害患者の嚥下に与える影響．日摂食嚥下リハ会誌，**10**：125-134, 2006．
7) 田中育太，松村博士，久居弘幸，他：栄養剤の形状機能の追求．PEG患者に対する半固形化栄養材の有効性に関する多施設共同比較臨床試験．静脈経腸栄養，**26**：232, 2011．

Q81 胃食道逆流現象における経腸栄養で注意することは何ですか？

A 胃食道逆流現象における経腸栄養では，逆流による不顕性誤嚥に注意する必要がある．

胃食道逆流症（gastro-esophageal reflex disease：GERD）とは，胃酸が食道に逆流することにより，食道粘膜障害が引き起こされ，胸焼け，食道つかえ感，胸痛，さらに喀痰の増加，肺炎などの呼吸器症状を起こす病態である[1]．寝たきり状態で経腸栄養を行っていると約20〜30％にGERDが懸念され，誤嚥性肺炎のリスクとなる危険性がある．

GERDの病態

GERDの原因は，下部食道昇圧帯の機能不全と食道クリアランスの低下である．

1）下部食道昇圧帯の機能不全

下部食道昇圧帯は，下部食道括約筋（lower esophageal sphincter：LES），His角，胃斜走筋，横隔膜脚などで形成される．経鼻経管栄養では，胃内に高浸透圧や高脂肪の栄養剤が注入されることにより胃壁進展拡張刺激が誘発され，LESと横隔膜脚を弛緩させて逆流の原因となる．

2）食道クリアランスの低下

食道クリアランスは，食道の蠕動運動により行われ，嚥下に伴う食道の収縮運動と嚥下に関係なく食道壁の進展刺激により生じる蠕動運動がある．経鼻経管栄養では，食物の嚥下を伴わないため嚥下反射や食道への刺激を経ずに直接胃内に栄養剤が注入されるため，生理的な消化管運動のバランスが崩れ，食道クリアランスの低下や胃排出能の低下が起こり逆流の原因となる．

GERDに対する対応

GERDに対しては，原因を排除して，薬剤治療を行うのが一般的である．LES圧を低下させる薬剤（Ca拮抗薬，テオフィリン製剤，抗コリン薬，硝酸剤など）はできるだけほかの薬剤に変更する．薬物治療では，PPIがGERDの第1選択薬であり，最も効果が高く費用対効果もすぐれている[2]．

経腸栄養では，栄養剤内の遊離カルシウムと反応してゲル化する食物繊維ペクチンを投与することで，呼吸器感染による発熱者は9人から4人に減少したと報告され[3]，PEGでは栄養剤に寒天を添加して固形化することで10人から4人にまでGERDを減少させたと報告されている[4]．

GERD に対する対策と治療

1) 体　位
① 腹部を圧迫させない体位をとる．
② 栄養剤注入時の体位を半座位（約 30 度）とする．

2) 経管栄養
① 栄養剤の脂肪成分を減らす．
② 食物繊維を添加する．
③ 固形化を試みる．
④ 投与速度を 100 mL/hr 以下にする．
⑤ 間歇的経口食道胃管栄養法，経管栄養カテーテルの空腸留置
⑥ 栄養剤注入前に胃内容を吸引する．

3) 薬物治療
消化管運動機能改善薬（メトクロプラミド（プリンペラン®），ドンペリドン（ナウゼリン®），エリスロマイシン，ニザチジン（アシノン®）など）や PPI や H_2 遮断薬などの酸分泌抑制薬を投与する．

4) 手　術
腹腔鏡下噴門形成術

経腸栄養施行中に誤嚥を繰り返す場合には，GERD を考慮して上記の対策や治療を行う必要がある．場合によっては経腸栄養は中止して，静脈栄養に変更することも考慮する必要がある．

（三松謙司）

文　献

1) 三松謙司：逆流性食道炎・胃食道逆流（GERD：gastro-esophageal reflex diseases）の治療は？　外科研修医 Q & A．Vol. 1 消化管編．医歯薬出版，東京，2011，p51．
2) 日本消化器病学会：胃食道逆流（GERD）診療ガイドライン．南江堂，東京，2009．
3) 田部井　功，久保宏隆，矢野文章，ほか：粘度調整ゲル化剤を用いた経腸栄養剤投与法の胃食道逆流に対する予防効果と臨床使用試験．日消外会誌，**36**：71-77，2003．
4) Kanie, J., Suzuki, Y., Akatsu, H. et al.: Prevention of gastro-esophageal reflux by an application of half-solid nutrients in patients with percutaneous endoscopic gastrostomy feeding. *J Am Geriatr Soc*, **52**：466-467, 2004.

Q82 クローン病に経腸栄養は有用ですか？

A クローン病の栄養療法は，完全静脈栄養，経腸栄養，食事で行われる．経腸栄養は，特に活動期における寛解導入，寛解期における再発予防として有用な治療法である．

　クローン病の栄養管理は，活動期における寛解導入のための栄養療法と寛解維持における再発予防のための栄養療法に分けて考える必要がある．活動期における寛解導入のための栄養療法では，完全静脈栄養と経腸栄養が中心となる．
　完全静脈栄養のクローン病に対する効果は，腸管安静を図りながら栄養状態を維持できることで，クローン病の瘻孔，腫瘤，閉塞，活動性病変など多岐にわたる徴候に対し63～89％と高い有効性が報告されている[1]．一方，クローン病の経腸栄養に関しては多くのrandomized control trial（RCT）が報告されており，完全静脈栄養よりエビデンスレベルは高いといわれている[2]．クローン病の寛解導入のための完全静脈栄養と経腸栄養を直接比較したRCTでは，完全静脈栄養19人，成分栄養剤17人の14日間の治療によるCrohn's disease activity index（CDAI）を比較した報告があり，寛解（CDAI<150）は，完全静脈栄養74％（14/19人），成分栄養剤65％（11/17人）（実質的には3人が14日間の成分栄養剤を施行できなかったため11/14人，79％）と同等の効果であったと報告されている[3]．
　完全静脈栄養，経腸栄養ともに，クローン病の寛解導入には有効な栄養療法であり，実際には，重症例では完全静脈栄養を選択し，中等症程度であれば経腸栄養を選択するが，活動性のクローン病ではまず静脈栄養を施行し，炎症反応が消退してきたら成分栄養剤による経腸栄養を開始するのが実際の臨床に即した考え方と思われる．
　経腸栄養に使用される栄養剤には，成分栄養剤，半消化態栄養剤，消化態栄養剤があり，栄養成分の窒素源によりその特徴が異なる．クローン病に対しては，窒素源がアミノ酸であり消化が不要で，脂肪がほとんど含まれていないために腸管安静効果が優れている成分栄養剤が使用されることが多い．
　成分栄養剤のメリットは，①食事性抗原の回避，②腸管安静，③腸内細菌叢の改善，④感染の予防，⑤在宅管理が容易，などがある．しかし，成分栄養剤と半消化態栄養剤や消化態栄養剤との比較においては，必ずしも成分栄養剤が優れているわけではない[2]．わが国では，短期間における成分栄養剤と半消化態栄養剤の比較で半消化態栄養剤が成分栄養剤以上の効果があったと報告されている[4]．
　クローン病は寛解しても1年で30％，2年で40％が再燃し，再燃することがク

ローン病の特徴の1つである．したがって，再燃をいかに予防するかが治療のポイントになるが，再燃を確実に予防する治療薬は存在しないため栄養管理が重要である．寛解維持における再発予防のための栄養療法では，寛解維持の栄養療法として摂取エネルギーの半分を成分栄養剤で投与する half-elemental diet(ED)の有用性がRCTで報告されており，free diet 群の再燃率が64％に対して，half-EDの再燃率は34.6％と有意に低く，寛解維持期間も長かった[5]．実際には，成分栄養剤としてエレンタール®を3～4パック(900～1,200 kcal)内服して，残りのエネルギーは食事で摂取することが多い．しかし，成分栄養剤は味覚や量の問題から十分に内服できない場合もあり，夜間に経鼻胃管からポンプを使用して投与したり，瘻孔タイプでない場合には percutaneous endoscopic gastrostomy(PEG)を造設して投与する[6]こともある．

　成分栄養剤のみでの栄養管理時には，成分栄養剤には脂肪が含まれていないため必須脂肪酸欠乏に注意する必要がある．夜間に成分栄養剤を投与し，日中は低脂肪食を摂取させることで必須脂肪酸欠乏を予防する．また，生活指導として，喫煙者では成分栄養剤投与でも再発率が高いため，成分栄養剤の効果を高めるためにも禁煙指導を徹底させる必要がある．飲酒に関しては，寛解期では乾杯程度は問題ないと思われるが，活動期では飲酒が腸管炎症に悪影響を与えるため禁酒とすべきである．

〈三松謙司〉

文　献

1) Ostro, M. J., Greenberg, G. R., Jeejeebhoy, K. N.: Total parenteral nutrition and complete bowel rest in the management of Crohn's disease. *JPEN J Parenter Enteral Nutr*, **10**: 280-287, 1985.
2) 古賀秀樹, 飯田三男: 緩解導入に対するTPNと成分栄養法は？　クローン病．臨床に直結する消化管疾患治療のエビデンス．ベッドサイドですぐに役立つリファレンスブック．文光堂, 東京, 2008, p245-249.
3) Jones, V. A.: Comparison of total parenteral nutrition and elemental diet in induction of remmision of Crohn's disease. Lomg-term maintenance of remmision by personalized food exclusion diets. *Dig Dis Sci*, **32**(Suppl): 100S-107S, 1987.
4) Sakurai, T., Matsui, T., Yao, T. et al.: Short-term efficacy of enteral nutrition in the treatment of active Crohn's disease: a randomized, controlled trial comparing nutrient formulas. *JPEN J Parenter enteral Nutr*, **26**: 98-103, 2002.
5) Takagi, S., Utsunomiya, S., Kuriyama, H. et al.: Effective of an 'half elemental diets' as maintenance therapy for Crohn's diseae: a randomized-controlled trial. *Aliment Pharmacol Ther*, **24**: 1333-1340, 2006.
6) 三松謙司, 川崎篤史, 加納久雄, 他: 再燃を繰り返したクローン病患者に対する胃瘻による成分栄養剤エレンタール投与の有用性．静脈経腸栄養, **25**: 476, 2010.

Q83 潰瘍性大腸炎に経腸栄養は有用ですか？

A 潰瘍性大腸炎に対する治療の主体は薬物療法であり，現在のところ経腸栄養による腸管病変に対する治療効果は認められていない．

潰瘍性大腸炎は，大腸粘膜にびらんや潰瘍といった炎症性傷害をびまん性に生じる慢性炎症性腸疾患の1つである．発症原因は不明で，病状が寛解にいたっても再発し，その後も寛解と再燃を繰り返すのが特徴である．

厚生労働省研究班による診療ガイドラインでは，潰瘍性大腸炎に対する治療の主体は薬物療法である[1]．潰瘍性大腸炎では，小腸に病変がないことが多いことから，小腸機能が障害されて消化吸収障害を伴うことは少ないため栄養障害をきたすことはまれである．したがって，栄養療法の有用性は限定的であり，現在のところ，経腸栄養による腸管病変に対する治療効果は認められていない．また，クローン病と異なり，基本的に食事制限は必要としないことが多く，入院が必要な重症例でも必ずしも絶食は必要ではない．

しかし，頻回の下痢や下血，重症例や劇症型においては中心静脈栄養にて栄養補給を行い，食事や経腸栄養は中止となる．中心静脈栄養からの離脱時や寛解導入に，経口摂取が不足し低栄養状態にあるときには半消化態栄養剤，消化態栄養剤，成分栄養剤，自然流動食などを使用することがあり，また，軽症や中等症では補助療法として成分栄養剤が用いられることがあるが，明らかな効果を示すエビデンスはない．しかし，経腸栄養は，栄養状態を改善する効果はあると考えられ，ステロイド治療の補助的役割として施行されることが多い．

炎症性腸疾患では，潜在的に乳糖不耐症が存在するため，栄養剤を使用するときには乳糖を含まない栄養剤を使用する．

十二指腸や小腸に病変が少ない潰瘍性大腸炎では，ビタミンや微量元素の欠乏

表83-1 潰瘍性大腸炎における栄養療法の意義

完全静脈栄養	食事と比較して緩解導入や手術回避の効果は高くない
経腸栄養	治療効果はステロイド治療の補助的役割 栄養状態の改善には有用
経口栄養	癌化予防のために葉酸摂取が有用 n-3系脂肪酸が活動性およびステロイド必要量の減少に有用

（文献2)より）

はまれであるが，サラゾピリン®やペンタサ®などの5-アミノサリチル酸（ASA）製剤との相互作用で吸収が低下する．特に葉酸欠乏が起こりうるため補充が必要となる場合もある[2]．プレドニゾロン投与時にはカルシウムの尿中排泄が促進され骨粗鬆症のリスクが高まるため注意が必要である．

　下痢が続いている場合には，亜鉛が消化管から喪失し亜鉛欠乏となる．また，下痢では，カリウムやマグネシウムの喪失にも注意する．消化管出血が続くと鉄欠乏となるのは周知のとおりである．

（川崎篤史，三松謙司）

文献

1) 難治性炎症性腸管障害に関する調査研究班：エビデンスとコンセンサスを統合した潰瘍性大腸炎の診療ガイドライン．http://minds.jcqhc.or.jp/stc/0029/1/0029_G0000071_GL. 2006
2) 福田能啓，小竹淳一郎，福田修久，他：炎症性腸疾患．キーワードでわかる臨床栄養．改訂版，羊土社，東京，2011, p287-299.

Q84 狭窄を有する大腸癌に経腸栄養は有用ですか？

A 狭窄を有する大腸癌症例では栄養障害を伴っていることが多く，消化・吸収をほとんど必要としない成分栄養剤（エレンタール®）が有用である．

　大腸癌は，進行していても腸閉塞症状がなければ術前まで経口摂取が可能であり，栄養状態は比較的良好である．しかしながら腫瘍による狭窄を伴っている場合は，栄養状態が不良であり，術前から厳重な栄養管理を行っていないと術後の合併症が増加する．従来，腸管に対する手術という特殊性から，中心静脈栄養などの経静脈栄養が選択されてきたが，近年 elemental diet（成分栄養）を用いた術前の経腸栄養管理[1,2]や，immune-enhancing enteral diet（免疫増強経腸栄養）の術前投与が注目されている[3]．そこで，大腸癌術前栄養管理について，エレンタール®による術前栄養管理ついて述べる．

■ エレンタール®を用いた術前栄養管理

　エレンタール®は，消化をほとんど必要としない成分で構成された，きわめて低残渣・易吸収性の経腸的高カロリー栄養剤で，elemental diet または成分栄養とよばれる．また大便の排泄量を乾燥重量で 7.9% まで減少させる効果があり，colon preparation にも有用とされている[4]．

　狭窄を有する大腸癌症例でも，狭窄のみで腸閉塞のない場合と腸閉塞のある場合がある．腸閉塞の場合には，消化管の減圧治療が必要であり，経腸栄養の禁忌となるが，狭窄のみで腸閉塞のない場合には，腹部膨満の進行，排便，排ガス状態を考慮して経腸栄養を行うことも可能であり，経腸栄養剤には残渣の少ない成分栄養剤（エレンタール®）の有用性が報告されている[1,2]．

　また，腸閉塞のある場合には，閉塞部位と減圧処置方法とその効果によって，成分栄養剤の投与を施行できる場合とできない場合がある．

1）腸管閉塞のある右側結腸癌

　すみやかにロングチューブを挿入し，できるだけ腸管（小腸，大腸）の減圧を図る．口側の腸管の減圧により狭窄部の通過障害が改善される場合もあるが，多くの症例では経腸栄養管理は困難で，中心静脈栄養（total parental nutrition；TPN）に頼らざるをえない場合が多い．

2）腸管閉塞のある左側結腸癌・直腸癌

　ロングチューブ挿入のみでは腸管の減圧が不十分なことが多く，大腸内視鏡を

用いて経肛門的減圧チューブが推奨される．十分に減圧できれば，待機手術により一期的吻合も可能となる．減圧中にエレンタール®を中心とした経腸栄養管理も可能となる．

堀部ら[1,2]は，狭窄の強い大腸癌に対して十分な腸管減圧処置が行われた後，エレンタール® 900〜1,200 kcal/日を術前経口投与し，TPN を用いた栄養管理群と比較したところ，栄養学的指標に有意差はなく，術後合併症の発生頻度や術後在院日数にも有意差はなかったと報告している．

使用する経腸栄養剤

狭窄を伴う大腸癌症例で術前に使用される経腸栄養剤は成分栄養剤が一般的であるが，消化態栄養剤（ペプチーノ®）も使用可能と考えられる．ペプチーノ®は窒素源がペプチドであるため，長期絶食で萎縮した腸管粘膜では，エレンタール®の窒素源であるアミノ酸よりも腸管吸収が良好である．また，浸透圧は，エレンタール®が 760 mOsm/L，ペプチーノ®が 460 mOsm/L とペプチーノ®の浸透圧のほうが低いため，浸透圧性の下痢の発症はペプチーノ®のほうが少ない．なお，成分栄養（エレンタール®）では脂肪がきわめて少なく，消化態栄養（ペプチーノ®）ではまったく含まれていないため，静脈投与による脂肪製剤の投与は必須となる．

狭窄を伴う大腸癌症例では，腸閉塞の有無で経腸栄養管理が施行可能かを判定し，経腸栄養を行う場合にも，開始後の腹部膨満，排便・排ガス状態に十分注意して，栄養剤投与後の腸閉塞を起こさせない管理が必要である．

（川崎篤史）

文献

1) 堀部大輔，丸山尚嗣，夏目俊之，他：狭窄の強い大腸癌患者に対する成分栄養剤経口投与による術前栄養管理．臨床外科，**64**：1577-1582，2009．
2) 堀部大輔，丸山尚嗣，松原久裕，他：狭窄大腸癌症例に対する術前栄養管理．外科，**73**：726-730，2011．
3) 三松謙司，大井田尚継，川崎篤史，他：術式別にみた消化器癌患者に対する術前免疫増強栄養剤投与の有用性．静脈経腸栄養，**25**：609-615，2010．
4) 川村 功，小越章平，碓井貞仁，他：Elemental Diet による経腸的 Hyperalimentation(XI)—大腸外科における有用性について．外科，**42**：57-60，1980．

Q85 急性膵炎では経腸栄養を行ってもよいのですか？

A 軽度から中等症の急性膵炎に対する経腸栄養の有効性は少ないが，重症例には早期からの経腸栄養が有用といわれている．

　急性膵炎は，アルコールや脂肪食の大量摂取，腫瘍や胆石膵炎などの病態，医原性（内視鏡的逆行性胆管膵管造影，薬剤など）などさまざまな要因にて発症する．病態は，膵外分泌機能の障害により自己消化を招き，重症例では全身に炎症性反応が波及することで，多臓器不全（multiple organ failure：MOF）や感染症併発を引き起こす．軽度から中等度の症例は急性膵炎発症患者全体の75〜80％に上り，死亡例は約1％程度である．20〜25％の重症膵炎における死亡率は，19〜30％である[1]．特に敗血症を合併した場合の死亡率は，80％と良性疾患でありながら高い[2]．

　重症急性膵炎では容易に栄養障害に陥りやすく，低栄養による弊害が報告されている．従来の急性膵炎に対する治療は，膵臓の安静を図る目的のため，完全静脈栄養が一般的であった．今日では経腸栄養を行うことにより，①腸管免疫能の維持，②免疫反応のdown regulation，③酸化ストレスの軽減，④重症度の軽減，⑤疾患経過の迅速な改善を促進，⑥合併症の減少，などの利点が報告されている[3]．

　急性膵炎診療ガイドライン[4]では，特に重症例において，早期からの経腸栄養は感染症の合併および死亡率低下の効果が期待され，入院期間の短縮や医療費の軽減につながると結論づけ，推奨度Bとなっている．ESPENガイドライン[5]による重症例に対する経腸栄養は，低栄養による弊害防止目的のためGrade Aとして強く推奨されている．しかし，軽症〜中等症患者における経腸栄養の治療効果は証明されていない．これは数日の禁飲食により，経口摂取が可能となるためである．

重症急性膵炎の経腸栄養

　重症膵炎での経腸栄養の意義は，重症膵炎では異化亢進により安静時エネルギー消費量が基礎代謝量の1.5倍となり，経口的な栄養摂取が長期的に困難なため，これに見合った栄養を補給する必要があること，経腸栄養によるbacterial translocationを防止する感染対策，完全静脈栄養に比較して感染性合併症を低下させ在院日数と医療コストを減少させることがあげられる[6]．

1) エネルギーと三大栄養素の必要量[7]

重症膵炎では重症度に応じて代謝が亢進し，Harris-Benedict の式では実際の代謝必要量に対応しないため，間接熱量計での測定が望ましいとされている．エネルギー投与量は，25～35 kcal/kg/日が推奨されるが，高血糖には十分注意が必要である．

栄養投与における問題点は膵外分泌刺激である．しかし，静脈投与による三大栄養素の膵外分泌刺激はなく，経腸投与でもグルコース，蛋白質やアミノ酸の空腸投与による膵外分泌刺激はごくわずかで，脂肪投与においても近位空腸への投与では膵外分泌に与える影響はわずかである．

三大栄養素のうち，糖質投与量は 3～6 g/kg/日で，血糖値は 180 mg/dL 以下にコントロールする．蛋白投与量は 1.2～1.5 g/kg/日，脂質は 2 g/kg/日まで投与可能であるが，血中脂質をモニタリングして血中中性脂肪が 320 g/dL 以上では減量する．

2) 栄養投与ルート

膵炎の経腸栄養ルートは，膵外分泌刺激を最小限にするために経鼻空腸チューブによる空腸投与が一般的に施行される．しかし，最近では，胃内投与でも入院期間，疼痛緩和効果，栄養状態，CRP，感染症合併率，感染性膵壊死のための手術移行率や救命率に有意差はないとの報告[8]もある．

投与に際し，膵炎では麻痺性イレウス状態であることが多いが，部分的なイレウスでは低速持続で投与は可能である．

3) 栄養剤

ESPEN ガイドライン[5]では，半消化態栄養剤よりも消化態栄養剤が推奨されている．消化態と半消化態栄養剤の比較試験では，感染性合併症に有意差はなかったが，消化態栄養剤で体重減少は少なく，在院日数は短いという報告[9]がある．しかし，半消化態と消化態栄養剤で明らかな優位性は認められないともいわれている[10]．免疫調整栄養剤やプロバイオティクス[11]も検討されているが，現時点では有効性に関する十分な根拠はない．

一般的には，成分栄養剤が使用されることが多いが，血糖，血中脂質をモニタリングして半消化態栄養剤が使用されることも可能と思われる．

4) 選択的消化管除菌法（selective decontamination of the digestive tract：SDD）

SDD は，腸管内の常在腸内細菌叢に影響を与えることなく，病原性のあるグラム陰性桿菌とそのエンドトキシン産生，真菌の増殖を抑制しようとする方法[12]である．重症膵炎患者では，bacterial translocation の発症原因の 1 つである腸内細菌や真菌の異常増殖を予防するための消化管内除菌療法として施行される．消化管内除菌療法として，非吸収性の抗菌薬や抗真菌薬を腸管内投与する．特に，完全静脈栄養管理時に施行され，SDD の導入で感染性膵合併症が有意に減少したとの報告[13]もある．しかし，急性膵炎診療ガイドライン[4]では，SDD は十分な科学

的根拠がないため明確な推奨ができないとされている．

　実際には，口腔ケアと合わせて，腸管内に抗菌薬（非吸収性，好気性グラム陰性桿菌に広い抗菌性をもつポリミキシン B 100mg，好気性グラム陰性桿菌のほかブドウ球菌にも抗菌力をもつトブラマイシン 80 mg）と抗真菌薬（アムホテリシン B 500mg）を 1 日 4 回投与するのが標準的な処方[12]で，これに L-グルタミン，食物繊維を投与することもある．

（吹野信忠，三松謙司）

文献

1) Baron, T. H., Morgan, D. E.: Acute necrotizing pancreatitis. *N Engl J Med*, **340**: 1412-1417, 1999.
2) Renner, I. G., Savage, W. T., 3rd., Pantoja J. L., et. al.: Death due to acute pancreatitis. A retrospective analysis of 405 autopsy cases. *Dig Dis Sci*, **30**: 1005-1018, 1985.
3) Jabbar, A., Chang, W. K., Dryden, G. W. et al. Gut immunology and the differential response to feeding and starvation. *Nutr Clin Pract*, **18**: 461-482, 2003.
4) 急性膵炎診療ガイドライン 2010 改訂出版委員会編：急性膵炎診療ガイドライン 2010．第 3 版，金原出版，東京，2009，p110-111．
5) Meier, R., Ockenga, J., Pertkiewicz, M. et al.: ESPEN Guidelines on Enteral Nutrition: Pancreas. *Clin Nutr*, **25**: 275-84, 2006.
6) 下瀬川　徹，伊藤鉄英：急性膵炎における初期診療のコンセンサス　改訂第 3 版．膵臓，**26**: 651-683，2011．
7) 栗山とよ子，Meier, R., Ockenga, J.：膵疾患の栄養管理．ESPEN-LLL に学ぶ．静脈経腸栄養，**26**: 713-722，2011．
8) 髙山敬子，清水京子，門前正憲，他：重症急性膵炎に対する経管栄養．経胃か経腸か．病態栄養に基づいた膵疾患の栄養管理を考える．胆と膵，**32**: 479-480，2011．
9) Tiengou, L. E., Gloro, R., Pouzoulet, J. et al.: Semi-elemental formula or polymetric formula: Is there a better choice for enteral nutrition in acute pancreatitis? Randomized comparative study. *J Parenter Enteral Nutr*, **30**: 1-5, 2006.
10) Petrov, M. et al.: Systemic review and meta-analysis of enteral nutrition formulations in acute pancreatitis. *Br J Surg*, **96**: 1243-1252, 2009.
11) Dutch Acute Pancreatitis Study group: Probiotic ptophylaxis in predicted severe acute pancreatitis: a randomised double-blind, placebo-controlled trial. *Lancet*, **371**: 651-659, 2008.
12) 吉川恵次：SDD（selective digestive decontamination）．外科と代謝・栄養，**44**: 275-276，2010．
13) Luiten, E. J. T., Hop, W. C. J., Lange, J. F. et al.: Controlled clinical trial of selective decontamination for the treatment of severe acute pancreatitis. *Ann Surg*, **222**: 57-65, 1995.

Q86 術前患者の栄養管理にはどのような栄養剤を使用したらよいですか？

A 術前栄養管理は経口摂取が基本であるが，通常の食事が困難な場合には経口補助栄養として経腸栄養剤や濃厚流動食を使用することがある．また，経口摂取が困難な場合には経管栄養を選択する．

アルギニン，グルタミン，n-3系不飽和脂肪酸，核酸を強化した免疫増強経腸栄養剤の周術期投与により術後の感染性合併症が半減するといわれている．

術前栄養管理の適応と方法

術前の栄養管理の目的は，術後合併症発生率や死亡率を減少させることである．術前の栄養管理は軽視されがちであるが，合併症予防の観点からは術後よりむしろ術前の栄養管理が重要である．術前にはまず栄養評価を行い，積極的な栄養管理が必要かどうかを判定する必要がある．通常は健常時体重の10％以上の体重減少があれば中等度以上の栄養障害があると判断して栄養管理を行う．

ESPENガイドライン[1)]では，術前栄養管理を行う適応を示している．
・6カ月で10～15％以上の体重減少がある場合
・BMI＜18.5 kg/m^{2}の場合
・SGA（主観的包括的評価）がGrade C（高度栄養障害）の場合
・血清アルブミン＜3.0 g/dLの場合（肝・腎機能障害は除く）

術前栄養管理に必要な時間は，生理的な機能を回復させるためには4～7日間，さらに体内蛋白質の回復を目標とした場合には7～14日間の栄養療法が必要になる．最近では，DPC（診断群分類別包括制度）のため術前の入院期間は短くなる傾向にあり，外来での栄養管理の重要性が増している．

術前栄養管理は，経口摂取を基本とするが，食道癌や胃癌幽門狭窄などでは通過障害のために十分な経口摂取ができない場合も多い．基本的には通過障害の程度によって経口摂取，経腸栄養，静脈栄養の順に選択するが，それぞれを併用して行うことも適宜考慮する．可能なかぎり腸管を使用した栄養療法を行うことが，栄養学的にも，生体防御機能維持の面からも，合併症予防のためにも望ましい．

術前栄養管理に使用される栄養剤

使用する栄養剤は，腸管の消化吸収機能に合わせて考慮する．イレウスを併発していない狭窄を有する大腸癌症例では，成分栄養剤（エレンタール®）を使用し

表 86-1　免疫増強栄養剤の推奨項目

1. Immunonutrition を早期投与すべき患者

① 待機消化管手術患者
上部消化管手術（食道，胃，膵，胆道系）中等度～高度の栄養障害を有する（Alb＜3.5 g/dl）
→術前投与が最も効果的
下部消化管手術　高度の栄養障害を有する（Alb＜2.8 g/dl）
② 外傷患者　多発外傷　ISS（Injury Severity Score）≧18
　　　　　　腹部多臓器損傷　ATI（Abdominal Trauma Index）≧20

2. 結論的でないが効果があると思われる症例

定時手術例
① 慢性呼吸器疾患で人工呼吸器を必要とする大動脈再建手術例
② 栄養不良の頭頸部手術例
重症頭部外傷（GCS＜8）
Ⅲ度熱傷　30％以上
人工呼吸器に依存かつ敗血症を発現していない患者

3. 重症感染症例

重症感染症患者での Immunonutrition 投与の効果は証明されていない

4. Immunonutrition が推奨されない症例

5 日以内の経口摂取再開が予想される患者
モニターのためだけの ICU 滞在患者
経腸栄養投与部位より肛門側に腸管閉塞を来している患者

5. Immunonutrition の投与方法

開始時期：可能ならば侵襲前から開始　術前 5～7 日間投与

6. 投与量

少なくとも 1200～1500 ml/日あるいは投与目標カロリー量の 50～60％

7. 期待される効果

感染性合併症，在院日数，抗生物質使用量，人工呼吸管理日数，MOF の減少
医療資源の節約
死亡率減少効果は未確定

8. 投与期間

最低限 5 日間　いつまで続けるかについての定見はない

9. 投与方法

胃内投与が第一選択，不可能であれば空腸投与

10. Tolerance の評価

適切な経腸栄養投与法を守る

（文献 6）より）

た報告[2]がある(Q84参照).

また，侵襲時に需要が高まる物質や炎症反応を抑える物質，侵襲による消化管上皮の萎縮を防止する物質などを添加，あるいは強化した栄養剤である免疫増強栄養剤(immunonutrition)(Q41参照)の周術期投与が有用である．アルギニン，グルタミン，n-3系脂肪酸，核酸などの生体の免疫能や防御能を高める特定の栄養素を強化した免疫増強経腸栄養剤(immune-enhancing diet)や炎症を抑制する栄養素を調整して配合した免疫調整栄養剤(immune-modulating enteral diet)を周術期に使用する(Q42参照)ことで，術後感染予防などの臨床的アウトカムを改善することが報告[3]されている．

周術期に使用する免疫増強栄養剤の有用性についての21の無作為化試験(RCT)をメタ解析した結果[4]では，術前，術前後，術後のいずれのタイミングで使用しても術後の全合併症および感染性合併症の発生率を低下させ，周術期に使用すると入院期間が約2日短縮したと報告されている．しかし，死亡率には影響を及ぼさないとされている．

ASPENガイドライン[5]では，待機的な消化器手術症例で，① 中等度から高度の栄養障害(血清アルブミン<3.5 g/dL)を伴う上部消化管手術症例，② 高度の栄養障害(血清アルブミン<2.8 g/dL)を伴う下部消化管手術症例は，免疫増強栄養剤を投与すべき対象患者にあげている．

免疫増強栄養剤の投与方法は，待機手術症例には，術前5〜7日間，1日1,200〜1,500 mLを投与し，術後にも早期経腸栄養として5〜7日間継続することが望まれる．しかし，1日1,200〜1,500 mLの投与量はかなり多く，術前に経口摂取するには内服コンプライアンスの維持が困難な場合が多い．術前7日間投与できるのであれば1日750〜1,000 mLでも効果は得られると考えられ，わが国の食道癌手術症例では，術前7日間で1日750 mL投与の報告が多い[3]．

現在，おおむねコンセンサスを得ている免疫増強栄養剤の使用に関する推奨項目を(**表86-1**)[6]に示す．

(三松謙司)

文 献

1) ESPEN guidelines on enteral nutrition including organ transplantation, 2006.
2) 堀部大輔, 丸山尚嗣, 夏目俊之, 他：狭窄の強い大腸癌患者に対する成分栄養剤経口投与による術前栄養管理. 臨床外科, **64**：1577-1581, 2009.
3) 三松謙司, 大井田尚継, 川崎篤史, 他：術式別にみた消化器癌患者に対する術前免疫増強栄養剤投与の有用性. 静脈経腸栄養, **25**：609-615, 2010.
4) Cerantola, Y., Hübner, M., Grass, F. et al.: Immunonutrition in gastrointestinal surgery. *Br J Surg*, **98**：37-48, 2011.
5) Consensus recommendation from the US summit on immune-enhancing enteral therapy. *JPEN*, **25**：S61-S63, 2001.
6) 辻仲利政. 消化器癌手術前の免疫増強栄養剤の投与効果. 外科治療, **98**：953-955, 2008.

Q87 ERAS(イーラス)における経腸栄養の役割は何ですか?

A ERAS(イーラス)とは,手術後の回復促進に役立つさまざまなケアをエビデンスに基づいて統合的に導入し,周術期における集学的なリハビリテーションプログラムを確立して,術後の身体的回復を早めるプロトコルである.

大腸手術を対象とした ERAS プロトコル[1,2]では,術後早期の経口摂取や経腸栄養の開始が感染リスクの軽減と在院期間短縮に効果があると推奨されている.

周術期のリハビリテーションを強化して手術後の回復を早める試みは,1990年代後半から行われており,特に心臓血管外科領域で,包括的周術期管理により早期に人工呼吸器から離脱するための方策が検討され,"fast-track surgery" という名称がつけられた.そのほかに "enforced multimodal rehabilitation program","accelerated rehabilitation care" などさまざまな名称がつけられて,周術期リハビリテーションプログラムの有用性が報告されてきた.

そのなかで,欧州静脈経腸栄養学会である ESPEN(The European Society for Clinical Nutrition and Metabolism)が2005年に提唱した大腸手術に対する手術回復プログラムが "enhanced recovery after surgery(ERAS)"[1,2] とよばれるものである.2009年改訂版では,プロトコルを構成する各事項に推奨度を付記したコンセンサスガイドラインが発表されている.この ERAS プログラムには22の推奨項目(**表87-1**)[2]があり,そのなかに術後栄養管理として早期経口摂取あるいは経腸栄養の開始が推奨度 A として記載されている[2].

術後早期の経口栄養摂取

術後早期の経口での栄養摂取は,本質的に侵襲期における経腸栄養と同じと考えられるため,早期経腸栄養法(Q89 参照)と同様に,その安全性と有用性についての是非が問われる.1つは術後麻痺性イレウスの問題であり,もう1つは消化管吻合部に及ぼす影響である.

術後消化管運動の回復は,小腸が4~8時間[3,4],胃が24~48時間[4,5]で,大腸が最も遅く,排ガスまでに少なくとも2~3日間とされている[3].このため,幽門輪を越えて上部空腸にチューブを留置すれば,術後早期からの栄養剤投与は十分に可能であると考えられる.また,胃の排泄能が低下していても,小腸に流入しやすく吸収されやすい栄養剤(成分栄養剤,消化態栄養剤など)を使用すれば,大腸

表 87-1　ERAS プロトコルの内容

	方策	期待する効果
1	入院前の十分な情報提供と努力目標の確認	不安解消と行動目標の明確化
2	術前腸管前処置の廃止	脱水，電解質異常の回避
3	術前絶食の廃止	不安感解消と術後耐糖能異常の軽減
4	プレメディケーションの廃止	術後抑制の軽減
5	低分子ヘパリン等の少量使用	血栓形成の予防
6	抗生物質単回投与	感染性合併症回避
7	短時間作用麻酔薬の使用	早期離床の促進
8	硬膜外麻酔の有効利用	侵襲反応の軽減
9	手術創の短縮努力	疼痛軽減，呼吸機能の改善
10	術後経鼻チューブ留置の廃止	無気肺，肺炎の回避
11	術中低体温の予防	創感染減少，循環器系合併症の回避
12	周術期輸液過負荷回避	腸管機能回復促進
13	不要なドレーンの排除	早期離床の促進
14	膀胱カテーテル使用期間の短縮	早期離床の促進
15	術後嘔気，嘔吐予防策の定型化	早期経口摂取開始の促進
16	術後腸管運動促進	早期経口摂取開始の促進
17	術後疼痛制御の徹底	侵襲反応の軽減，早期離床の促進
18	術後早期の経口あるいは経腸栄養開始	感染性合併症の低減
19	早期離床促進プログラム策定	筋力低下軽減，静脈血栓形成予防
20	退院基準の明確化	目標の明確化
21	退院後フォローアップケアの推進	不安の解消
22	臨床的アウトカムの報告義務化	プログラムの評価，フィードバック効果

（文献 2）より）

機能の回復を待たずに早期経腸栄養剤投与が可能と考えられる．

　術後麻痺性イレウスの予防法として，理学療法としての早期離床や早期歩行が腸蠕動の回復に効果があると考えられているが，実際には現時点で有力なエビデンスはない．

　早期経口摂取による大腸の蠕動運動の回復は，術後排ガス確認が結腸切除では2日以内[6]，胃切除では早期経口摂取群 2.3 日と絶食群の 3.3 日より有意に短かった[7]と報告されていることから，術後早期経口摂取や経腸栄養により，早期に腸管を使用することが術後麻痺性イレウスを改善させる有効な治療法であると考えられている．ERAS プロトコル[2]では，麻痺性イレウス対策として，胸椎硬膜外麻酔の施行，麻薬の非投与，過剰な輸液の回避，腹腔鏡下手術の推奨，酸化マグネシウムの経口投与が推奨されている．

早期経腸栄養

　早期経腸栄養が消化管吻合に及ぼす影響では，消化管吻合を伴う待機的消化管手術において，24時間以内に経腸栄養を開始した早期経腸栄養に関する11編のRCTのメタ解析の結果[8]，縫合不全のリスクは，絶食群では1～25%に対し早期経腸栄養群で2～7%と低く，このうち7編のRCTでは早期経腸栄養群で縫合不全が減少する傾向が認められた．また，このメタ解析は，2006年にコクランデータベース・システマティック・レビューとして13編のRCTから1,173人を抽出したメタ解析として規模が拡大され，2011年にさらに更新された．この2011年のコクラン・レビュー[9]では，14編のRCTから1,224人の患者が抽出され，吻合を伴う消化管待機手術後に早期経腸栄養を施行することにより，縫合不全は減少傾向を認めたと報告されている．

　これらのレビューは十二指腸より下部の消化管手術のRCTが抽出された結果がほとんどであり，おもに大腸手術後の早期経腸を対象にした研究結果であった．したがって，このレビューから下部消化管手術では早期経腸栄養により縫合不全率が増加するリスクはないと考えることができる．

　また，消化器外科手術において6～24時間以内に経腸栄養を施行した群と静脈栄養を施行した群を比較したメタ解析[10]では，縫合不全は経腸栄養群で有意に減少したと報告されている．このメタ解析は，29編のRCTの解析で，このうち7編のRCTでは経口投与が行われているため吻合部を通過する投与法と考えられた．また，上部消化管手術と下部消化管手術がほぼ同数登録されており，上部消化管手術においても縫合不全のリスクを増加させずに経腸栄養を投与できる可能性があるが，現状では十分なエビデンスがない．

　経腸栄養剤が吻合部を通過するモデルラットを用いた基礎研究[11]では，経腸栄養剤が吻合部を通過しても縫合不全を誘発することはなく，逆に創傷治癒を促進する作用があることが報告されている．臨床研究でも，胃切除において術後2日目からリキッドフードを摂取しても縫合不全は増加しないと報告されており[7]，食道切除においても術後2日目からゼリー状経口補水液を摂取させ，3日目から消化態栄養剤を摂取させても縫合不全は起こらなかったとの報告もある[12]．

　しかし，食道切除では誤嚥の危険性や嚥下圧の問題から術後4日目からゼリー食を開始している施設もある[13]．吻合部を通過する上部消化管手術後の早期経口摂取や経腸栄養の安全性は，術式の違いによって今後さらに検討される必要があると考えられる．

　2009年に発表されたESPEN Guidelines on parenteral nutrition：Surgery[14]によると，現代の外科治療においては術後1～3日以内に通常食が経口摂取可能となる回復強化プログラムにより患者管理を行うことが望ましいと述べられており，集学的な周術期リハビリテーションプログラムを使用して早期回復を目指すことが重要であり，そのプログラムの根幹をなすものが早期経口摂取や経腸栄養であ

る．大腸手術に対する強化回復プログラムが，今後，さまざまな術式に応用されることが期待される．

（三松謙司）

文　献

1) Fearon, K. C. H., Ljungqvist, O., Meyenfeldt, M. V. et al.：Enhanced recovery after surgery：A consensus review of clinical care for patients undergoing colinic resection. *Clin Nutr*, **24**：466-477, 2005.
2) Lassen, K., Soop, M., Nygren, J. et al.：Consensus review of optimal perioperative care in colorectal surgery：Enhanced recovery after surgery(ERAS)group recommendations. *Arch Surg*, **144**：961-969, 2009.
3) Holte, K., Kehlet, H.：Postoperative ileus a preventable event. *Br J Surg*, **87**：1480-1493, 2000.
4) Nachlas, M. M., Younis, M. T., Roda, C. P. et al.：Gastrointestinal motility studies as a guide to postoperative management. *Ann Surg*, **175**：510-522, 1972.
5) Catchpole, B. N.：Smooth muscle and the surgeon. *Aust N Z J Surg*, **59**：199-208, 1989.
6) Basse, L., Jakobsen, D. H., Billesbolle R. P. et al.：A clinical pathway to accelerate recovery after colonic resection. *Ann Surg*, **232**：51-57, 2000.
7) Suehiro, T., Matsumata, T., Shikada, Y. et al.：Accelerated rehabilitation with early postoperative oral feeding following gastrectomy. *Hepatogastroenterolgy*, **51**：1852-1855, 2004.
8) Lewis, S. J., Egger, M., Sylvester, P. A. et al.：Early enteral feeding 'nill by mouth' after gastrointestinal surgery：systematic review and meta-analysis of controlled trials. *BMJ*, **323**：773-776, 2001.
9) Andersen, H. K., Lewis, S. J., Thomas, S.：Early enteral nutrition within 24 h of colorectal surgery versus later commencement of feeding for postoperative complications. Cochrane Database Syst Rev. 2006；(4)：CD004080, Review 2006, Update in Cochrane Database Syst Rev. 2011；(2)：CD004080, 2011.
10) Mazaki, T., Ebisawa, K.：Enteral versus pearenteral nutrition after gastrointestinal surgery：A systemic review and meta-analysis of randomized controlled trial in the English literature. *J Gastrointest Surg*, **12**：739-755, 2008.
11) Fukuzawa, J., Terashima, H., Ohkohchi, N.：Early postoperative oral feeding accelerates upper gastrointestinal anastomostic healing in the rat model. *World J Surg*, **31**：1234-1392, 2007.
12) Terashima, H., Tadano, S., Yamaguchi, R. et al.：Fast track program accelerates short-term recovery after transthoracic esophagectomy with extended lymphadenectomy. *Clin Nutr Suppl*, **3**：77, 2008.
13) 佐藤　弘：胸部食道癌手術に対する ERAS．ERAS に基づく術前・術中・術後管理．消化器外科，**34**：401-405，2011．
14) Braga M., Ljungqvist O., Soeters P. et al.：ESPEN Guidelines on parenteral nutrition：Surgery. *Clin Nutr*, **28**：378-386, 2009.

Q88 経口補水療法（oral rehydration therapy：ORT）とは何ですか？

A 経口補水療法（oral rehydration therapy：ORT）とは，水分と電解質を経口的に補う方法で，経口補水液（oral rehydration solution：ORS）が使用される．

経口補水療法は，コレラや感染性下痢症により命を落としていた発展途上国の患者を救うために，世界保健機関（WHO）が1970年代に粉末状飲料を開発したのが始まりである[1]．最近ではERASプロトコールの1つとして施行されている．

ORTには，経口補水液（ORS）が使用される．海外ではガイドラインでその組成が決められており，日本では，米国小児学会の推奨値に合致する製品としてOS-1®やアクアサポート®などがある（**表88-1**）[2]．また，OS-1®やアクアサポート®は，病者用食品として調剤薬局や一般のドラッグストアでも購入でき，OS-1®には，ゼリー状タイプもあり，嚥下が不安な高齢者や小児に使用できる．これらは，小腸での水分吸収がよくなるようにナトリウムとブドウ糖が至適濃度に調節されているのが特徴である．

表88-1　経口補水液（ORS）の組成

経口補水液	Na⁺ (mEq/L)	K⁺ (mEq/L)	Cl⁻ (mEq/L)	Mg²⁺ (mEq/L)	P (mmol/L)	乳酸イオン (mEq/L)	クエン酸イオン (mEq/L)	炭水化物（ブドウ糖）(%)
WHO-ORS（2002年）	75	20	65				30	1.35
WHO-ORS（1975年）	90	20	80				30	2
ESPGHAN*	60	20	60				30	1.6
AAP**	40-60	20	「陰イオン添加」「糖質とNaモル比は2：1を超えない」					2002.2.5
OS-1®	50	20	50	2	2	31		2.5(1.8)
アクアサポート	50	20	50		4		48	2

*：European Society of Pediatric Gastroenterology, Hepatology and Nutrition；欧州小児消化器病・肝臓病・栄養学会
**：American Academy of Pediatrics；米国小児科学会

（文献2）より改変）

表88-2 海外の術前飲食期間におけるガイドライン概要

国	術前飲食期間に関するガイドライン概要	除外している疾患
英国	飲料は3時間　固形物は6〜8時間	救急/消化管疾患
カナダ	飲料は2時間　固形物は6〜8時間	—
米国	飲料は3時間　固形物は6時間	救急/消化管疾患
ノルウェー	飲料は3時間　固形物は6時間	救急/消化管疾患
スウェーデン	飲料は2〜3時間　固形物は6時間より	救急/消化管疾患
ドイツ	飲料は2時間　固形物は6時間	

(文献2)より)

　水分吸収は小腸と大腸で行われるが，およそ80％は小腸で吸収される．小腸の粘膜には，絨毛表面にNa^+-ブドウ糖共輸送機構(sodium-dependent glucose transporter 1：SGLT 1)が存在し[3]，Na^+とブドウ糖が一定の割合(Na^+：ブドウ糖＝1：1〜2)で存在すれば素早く細胞内に吸収され，浸透圧の勾配に伴って水も小腸から吸収される．したがって，小腸での水分吸収過程においてNa^+とブドウ糖が必要であり，水分吸収にはブドウ糖の至適濃度が存在し，1〜2.5％がブドウ糖の至適濃度といわれている[4]．

ORTの適応

　ORTは水分と電解質補給を目的とするため，感染性胃腸炎，発熱性消耗性疾患，脱水症，熱中症対策，高齢者の経口摂取不足，周術期の体液管理，経腸栄養での水分補給など，その適応は多岐にわたる．
　以下に周術期と経腸栄養への使用について解説する．

1) 周術期体液管理としてのORT

　ヨーロッパでは，ESPENを中心に術後患者回復を高めようとERASプロトコール(Q87参照)が推進されており，そのなかには，絶飲食にしない，炭水化物を負荷する，早期経口摂取などの項目がある．日本では，全身麻酔時の誤嚥性肺炎の予防のために，慣習として術前夜からの絶飲食(術前飲水禁止期間　平均6〜9時間，絶食期間　平均12〜13時間)[5]が行われている．しかし，海外のガイドラインでは術前2〜3時間までの飲料の摂取は可能であると発表されている(**表88-2**)．コークラン・システマティック・レビュー[6]でも，残渣のない飲料は2〜3時間前，固形物は6時間前まで摂取しても，逆流や誤嚥に関連する合併症は増加させないと報告されている．

　術前のORTは，手術前日の夕食後から手術当日の2〜3時間前までにORSを500〜1,000 mL経口摂取するが，誤嚥性肺炎のリスクなく安全に麻酔をかけるには，胃に内容物の残留がないことが重要である．この点において，ORTと禁食で

輸液管理したものとで比較した胃液量の測定の結果から，胃液は同量であったとの報告がある[7]．

術前の ORT の利点には，口渇感，空腹感，点滴の穿刺痛からの解放，輸液スタンドを持ち歩くことなどの行動の制約からの解放，看護師・薬剤師の業務軽減などがある[2]と報告されている．また，術前の高炭水化物飲料による ORT が，術後の悪心・嘔吐を減少させることが報告[8]されている．

2）術前炭水化物負荷

ORT は術前の脱水の補正と電解質補給がおもな目的で行われるが，ERAS プロトコールでは炭水化物負荷の有用性が示されており，12.5％の糖濃度飲料水を術前に 800 mL，手術 2 時間前に 400 mL 摂取することが推奨されている．**表 88-1** に示した ORS よりも高濃度の炭水化物負荷となるが，これにより手術に伴うインスリン抵抗性の改善，蛋白異化の改善，窒素バランスの改善が得られ，その結果，術後の筋力低下を防止する可能性が考えられている[9]．

わが国では 12.5％糖濃度の炭水化物飲料は販売されていないため，これに相当する糖濃度 18％のアルジネード®ウォーターを利用している施設もある[9]．アルジネード®ウォーターは，1 パック 100 kcal/125 mL で，炭水化物 22.5 g，アルギニン 2.5 g，亜鉛 10 mg，銅 1 mg が含まれている．アルギニンは免疫能の活性化，亜鉛や銅は微量元素として免疫能の改善，貧血の予防に有用であるが，周術期における効果は不明である．また，最近では炭水化物負荷による周術期のインスリン抵抗性の予防に関しても否定的な見解もあり，今後の研究結果が待たれる．

3）経腸栄養への応用

（1）経腸栄養時に不足した水分と電解質補給

経腸栄養施行時には，使用している栄養剤によって水分補給をしなければならないものもある．通常は，経腸栄養投与前に水や白湯によって補正されるが，長期の経腸栄養管理では低ナトリウム血症も散見される．血清ナトリウム値の低下を認めた場合には，ナトリウムの摂取量，脱水の有無，腎機能などを考慮してナトリウムの補正が必要となる（Q68 参照）．ORS は小腸からの吸収がしやすい電解質組成であり，経腸栄養時の水分や電解質管理に使用することができる．

（2）経腸栄養開始時のプレパレーション

経腸栄養開始時は，栄養剤を少量から徐々に増加させるが，腸管のプレパレーションを目的として 5％ブドウ糖液を使用する場合がある．これを吸収速度が良好な ORS にすることで下痢などの合併症を起こさずにスムーズに栄養剤や流動食の投与に移行することもできる．

（3）合併症発生時の水分補給

経腸栄養施行中に発生する合併症の 1 つに下痢があるが，その発生原因は細菌汚染，投与速度，浸透圧などさまざまである．下痢に対する対処法はさまざまであるが，投与を中止したり投与速度を低速にしたりすることもある．この際に，栄養剤を吸収のよい ORS に切り替えて投与することで，下痢によって喪失した

水分と電解質を補正することができる．また，胃食道逆流による誤嚥性肺炎の予防としても，ORSは胃から腸への排出時間が短いため有用であると考えられる．

(三松謙司)

文 献

1) Farthing, M. J.: Oral rehydration therapy. *Pharmacol Ther*, **64**：477-492, 1994.
2) 谷口英樹：術前経口補水療法．臨床麻酔，**35**：938-949，2011．
3) Field, M.: Intestinal ion transport and the pathophysiology of diarrhea. *Clin Invest*, **111**：931-943, 2003.
4) Sladen G. E., Dawson AM.: Interrelationships between the absorption of glucose, sodium and water by the normal human jejunum. *Clin Sci*, **36**：119-132, 1969.
5) Shime, N., Ono, A., Chihara, E. et al.: Current practice of preoperative fasting：a nationwide surgery in Japanese anaethesia-teaching hospitals. *J Anesth*, **19**：187-192, 2005.
6) Brady, M., Kinn, S., Stuart, P.: Preoperative fasting for adults to prevent perioperative complications. *Cochrane Database Syst Rev*, 2003；(4)：CD004423.
7) Taniguchi, H., Sasaki, T., Fujita, H. et al.: Preoperative fluid and electrolyte management with oral rehydration therapy. *J Anesth*, **23**：222-229, 2009.
8) Hausel, J., Nygren, J., Thorell, A. et al.: Randomized clinical trial of the effects of oral preoperative carbohydrates on postoperative nausea and vomiting after laparoscopic chollecystectomy. *Br J Surg*, **92**：415-421, 2005.
9) 岩坂日出男：術前補水と炭水化物負荷．栄養―評価と治療，**29**：123-126，2012．

Q89 早期経腸栄養は有用ですか？

A 早期経腸栄養は，侵襲後の代謝亢進を防止し，腸管防御機能を維持することで全身の免疫能や生体防御機能を維持するため，外傷，高度侵襲手術後などに有用である．

　早期経腸栄養は，手術，外傷，熱傷などで入院後24～36時間以内に開始する経腸栄養法であり[1]，腹部の高度侵襲手術，脳血管障害，急性膵炎，多発外傷，熱傷後の栄養管理として施行される．

　早期経腸栄養の利点は，早期に腸管栄養を行うことによる腸管バリア機能の維持，バクテリアルトランスロケーションの抑制，腸管免疫能の維持，過剰な代謝反応や異化反応の抑制により感染性合併症発生率を減少させることであり，その臨床的エビデンスとして，静脈栄養と比較したrandomized controlled trial（RCT）やメタ解析が報告されている．術前栄養障害を有する消化器癌患者においては，術後感染性合併症が完全静脈栄養（total parenteral nutrition：TPN）と比較して有意に減少することが報告されている[2]．また，30編のRCT（10編がmedical，9編がsurgical，11編がtrauma）を集積したメタ解析で，感染性，非感染性合併症が有意に減少し，在院日数が1.2日短縮したと報告[3]されており，消化器外科手術後における29のRCTを集積したメタ解析では，縫合不全，腹腔内膿瘍が有意に減少し，在院日数が有意に短縮したと報告[4]されている．

　早期経腸栄養で危惧されることは，術後腸管麻痺による腸閉塞や逆流による誤嚥性肺炎の発生，消化管吻合部における影響により縫合不全が増加しないかという問題である．開腹手術後の腸管蠕動運動が回復する時間は，胃が術後12～24時間，小腸が術後6～12時間，大腸が術後48～120時間とされている[5]．したがって，腸管麻痺の観点からは，排ガスの確認や腸蠕動音の聴取を確認しなくても，小腸では術後当日から，胃内投与でも術後24時間以降であれば十分可能と考えられている．

　また，縫合不全に関しては，24時間以内に経腸栄養を開始した群と絶食群とを比較した11編のRCTのメタ解析の結果[6]，縫合不全のリスクは早期経腸栄養群で2～7％であったのに対して絶食群では1～25％であり，7編のRCTでは，早期経腸栄養群で縫合不全が減少し，このうち5編のRCTでは吻合部の上流から投与されており，吻合部の上流から栄養を与えたか下流で与えたかによって縫合不全の発生率に差は認められていない．

　また，このメタ解析を発展させた2011年のコクランデータベース・システマ

ティック・レビュー[7]では，14編のRCTから1,224人の患者を抽出して，吻合を伴う消化管待機手術後に早期経腸栄養を施行することにより，感染性合併症と縫合不全，在院日数は減少傾向を認め，死亡リスクは増加しなかったと報告されている．ただし，このレビューは大腸手術後の早期経腸栄養を対象としているため，上部消化管術後の早期経口摂取に対する安全性と有効性はエビデンスとしては確立されていないことに注意する必要がある．

しかし，基礎研究[8]やわが国における胃切除後の検討[9]からは，早期経口摂取が縫合不全を増加させることなく安全に施行できることが報告されているため，今後，上部消化管手術において，吻合部を介した投与でも早期経腸栄養の安全性が解析されるかもしれない．

早期経腸栄養の合併症として，下痢，嘔吐，腹部膨満などの消化器症状があり，この原因には，侵襲の大きさ，輸液量，低アルブミン血症などが考えられている．また，オピオイドの使用は腸管麻痺をきたすため早期経腸栄養には不適である．胃に投与する場合には，胃の排泄機能が障害されていると，嘔吐や逆流が生じやすく，誤嚥性肺炎の危険性があるため注意を要する．幽門後で空腸に投与する場合には，下痢や腹部膨満が起きやすいので，経腸栄養ポンプを使用して投与速度を低速から開始する必要がある．そのほかに腸閉塞，腸管気腫，腸管壊死が報告されているがその頻度は低い[10]．

早期経腸栄養の開始は，循環動態が落ち着いた時期から開始するのが望ましく，外科手術後では術後12時間頃から開始可能となることが多い．投与ルートは，術直後では胃の排出能が回復していない時期があるため，幽門後ルートで上部空腸にチューブを留置する．開腹手術では，あらかじめ空腸瘻を造設しておくのがよい．

ICU患者を対象としたメタ解析では，胃ルートと幽門後ルートで，誤嚥性肺炎の発生リスクには差がないとの報告[11]もあるが，術後患者では幽門後ルートが推奨される．

投与する栄養剤は，消化吸収機能が保たれている場合には半消化態栄養剤を使用するが，膵全摘術後や膵炎などの消化機能が障害されている可能性がある場合には，成分栄養剤(エレンタール®)や消化態栄養剤(ペプチーノ®)を使用する．免疫増強経腸栄養剤は，待機手術患者の術後感染性合併症を減少させるが，敗血症患者では，アルギニンを含有した免疫増強栄養剤の投与により一酸化窒素が産生され，ラジカル産生による臓器障害を惹起させるため控えたほうがよい．

投与スケジュールは施設により異なるが，10～20 mL/hrからゆっくりとしたスピードで開始して徐々に速度を上げていく[12]．性急な速度アップは下痢や腹部膨満の原因となるため十分に注意する．緩徐な速度で長時間投与する場合には，栄養剤の細菌汚染に注意が必要である．栄養剤をイリガートルなどに移して投与する場合には，水などで薄めないで，8時間以内に使用することが推奨される．閉鎖式栄養剤(ready-to-hang：RTH)で投与すれば，細菌の繁殖が防止できる

（Q35 参照）．

（三松謙司）

文　献

1) Marik, P. E., Zolaga, G. P.: Early enteral nutrition in acutely ill patients : a systematic review. *Crit Care Med*, **29** : 2264-2270, 2001.
2) Bozzetii, F., Braga, M., Gianotti L. et al.: Postoperative enteral versus parenteral nutrition in malnourished patients with gastrointestinal cancer : a randomized multicenter trial. *Lancet*, **358** : 1487-1492, 2001.
3) Peter, J. V., Moran, J. L., Phillips-Hughes, J.: A metaanalysis of treatment outcomes of early enteral versus early parenteral nutrition in hospitalized patients. *Crit Care Med*, **33** : 213-220, 2005.
4) Mazaki, T., Ebisawa, K.: Enteral versus parenteral nutrition after gastrointestinal surgery : a systematic review and meta-analysis of randomized controlled trials in the English literature. *J Gastrointestinal Surg*, **12** : 739-755, 2008.
5) Rothnie, N. G., Harper, R. A., Catchpole, B. N.: Early postoperative gastrointestinal activity. *Lancet*, **2** : 64-67, 1963.
6) Lewis, S. J., Egger, M., Sylvester, P. A. et al.: Early enteral feeding 'nill by mouth' after gastrointestinal surgery : systematic review and meta-analysis of controlled trials. *BMJ*, **323** : 773-776, 2001.
7) Andersen, H. K., Lewis, S. J., Thomas, S.: Early enteral nutrition within 24 h of colorectal surgery versus later commencement of feeding for postoperative complications. Cochrane Database Syst Rev. 2006(4) : CD004080, Review 2006. Update in Cochrane Database Syst Rev, 2011 ; (2) : CD004080, 2011.
8) Fukuzawa, J., Terashima, H., Ohkohchi, N.: Early postoperative oral feeding accelerates upper gastrointestinal anastomostic healing in the rat model. *World J Surg*, **31** : 1234-1392, 2007.
9) Hirano, M., Tsujinaka, T., Takeno, A. et al.: Patient-controlled dietary schedule improves clinical outcome after gastrectomy for gastric cancer. *World J Surg*, **29** : 853-857, 2005.
10) Myers, J. G., Page, C. P., Stewart, R. M. et al.: Complications of needle catheter jejunostomy in 2,022 consecutive applications. *Am J Surg*, **170** : 547-550, 1995.
11) Marik, P. E., Zaloga, G. P.: Gastric versus post-pyloric feeding : a systematic review. *Crit Care*, **7** : R46-51, 2003.
12) 福島亮治，小林　暁，沖永功太：栄養管理からみた bacterial translocation—開腹手術と術後早期経腸栄養について—．日腹部救急医会誌，**19**：939-944，1999.

Q90 食道切除術の栄養管理に経腸栄養は有用ですか？

A 食道切除術では術後侵襲による代謝亢進を防止するために，消化管を使用した経腸栄養法が有用である．

食道癌に対する食道切除術は高度侵襲を受ける術式であるため，代謝が亢進し，筋蛋白の崩壊から除脂肪体重が減少していることが多く認められる．また，食道癌患者では，通過障害や反回神経麻痺による嚥下障害のために経口摂取が不可能となり，術前から栄養障害をきたしている症例も少なくない．したがって，食道癌の周術期栄養管理はきわめて重要で，経腸栄養は有用である．

以下に，術前と術後の食道切除における栄養管理について概説する．

術前栄養管理

術前栄養管理のポイントは，投与ルートと栄養投与量の決定である．

投与ルートの選択は経口→経腸→末梢静脈栄養（PPN）→中心静脈栄養（TPN）の順であり通常の栄養管理と同じである．腫瘍による狭窄がある場合には経口摂取が不可能なため，狭窄部を越えて経鼻的に栄養チューブを挿入したり胃瘻を造設して経腸栄養が施行される場合もある．使用される栄養剤は，一般には半消化態栄養剤が使用されるが，術前の血清アルブミンが 3.5 g/dL 以下であれば，アルギニン，グルタミン，n-3 系脂肪酸，核酸などの免疫栄養素を含有した経腸栄養剤である免疫増強経腸栄養剤（immune-enhancing diet：IED）の投与も考慮される（Q42 参照）．

消化器外科手術において，術前の IED の投与により術後感染症が約 50％抑制されることが報告[1]されており，食道癌手術では，術前 5 日間 IED を内服することで感染性合併症，特に肺炎が減少し術後在院期間が短縮すると報告されている[2]．われわれも，術前 5 日間 750 mL/日の IED（インパクト®）の内服とハーフ食による術前栄養管理を行い，術後の呼吸器合併症発生率の軽減を報告している[3]．

術後栄養管理

われわれの施設では，術中に術後経腸栄養のための空腸瘻を needle catheter jejunostomy で造設している（Q24 参照）．

術直後は循環動態を安定させることが第 1 であるため，栄養管理は脈拍，呼吸が安定し，利尿が十分に得られる時期から開始する．好中球エラスターゼ阻害薬を使用すると，SIRS（systemic inflammatory response syndrome，全身性炎症反

表 90-1　重症患者におけるエネルギー投与の指針

	必要最低限度	エネルギー投与の上限
急性期の極期	6〜9 kcal/kg BW/day ≦	≦15 kcal/kg BW/day
一般的な急性期	6〜9 kcal/kg BW/day ≦	≦20〜25 kcal/kg BW/day
回復期	25〜30 kcal/kg BW/day	
慢性期に移行	6〜9 kcal/kg BW/day ≦	≦20(〜30)kcal/kg BW/day

(文献5)より)

応症候群)期間と利尿期までの期間が短縮するため[4]，術後2〜3日目より投与エネルギーを増加させていくことができる．投与エネルギーは，術後2病日から徐々にアップしていき，術後5〜7日目にfull strength，すなわち病態に合わせた必要エネルギー量の投与を目指す．通常は，経腸栄養と静脈栄養を併用した栄養管理を行うことが多く，経腸栄養のエネルギーの不足分を静脈栄養で補うようにしている．

　栄養投与量の決定は，1日必要エネルギー量(Harris-Benedictの式より計算した基礎エネルギー量×活動係数(1.0〜1.2)×ストレス係数(1.2〜1.8))を計算し，蛋白質(NPC/N比を100〜150として計算)，脂肪(必要エネルギーの20〜25%)，糖質の配分を決定する(Q28参照)．さらに1日水分量(体重×30 mL/日)，ビタミン，微量元素を考慮して投与する栄養成分の決定を行う．しかし，最近では投与カロリーによるoverfeedingの弊害が指摘され[5]，特に術後高血糖が合併症の発生を増加させることが明らかになっている．寺島ら[5]は，胸部食道癌術後の安静時エネルギー消費量の測定からoverfeedingの発現頻度を調べ，重症患者におけるエネルギー投与の指針を示している．これによると，急性期重症患者のエネルギー投与量は，急性期の極期では15 kcal/kg 体重/日を上限とし，極期でない場合には，20〜25 kcal/kg 体重/日を上限として設定すると述べている(**表 90-1**)．

　経腸栄養の開始は，腸管麻痺が改善してから行うが，個人差があるため腹部腸管蠕動音の聴取や腹部膨満がないことを確認して開始するのが安全である．経腸栄養はポンプを使用して，10〜20 mL/hrの低速で開始し，下痢や腹部膨満などがなければ1日に10〜20 mL/hrずつゆっくり速度と投与量を増やしていき，投与開始5〜7日目頃に100 mL/hrで必要エネルギーを投与できることを目標にする．使用する栄養剤は，術前に腸管を使用した栄養管理ができていた場合には半消化態栄養剤を使用し，術前に禁食期間が長かった場合にはGFO®(Q43参照)の投与から行い3〜5日間投与後に半消化態栄養剤へ移行する．

　最近では，術後早期経腸栄養(Q89参照)が有用とされており，消化器外科手術における29のRCTを集積したメタ解析の結果，縫合不全，腹腔内膿瘍が有意に減少し，在院日数が有意に短縮したとの報告がある[6]．早期経腸栄養とは術後24〜36時間に開始する経腸栄養法であるが，明確な定義はない．その理論的根拠

は，腸管バリア機能の維持，bacterial translocation の抑制，腸管免疫能の維持，サイトカイン産生抑制，代謝亢進，異化の抑制などである．一方で，早期経腸栄養で危惧されることは，腸管麻痺による腸閉塞，逆流による誤嚥性肺炎の併発，栄養剤が吻合部を通過することによる縫合不全などがあげられる．われわれは，食道癌手術は侵襲が大きく，手術時間も長いため，無理はせず腹部所見から判断して開始しているが，術後1病日から開始することもある．

経口摂取は，前勁筋切離などの頸部操作による喉頭の運動制限や反回神経麻痺による嚥下障害の有無を確認してから開始する．嚥下障害がある場合の食事形態は，液体よりもゼリーなどの形状のものから開始するのがよく，通常はゼリー食での嚥下訓練から開始する．次の段階では主食はとろみつきの3～5分粥または全粥とし，副食はペースト・ゼリー・ムース状のものとし，徐々に固形化していく．嚥下障害がない場合も，水やお茶などさらさらした液体には注意が必要であり，少量ずつゆっくり摂取させるようにする．退院後に食事のみで十分な栄養を摂取できないときは，外来で oral nutritional supplements(Q96 参照)として経腸栄養剤(エンシュア・リキッド®，もしくはエンシュア®・H)を1日1缶食事以外に飲用してもらうことで QOL が改善されることがある[7]．

(三松謙司)

文　献

1) 福島亮治，岩崎晃太，稲葉　毅：Immunonutrition の臨床効果．日本でのエビデンスを中心に．静脈経腸栄養，**22**：283-288，2007．
2) Fukuda, T., Seto, K., Yamada, N. et al.: Can immune-enhancing nutrients reduce postoperative complications in patients undergoing esophageal surgery? *Dis Esophagus*, **21**：708-711, 2008.
3) 三松謙司，大井田尚継，川崎篤史，他：術式別にみた消化器癌患者に対する術前免疫増強栄養剤投与の有用性．静脈経腸栄養，**25**：609-615，2010．
4) Mimatsu, K., Oida, T., Kawasaki, A. et al.: Influence of neutrophil elastase inhibitor on the postoperative course in patients with esophageal cancer after transthoracic esophagectomy. *Hepatogastroenterolgy*, **58**：1583-1587, 2011.
5) 寺島秀夫，只野惣介，大河内信弘：周術期を含め侵襲下におけるエネルギー投与に関与する理論的考え方〜既存のエネルギー投与量算定法からの脱却〜　必要エネルギー量の算出法と投与の実際．静脈経腸栄養，**24**：1027-1043，2009．
6) Mazaki, T., Ebisawa, K.: Enteral versus parental nutrition after gastrointestinal surgery：A systematic review and meta-analysis of randomized controlled trial in the English literature. *J Gastrointestinal Surg*, **12**：739-755, 2008.
7) 池田健一郎，木村祐輔，岩谷　岳，他：Oral nutritional supplements(ONS)の食道癌術後低栄養患者に対する QOL 改善効果．特集/癌患者の栄養管理．静脈経腸栄養，**23**：617-621，2008．

Q91 胃全摘術後に経腸栄養は必要ですか？

A 術前栄養状態が良好で合併症や併存疾患のない低リスクの症例では，胃全摘術後の経腸栄養の意義は少ないと考えられるが，高齢者や術後化学療法を行う患者，縫合不全の治療において経腸栄養は有用である．

消化器外科手術の古い習慣として，「開腹手術後の腸管は麻痺状態にあるため，腸管蠕動運動の回復を待たずに水分や食事を腸管内に入れることは嘔吐をまねくこととなり好ましくない」，あるいは，「消化管吻合を行った場合，吻合部の安静を保つのが重要で，早期に経口摂取することは，吻合部に過剰な圧がかかり縫合不全の危険性が増す」が定説とされてきた．そのため開腹手術後では，早期の経口栄養は積極的に行われてこなかった．

胃全摘においては，吻合部の減圧目的に経鼻胃管が留置され，胃管は排ガス，腸蠕動再開を確認して術後3～5日で抜去された後，水溶性造影剤による透視検査を行い，縫合不全がないことを確認し，術後7日目頃から水分の経口摂取が開始されることが多かった．

しかし，近年の栄養管理は"If the gut works, use it！"で，可能なかぎり腸管を使用することが推奨されている[1]．また，高度侵襲の消化器外科手術では，絶食期間を短縮して腸管防御機能を維持して生体の免疫防御能を保つことの有用性が認識されており，術後早期経腸栄養の有用性が認められている．現在では，術後早期の経口（経腸）栄養における腸管麻痺と縫合不全についてのエビデンスがいくつか報告されている．

腸管麻痺に対して，Rothnieら[2]は，開腹手術後の腸管蠕動回復に要す時間は小腸で6～12時間，胃で12～24時間，大腸で48～120時間と報告し，Lewisら[3]は，腹部外科手術後24時間以内に経腸栄養（経口栄養）を開始した群と絶食群を比較したRCTのmeta-analysisを行った結果，有意差はないが早期経腸栄養群で死亡率，縫合不全を含む術後合併症や在院日数は減少したと報告している．

また，縫合不全に対して，Lewisら[3]の集積したデータの多くは吻合部より上流から経腸栄養（経口栄養）を投与していることから，縫合不全の要因になるとは考えづらい．Tadanoら[4]は，動物実験によって早期経口摂取することで消化管吻合部の神経芽細胞に適切なmechanical loading（機械的な荷重）が加わり，創傷治癒を促進するとし，絶飲食は逆効果であると報告している．これらの報告から，開腹手術後の早期経口栄養は，腸管麻痺，縫合不全に対してリスクとなることは少ないと考えられる．しかし，これらの報告は，胃全摘術のみのデータではない

ため注意が必要である．

　胃悪性腫瘍における胃全摘術後の栄養障害は，よく経験される術後後遺症の1つである．特に，高齢者や術後化学療法を行う患者では栄養障害をきたす頻度が高く，長期入院や化学療法治療に支障をきたすことがある．このような場合には，経鼻経管チューブを留置したり，あらかじめ腸瘻を造設し，経腸栄養を行うことが生理的で有用な栄養法である．経鼻経管チューブを留置した栄養管理は，食道空腸縫合不全など短期的な栄養補給ルートとしてはよく施行される方法である．一方，腸瘻を使用した経腸栄養は長期の栄養補助として施行される場合が多い．

　実際，術前にあらかじめ空腸瘻を造設するには，その適応の決定に悩むことがある．佐野ら[5]は，胃瘻用ボタン型カテーテルを空腸に留置して胃全摘後の経腸栄養を施行しており，適応は，70歳以上の高齢者，在宅癌化学療法を考慮した患者，早期社会復帰を希望した患者，術前の performance status が2以下の患者としている．これらの患者のうち91％以上が6カ月以上栄養補助を受け，血清アルブミンは維持されプレアルブミンなどの RTP は上昇したと報告している．

　胃全摘術後では，リスクの少ない患者には経管栄養による経腸栄養の必要性は少なく，早期経口摂取が有用であるが，高齢者などの高リスク患者では，手術時に腸瘻を造設し，術後長期にも栄養補助が行えるようにすることも必要であると考えられる．

（吹野信忠，三松謙司）

文　献

1) ASPEN board of directors and the clinical guidelines task force：Guidelines for the use of parental and enteral nutrition in adults and pediatric patients. *JSPEN*, **26**：95SA-96SA, 2002.
2) Rothnie, N. G., Harper,. R. A, Catchpole, B. N.：Early postoperative gastrointestinal activity. *Lancet*, **13**：64-67, 1963.
3) Lewis, S. J., Andersen, H. K., Thomas, S.：Early enteral nutrition within 24 h of intestinal surgery versus later commencement of feeding：a systematic review and meta-analysis. *J Gastrointest Surg*, **13**：569-575, 2009. Epub 2008.
4) Tadano, S., Terashima, H., Fukuzawa, J. et al.：Early postoperative oral intake accelerates upper gastrointestinal anastomotic healing in the rat model. *J Surg Res*, **169**：202-208, 2011.
5) 佐野芳史，鈴木　裕，仁村浩史，他：新しい腸瘻造設(low profile button jejunostomy)の手技と効果．日消外会誌，**37**：107-116，2004．

Q92 膵頭部十二指腸切除術後の栄養管理に経腸栄養は有用ですか？

A 膵頭部十二指腸切除術後の栄養管理には，腸管免疫能の維持，bacterial translocation の予防，消化吸収能の促進，門脈血流増加による肝の早期賦活化などの観点から経腸栄養が有用と考えられている．

　膵頭部十二指腸切除術は，高度侵襲消化器外科手術の1つである．胃空腸吻合，胆管空腸吻合，膵空腸・胃吻合の3つの吻合を行うため，術後は絶食管理とし静脈栄養を行うことが一般的であった．しかし，消化器外科手術において経腸栄養が静脈栄養に比較して感染性合併症が有意に少ないことなどがメタ解析の結果[1]で報告されており，膵頭部十二指腸切除術後の栄養管理においても経腸栄養が注目されるようになってきている．

　膵頭部十二指腸切除術後の経腸栄養で懸念されることは，小腸の蠕動運動の回復と膵外分泌刺激による膵液漏の発生である．開腹手術後の小腸の蠕動運動は術後4～8時間ほどで回復している[2]とされており，術後12時間頃から経腸栄養を開始することが可能である．膵外分泌は，十二指腸や空腸上部でセクレチンやコレシストキニンにより分泌が刺激されるため，それより肛門側への経腸栄養の投与であれば膵外分泌に刺激を与えることは少ない．

　幽門輪温存膵頭部十二指腸切除術後の経腸栄養と完全静脈栄養では膵外分泌の刺激に差はないと報告されており[3]，術後6時間から開始した早期経腸栄養の前向き無作為化試験でも，膵液漏や胆汁漏は増加しなかったと報告されている[4]．このことから，空腸への経腸栄養投与は術後早期からでも可能と考えられる．

■ 膵頭部十二指腸切除術後の経腸栄養管理

1）投与エネルギー

　以前は膵頭部十二指腸切除などの高度侵襲手術後の目標エネルギーは35～40 kcal/kg とされてきた．しかし，最近ではこの投与エネルギーによる overfeeding の弊害が指摘され[5]，術後高血糖が合併症の発生を増加させることが明らかになっている．特に膵癌切除症例では慢性膵炎や膵頭部癌による随伴性膵炎のために術前から耐糖能異常をきたしている症例も多く，術後高血糖には十分注意が必要である．このため，膵頭部十二指腸切除術後の目標投与エネルギーは20～25 kcal/kg とするのが適当と考えられている[4,6,7]．

2）栄養投与ルート

　経腸栄養の投与ルートは，経鼻，経胃，経腸があるが，いずれの場合にもチュー

ブ先端は空腸に留置する．経鼻空腸チューブは，鼻部咽頭の違和感や誤嚥性肺炎の危険性，自己抜去のリスクがあるが，短期間の使用では有用である．英国の報告では，膵切除100例（膵頭部十二指腸切除93例，膵全摘7例）の経腸栄養ルートの選択は，25％が経空腸，32％が経胃，43％が経鼻で，カテーテル関連の合併症は経空腸，経胃が経鼻より高かったとの報告がある[8]．

膵頭部十二指腸切除後，特に幽門輪温存膵頭部十二指腸切除後には胃内容の停滞を認めることがあり，経胃的なカテーテルは腹壁との固定を要するため，胃蠕動運動を妨げ，さらに胃内容停滞のリスクとなると考えられる．ダブルルーメンの経胃瘻的空腸瘻（PEG-J）カテーテルを留置して胃内を減圧しながら空腸に経腸栄養を投与することで在院期間が短縮したとの報告もある[9]が，経腸ルートすなわち術中にカテーテル空腸瘻を造設することが最も一般的な投与ルートである．空腸瘻はまれに腸捻転や小腸壊死などの合併症がみられるため，腹壁への固定を一点ではなく，長軸方向に5 cmほど固定するとよい（Q24参照）．

3）栄養剤

投与栄養剤は，成分栄養剤，消化態栄養剤，半消化態栄養剤が使用される．膵頭部十二指腸切除後の栄養剤としては，どのような栄養剤でも膵分泌はある程度の影響を受けるため，通常，空腸投与であれば半消化態栄養剤でよいと考えられる．脂肪が含有されていない，もしくはきわめて少ない成分栄養剤や消化態栄養剤は，随伴性膵炎や膵液漏などの病態で使用を考慮する．

免疫増強栄養剤の投与は術後のみの投与では効果は少なく，術前に投与することが望ましい．ASPENのコンセンサスでは，血清アルブミンが3.5 g/dL未満の患者に対する術前投与が推奨されている[10]．膵頭部十二指腸切除周術期における免疫増強栄養剤の投与は，他の栄養剤よりも感染性合併症の減少や在院期間の短縮に有用である傾向があるが[11]，現状では十分なエビデンスはない．

（三松謙司）

文　献

1) Masaki, T., Ebisawa, K.: Enteral versus parenteral nutrition after gastrointestinal surgery: a systematic review and meta-analysis of randomized controlled trials in the English literature. *J Gastrointest Surg*, **12**: 739-755, 2008.
2) Nachlas, M. M., Younis, M. T., Roda, C. P. et al.: Gastrointestinal motility studies as a guide to postoperative management. *Ann Surg*, **175**: 510-522, 1972.
3) Bodoky, G., Harsanyi, L., Pap, A. et al.: Effect of enteral nutrition on exocrine pancreatic function. *Am J Surg*, **161**: 144-148, 1991.
4) Gianotti, L., Braga, M., Gentilini, O. et al.: Artifical nutrition after pancreaticoduodenectomy. *Pancreas*, **21**: 344-351, 2000.
5) 寺島秀夫，只野惣介，大河内信弘：周術期を含め侵襲下におけるエネルギー投与に関与する理論的考え方〜既存のエネルギー投与量算定法からの脱却〜　必要エネルギー量の算出法と投与の実際．静脈経腸栄養，**24**：1027-1043，2009．
6) 土師誠二，大柳治正，竹山宜典：膵頭部十二指腸切除術，開腹手術においてもたらされたもの．消化器外科術後食に関する新しい考え方．日外会誌，**111**：27-30，2010．

7) 古川勝規，鈴木大亮，相田俊明，他：膵頭部十二指腸切除における栄養管理　栄養管理を極める．外科，**73**：741-746, 2011.
8) Abu-Hilal, M., Hemandas, A. K., McPhail, M. et al.：A comparative analysis of safety and efficacy of different methods of tube placement for enteral feeding following major pancreatic resection. A non-randomaized study. *J Pancreas*, **11**：8-13, 2011.
9) Mack, L. A., Kaklamanos, I. G., Livingstone, A. S. et al.：Gastric decompresson and enteral feeding through a double-lumen gastrojejunostomy tube improves outcomes after pancreaticoduodenectomy. *Ann Surg*, **240**：845-851, 2004.
10) ASPEN committee：Consensus recommendation from the US summitt on immune-enhancing enteral therapy. *JPEN*, **25**：S61-62, 2001.
11) 三松謙司，吹野信忠，加納久雄，他：膵頭部十二指腸切除後の消化態栄養剤ペプチーノを使用した早期経腸栄養の経験．静脈経腸栄養，**27**：521, 2012.

Q93 縫合不全発生時にも経腸栄養は施行可能ですか？

A 縫合不全発生時にも，循環動態が安定し，腸管が使用可能であり，ドレナージにより局所の炎症がコントロールされ，瘻孔化ができて排液が少なければ，縫合不全部の上流からの経腸栄養も施行可能である．また，経腸栄養を行うことで免疫能の改善と創傷治癒の促進を図ることができ，縫合不全部位の二次的治癒を促進することができる．

縫合不全の診断

縫合不全とは消化管吻合部から腸内容が管腔外に漏出する病態であり，消化器外科手術のなかで，その発生と治療に最も注意を要する合併症である．縫合不全の多くは術後3～7病日に発生するため，この間の臨床症状の変化，ドレーン排液の性状や量には注意する必要がある．

ドレーンの排液は正常では淡々血性や淡黄色であるが，これが縫合不全時には白色混濁，膿性の排液に変化する．縫合不全の診断にはガストログラフィン®を経口的または胃管チューブから注入して透視検査を行い，吻合部近傍に消化管外への造影剤の漏出が認められれば縫合不全と診断する．

縫合不全の治療

縫合不全発生時には腹膜炎から敗血症を併発していないか注意が必要であり，まずは輸液管理にて循環動態の安定を図る必要がある．同時に縫合不全部局所のドレナージを的確に施行し，また下部消化管縫合不全では結腸瘻や小腸瘻を造設し[1]，局所の炎症を鎮静化させる必要がある．留置されていた，もしくはあらためて留置したドレーンからの排液を注意して観察し，500 mL/日以上のhigh outputの排液では，水分，電解質，栄養素の喪失が大きく，全身状態の悪化をきたしやすいため，喪失した消化液の補正を静脈栄養で行う[2]．したがって，縫合不全時の輸液栄養管理は，完全静脈栄養（TPN）を行って必要エネルギーを投与し，腸管が使用可能になれば経腸栄養を行うが，TPNと経腸栄養を併用することが多い（**図93-1**）[3]．

縫合不全の場合に経腸栄養で考慮することは，投与ルート，創傷治癒促進のための投与エネルギーの確保，血糖コントロール，病態に合わせた栄養剤の選択，腸液漏出による電解質異常の補正，下痢，腹部膨満，嘔吐などの合併症の回避である（**表93-1**）．

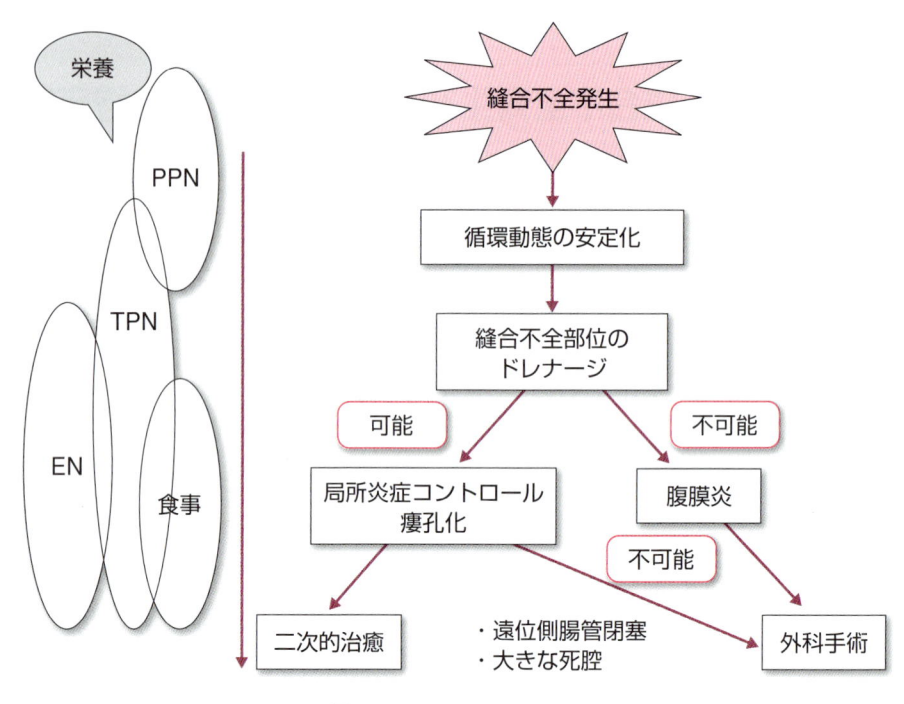

図 93-1 縫合不全の治療

表 93-1 縫合不全における経腸栄養

1. 投与方法	経口，PPN，TPN，EN（経鼻胃管，胃瘻，空腸瘻など）
2. 必要エネルギーの投与	Harris-Benedict の式—基礎エネルギー消費量（BEE） 必要エネルギー量＝BEE×活動係数×ストレス係数 （1.2〜1.5）
3. 投与速度の設定	投与ルート，ドレーン排液性状と量より設定
4. 腸管の preparation（GFO® の投与）	長期絶食後の EN では GFO® を 3〜5 日間投与
5. 病態に見合った栄養剤の選択	病態別経腸栄養剤 免疫増強・調整経腸栄養剤
6. 合併症の回避	下痢，腹部膨満，腹痛，嘔吐，誤嚥など
7. 血糖コントロール	感染対策，創傷治癒遅延防止
8. 電解質補正	腸液漏出による電解質異常の補正

　投与ルートは，縫合不全部位より下流から投与するのが望ましい．縫合不全部の下流から経腸栄養を投与する場合，肛門側の小腸が使用できる状態であれば投与可能である．しかし，縫合不全部の上流から投与する場合にも，ドレナージにより炎症を鎮静化させた後に，瘻孔が形成され排液が 500 mL/日以下の low out-

表 93-2　創傷治癒促進する補助栄養素

種類	成分	作用	薬剤・栄養剤
電解質	K, Mg, P	蛋白同化に関与	TPN基本液，各種栄養剤
微量元素	Zn, Fe, Cu	蛋白代謝に関与	エレメンミック®
ビタミン	ビタミンA, B_6, B_{12}, C, E	蛋白合成に関与	総合ビタミン剤
アミノ酸	グルタミン，アルギニン	蛋白合成促進	インパクト®など
	分岐鎖アミノ酸	蛋白合成促進	アミノレバン® EN，モリヘパミン®，ヘパンED®など
	HMB	コラーゲン合成促進	アバンド™
凝固因子	XIII因子	フィブリンマトリックスの形成	フィブロガミン® P

put であれば投与可能と判断する．ただし，経腸栄養開始後に排液が増加することがあるため注意する．

　投与エネルギーは，Harris-Benedict の式から基礎エネルギー消費量(BEE)を計算し，必要エネルギー量＝BEE×活動係数×ストレス係数で算出するのが一般的である．ストレス係数は感染などの全身状態によって考慮するが1.2～1.5 程度になる．縫合不全初期で敗血症を併発している侵襲期には，消費エネルギーは増大するが，耐糖能が低下していることや異化亢進状態では投与エネルギーが利用されにくいため，過剰な糖質によるエネルギー投与は抑え，非蛋白カロリー/窒素比を 100 以下にして，分岐鎖アミノ酸投与を増やす．回復期には，45～50 kcal/kg BW/日まで増量し，アミノ酸投与量を 2 g/kg BW/日まで増量して創傷治癒促進に必要な蛋白を強化する[3]．これだけのエネルギー投与にはTPNと経腸栄養を併用する必要があることが多い．

　血糖コントロールは，感染対策，創傷治癒遅延防止対策としても重要である．血糖は 180 mg/dL 以下にコントロールする[4]．

　選択する栄養剤の種類は，通常は半消化態栄養剤を使用すればよいが，食道切除後の乳び瘻，高度な慢性膵炎のある膵切除後で脂肪性下痢を認める症例や難治性膵液瘻症例では，成分栄養剤(エレンタール®)[5]や消化態栄養剤の使用を考慮する．また，長期絶食でTPN管理をされていた症例では，腸管粘膜の preparation 目的に GFO® を 3～5 日間投与した後に，経腸栄養剤を投与する．そのほか，低糖質で血糖コントロール困難例に有用なグルセルナ®-Ex などの病態別経腸栄養剤が使用される．また，創傷治癒を促進するために免疫増強・調整栄養剤が使用されることもあるが，明確なエビデンスはない．

　創傷治癒を促進するには，蛋白合成を促進または補助する栄養素を適切に投与する必要がある．創傷治癒を促進する栄養素や因子(**表 93-2**)には，電解質，ビタ

ミン,微量元素,アミノ酸,凝固因子があり,これらの欠乏に注意し不足した場合には適宜補給することが望ましい.最近では,蛋白質やコラーゲン合成を促進する栄養成分,アルギニン,グルタミン,β-hydroxy-β-methylbutyrate(HMB)を含有する食品(アバンド™)が縫合不全と創部哆開の創傷治癒を促進すると報告されている[6].

*エネルギー投与量の算出について

　投与エネルギーに関して,侵襲時のエネルギー需要は,侵襲による異化反応により供給される内因性エネルギーと栄養療法により投与される外因性エネルギーによって充足される.しかし,現在,内因性エネルギーを測定することは不可能であるため,内因性エネルギーを算出することができないので,最適な投与エネルギーを決定することは困難であるとされている.
　従来の栄養療法では,侵襲下における生体エネルギー消費量を外因性エネルギーですべて供給しており,必然的に過剰エネルギーが投与される結果となっていた.
　このため有害事象が発生し,蛋白代謝の改善が得られないばかりか,栄養療法自体が有害になりかねない状況があったとの見解がある[7].この報告では,重症患者に対するエネルギー投与は,急性期で20〜25 kcal/kg BW/日,回復期で25〜30 kcal/kg BW/日と示されている[7].この観点からすると,先に示した回復期の45〜50 kcal/kg BW/日のエネルギー投与量は過剰と考えられるが,炎症が軽快し,異化による内因性エネルギー供給が低下した状況であれば,創傷治癒を促すために外因性エネルギー供給として,投与エネルギーを増加することは有効であるのかもしれない.
　縫合不全時の至適投与エネルギーは,個々の病態によって,高血糖にならないように糖質投与量を決定し,窒素バランスを測定しながら蛋白投与量の決定を行うのが,実臨床にかなった考え方と思われる.

（三松謙司）

文　献

1) 辻仲眞康,川村　裕,小西文雄：直腸癌術後縫合不全の予防と対策.特集/主題Ⅰ：縫合不全に対する予防と対策.日本大腸肛門病会誌,**62**：812-817,2009.
2) 橋口陽二郎,上野秀樹,神藤英二,他：周術期の栄養療法　術後合併症発生時の栄養療法.特に縫合不全発生時.臨床外科,**66**：770-775,2011.
3) 三松謙司,川崎篤史,加納久雄,他：消化器外科緊急手術後の縫合不全に対する栄養療法.静脈経腸栄養,**25**：314,2010.
4) 寺島秀夫,只野惣介,大河内信弘.Intensive insulin therapy "ITT"の臨床成績—ITTを巡る最近の論争—Intensive insulin therapy 特集/侵襲期栄養管理のトピックス.静脈経腸栄養,**22**：305322,2007.
5) 土師誠二,大柳治正,竹山宜典：膵頭十二指腸切除術.開腹手術においてもたらされたもの　消化器外科術後食に関する新しい考え方.日外会誌,**111**：27-30,2010.
6) 斎野容子,三松謙司,川崎篤史,他：術後縫合不全・創部哆開の創傷治癒遅延に対してCaHMB・L-アルギニン・L-グルタミン配合飲料(アバンド™)の経口投与が有効であった1例.静脈経腸栄養,**27**：945-949,2012.
7) 寺島秀夫,只野惣介,大河内信弘：各論　周術期を含め侵襲下におけるエネルギー投与に関する理論的考え方〜既存のエネルギー投与量算定法からの脱却〜　特集/必要エネルギー量の算出法と投与の実際.静脈経腸栄養,**24**：1027-1043,2009.

Q94 短腸症候群で経腸栄養は施行可能ですか？

A 小腸大量切除後の臨床経過は3期に分類され，経腸栄養は，残存小腸の吸収能が改善し，水様性下痢が軽快してくる第2期（回復適応期）から開始することができる．

短腸症候群は，小腸大量切除後のために腸管吸収面積が減少し，水分，電解質，微量元素，ビタミン，主要栄養素などの吸収が阻害されるために生じた吸収不良症候群と定義され，吸収障害の程度は，残存小腸の長さ，回盲弁，大腸が残っているかどうかに影響される[1]．短腸症候群の原因は，成人では，上腸間膜動静脈血栓症，クローン病，広範囲の絞扼性イレウスに対する小腸大量切除などがある．

小腸大量切除後の臨床経過は3期に分類され（**表94-1**），短腸症候群の栄養管理は，そのおのおのの時期の病態に応じて施行される（**表94-2**）[2,3]．

第Ⅰ期の術直後では，術後7日間程度の腸管麻痺に続いて腸蠕動亢進が起こり，頻回の水様性下痢が認められる．このため，水分，電解質，主要栄養素の喪失が起こりやすく，輸液，栄養管理として中心静脈栄養が行われる．投与エネルギーは，理想体重を用いてHarris-Benedictの式を用いて基礎代謝エネルギーを算出し，活動係数，ストレス係数を乗じて算出する．低栄養患者では，実測体重から算出し，refeeding症候群に注意して徐々に投与エネルギーを増加して目標エネルギーにする．

表94-1 小腸広範囲切除後の臨床経過分類

病期	投与エネルギー(kcal/kg/day)	残存小腸(cm) 0	～30	30～70	70～
Ⅰ期	40～50	中心静脈栄養	中心静脈栄養	中心静脈栄養	中心静脈栄養
Ⅱ期	30～40	中心静脈栄養（在宅中心静脈栄養）	中心静脈栄養 成分栄養（在宅中心静脈栄養）（在宅成分栄養）	成分栄養 半消化態栄養（在宅成分栄養）（在宅半消化態栄養）	成分栄養 半消化態栄養 普通食
Ⅲ期	30～50	在宅中心静脈栄養	普通食 在宅成分栄養 在宅半消化態栄養	普通食 在宅成分栄養	普通食

（文献2)より）

表94-2　小腸広範囲切除後の栄養管理

病期	臨床経過分類		期間	病態
Ⅰ期	術直後期	腸管麻痺期	術直後2〜7日間	腸管の麻痺
		腸蠕動亢進期	術後3〜4週間	頻回(10〜20回/日)の下痢 水分・電解質不均衡, 低蛋白血症 易感染性
Ⅱ期	回復適応期		数カ月〜12カ月	腸管の代償機能が働き始める時期 下痢の減少(2〜3回/日) 消化吸収障害による低栄養
Ⅲ期	安定期		Ⅱ期以降数年	残存小腸の能力に応じた代謝

(文献3)より)

表94-3　必須脂肪酸欠乏

エイコサトリエン酸/エイコサテトラエン酸＞0.4
もしくは
Trien/Tetraene(T/T ratio)＞0.4

　第Ⅱ期は，術後数カ月後から12カ月の回復適応期で，残存小腸の吸収機能が改善され，水様性下痢の回数も減少してくるため，下痢に注意しながら経腸栄養を開始することができる．投与する栄養剤は，脂肪吸収障害による下痢を抑えるために，脂肪含有量が少ない成分栄養剤から開始されることが多い．しかし，成分栄養剤は浸透圧が高いために浸透圧性の下痢や腹痛を起こすことがあるため，開始時には希釈したり，経腸栄養ポンプを使用して投与速度を低速にしたりすることが必要である．また，成分栄養剤のみの投与では必須脂肪酸欠乏に陥る危険性があるため，経静脈的に脂肪乳剤を投与する必要がある．必須脂肪酸欠乏の診断には，エイコサトリエン酸とエイコサテトラエン酸の比率が使用される(**表94-3**)．この時期は，残存小腸の長さや回盲弁，大腸の有無により，その後の栄養管理として経腸栄養から経口摂取に移行できるのか，中心静脈栄養で管理していくのかを判断していく時期である．

　第Ⅲ期は，術後半年以上経過した安定期で，残存腸管の機能はほぼ代償されており，下痢症状もコントロールされている．経腸栄養や経口摂取が可能であれば中心静脈栄養からの離脱を考慮する時期である．中心静脈栄養からの離脱には，小児では残存小腸20〜30 cm以上，成人では残存小腸40〜60 cm以上が必要と考えられている．経口摂取のみでは不十分な場合には，在宅経腸栄養を導入し，また，中心静脈栄養から離脱できない症例では，在宅静脈栄養を導入し社会復帰を目指す．

文　献

1) American Gastroenterological Association：American Gastroenterological Association medical position statement：short bowel syndrome and intestinal transplantation. *Gastroenterology*, **124**：1105-1110, 2003.
2) 小山　真, 畠山勝義, 山寺陽一：小腸広範囲切除後の代謝と管理. 消化器外科セミナー, **22**：181-204, 1986.
3) 飯合恒夫, 畠山勝義：短腸症候群(小腸広範切除). 救急・集中治療, **16**：1017-1021, 2004.

Q95 褥瘡に有用な経腸栄養剤はありますか？

A 増殖期の褥瘡では，アルギニン，グルタミンなどの特殊栄養成分を含むアバンド™などの経腸栄養剤の併用が創傷治癒促進に効果的である．

　栄養状態の低下は褥瘡発生の危険因子であり，蛋白質・エネルギー低栄養状態（protein energy malnutrition：PEM），すなわち，骨格筋も皮下脂肪も少ない状態では，身体に加わった外力により骨と皮膚表層の間に血流障害が起こり，この状態が持続すると褥瘡が発生する．創傷治癒はコラーゲン新生を中心とした蛋白質同化状態であるため，低栄養状態では創傷治癒が遅延する．そのため，褥瘡の栄養管理では，エネルギーと蛋白質を十分に投与した上で，創傷治癒の過程に応じた栄養成分の強化を行う必要がある．

褥瘡の治癒過程

褥瘡を含む創傷治癒は4段階に分けられる．

1）第1段階—血液凝固期

血管収縮による止血，血小板などによる血液凝固が起こる．血小板から増殖因子などが放出される．

2）第2段階—炎症期

白血球の遊走が始まり，貪食細胞により細菌や異物などが除去される．マクロファージからはサイトカインなどが産生され創傷治癒が促進される．

3）第3段階—増殖期

蛋白質同化状態となる．線維芽細胞の増殖が始まり，コラーゲンなどの形成や血管新生が起こり，肉芽が形成され再生上皮により表面が覆われる．

4）第4段階—成熟期

組織の再構築が行われ瘢痕が収縮する．数カ月かけて瘢痕が平坦になり，赤色から白色に変化する．

　褥瘡の背景には，必ず炎症反応が存在している．早期に炎症を改善し，炎症期から増殖期へのすみやかな移行が創傷治癒促進につながる．

褥瘡の治癒に関係する栄養素

1）アルギニン

・条件付き必須アミノ酸の1種で，侵襲時には有意に消費されることが知られ

ている．
- 体内で一酸化窒素の合成に使用され，その血管拡張作用により創部の血流増加に関与する．
- 視床下部-下垂体系に作用し，成長ホルモンなどの分泌を刺激することで，蛋白質合成の促進や筋細胞へのアミノ酸の取り込みを促進する[1]．
- アルギナーゼの作用によりオルニチンへ変換され，オルニチンはコラーゲンの合成に必要なプロリンに変換されて，創傷治癒に働く[2]．
- オルニチンは，細胞の成長因子であるポリアミンに変換され，組織の形成や分裂などにかかわっている[3]．
- 免疫系を刺激する作用があるため，敗血症や全身性炎症反応症候群などの炎症性疾患がある場合は使用が懸念される．

2) グルタミン
- 通常体内で十分量が産生されるが，代謝ストレス下では体外からの補給が必要となる条件付き必須アミノ酸である．
- 体内窒素循環の中心的役割を果たしている．
- 蛋白質合成を促進し[4]，体蛋白の異化亢進抑制に有効に働き[5,6]，腸管上皮細胞や免疫担当細胞のエネルギー源になる[5,7]．

3) β-ヒドロキシ-β-メチル酪酸(HMB)
- 分岐鎖アミノ酸であるロイシンの代謝産物である．
- 細胞分裂や成長などに関与している mTOR(mammalian target of rapamycin)経路を経て蛋白質の合成を促進する[8]．
- 細胞膜構成成分のコレステロールに代謝されて筋鞘を安定させたり[9,10]，細胞内の蛋白質分解経路であるユビキチン-プロテアソーム系を抑制して体蛋白質の分解を抑制させたりする効果がある[11]．
- 過剰な炎症反応を調整し[12]，創傷による炎症反応を改善する．

4) ビタミンC
- 鉄の吸収やビタミンEの再利用に関係している．
- ビタミンC欠乏状態では基底膜のコラーゲン新生がなされず，血管新生が起こらないため，異常コラーゲンが産生され抗張力が低下する[6]．

5) ビタミンB$_1$
- コラーゲン架橋形成の補酵素であり，欠乏するとコラーゲン新生が低下する．

6) ビタミンA
- 皮膚や粘膜を健康に保ち，コラーゲン合成や再構築，上皮形成に不可欠である．

7) ビタミンE
- 細胞膜の安定化や抗炎症反応に必要であるが，大量投与により治癒が遅延するので注意が必要である．

表 95-1　蛋白質強化製品（100 kcal あたり）

	ペムベスト®	アイソカル®プラスEX
蛋白質(g)	5.5	5.0
脂質(g)	2.8	4.6
糖質(g)	12.5	9.4
水分(g)	84.0	51.0
浸透圧(mOsm/L)	430	410
NPC/N 比	88	89
特徴	PEM に配慮 蛋白質エネルギー比 22%	アルギニン配合 少量高エネルギー

8) 亜　鉛
・創傷治癒促進に効果的である．
・下腿潰瘍や消化性潰瘍に優れた治療効果をもたらす．
・治癒促進効果は欠乏に陥っている場合に限られる．

9) 鉄
・鉄欠乏はコラーゲン新生を抑制し，創傷治癒が遅延する．

経腸栄養剤選択のポイント

　褥瘡患者に対する経腸栄養では，著しい体重減少があればエネルギーと蛋白質をともに十分補給できる製品を選択する（**表 95-1**）．さらに褥瘡の治癒過程に応じて，特殊栄養成分や微量元素，ビタミンなどを適宜補給する．

　糖尿病では，肥満があればエネルギー制限を行うが，BMI 22 kg/m² 未満や体重減少が著しい場合は，糖質含有量の少ない経腸栄養剤を選択して十分なエネルギーと蛋白質を投与し，褥瘡の治癒に主軸を置いた栄養管理を行う．

　腎機能低下では，保存期腎不全での蛋白質投与量は 0.6〜0.8 g/kg/日となるので，十分なエネルギーを投与しながら腎機能をモニタリングして適宜増減する．

　肺疾患や急性呼吸不全患者では，横隔膜の正常な収縮にリン酸が必要であるため，蛋白質の十分な補給を行う．

　慢性閉塞性肺疾患（COPD）では，糖質過多になると二酸化炭素産生が増加するため，脂質エネルギー比を 35〜45% 程度に高めるように経腸栄養剤を調節する．

　このように，病態に合わせた経腸栄養剤を選択し，そのうえで創傷治癒に有効な栄養素を過不足なく投与できるような調整が必要となる．

微量元素・ビタミン強化製品

　経腸栄養投与のみでは不足する亜鉛，銅，マンガン，セレンなどの微量元素や，

表 95-2 微量元素・ビタミン強化製品(サプリメントタイプ)

	テゾン® (1本 125 mL あたり)	ブイ・クレス (1本 125 mL あたり)	ブイ・クレス・ベリーズ (1本 125 mL あたり)	ブイ・アクセル (1包 7 g あたり)
エネルギー(kcal)	20	80	46	27
蛋白質(g)	0〜1.3	1.0	0.4	2.1
脂質(g)	0.0	0.0	0.0	0.0
糖質(g)	4.8	21.2	11.1	4.6
水分(g)	122.0	110.0	116.0	—
特徴	微量元素1日量の約1/3を補給 銅 0.3 mg・亜鉛 4.0 mg マンガン 1.3 mg・セレン 20 μg クロム 13 μg・鉄 2.5 mg 低エネルギー	12種類のビタミン 鉄 5.0 mg・亜鉛 12 mg 配合 セレン 50 μg 配合 コエンザイム Q10 15 mg 配合	12種類のビタミン 鉄配合せず・亜鉛 12 mg 配合 クロム 30 μg・セレン 50 μg 配合 α-リポ酸 30 mg 配合	L-グルタミン 1,500 mg 亜鉛 5 mg セレン 50 μg ビタミン C 150 mg ビタミン E 20 mg シャンピニオンエキス 200 mg

表 95-3 特殊栄養成分強化製品

	アバンド™ (1袋 24 g あたり)	ペムノン (1袋 6 g あたり)	アイソカル®・アルジネード® (1本 125 mL あたり)
エネルギー(kcal)	79	24	100
蛋白質(g)	0(アミノ酸 14 g)	3.6	5.0
脂質(g)	0.0	0.0	0.0
糖質(g)	7.9	2.3	20.0
水分(g)	—	—	107.0
特徴	L-アルギニン 7,000 mg L-グルタミン 7,000 mg カルシウム HMB 1,500 mg オレンジフレーバー	アルギニン 2,500 mg グルタミン 1000 mg Zn 10 mg ビタミン C 500 mg ビタミン A 150 μg	アルギニン 2,500 mg Fe 7 mg Zn 10 mg Cu 1.0 mg

抗酸化作用を有するビタミン B_2, C, E やナイアシンを強化した製品がある(**表 95-2**).必要に応じて経腸栄養剤と併用する.

創傷治癒を促進する特殊栄養成分強化製品

アルギニン,グルタミン,HMB を配合し,コラーゲン合成や蛋白質合成を促

進し，同時に蛋白質分解を抑制することで創傷治癒促進効果を発揮するアバンド™や，アルギニンとグルタミン，亜鉛などを強化したペムノン，アイソカル®・アルジネード®などがある．これらの特殊栄養成分は，経腸栄養剤で十分なエネルギー投与がなされ，蛋白質が同化に向かう増殖期に投与することで効果を発揮すると考えられる．

（斎野容子）

文 献

1) Granner, D. K.: Chapter 45, Pituitary and hypothalamic hormones. *In*: Harpers Biochemistry, 25th ed. Murray, R. K. Mayes, P. A. Rodwell, V. W. et al.(ed), McGraw-Hill/Appleton & Lange, NY, 1999, p550-560.
2) Barbul, A., Rettura, G., Levenson, S.M. et al.: Wound healing and thymotropic effects of arginine: a pituitary mechanism of action. *Am J Clin Nutr*, **37**: 786-794, 1983.
3) Rodwell, V. W.: Chapter 30, Conversion of amino acids to specialized products. *In*: Harpers Illustrated Biochemistry. 27th ed. Murray, R. K., Granner, D. K., Rodwell, V. W.(ed), LANGE medical books/McGraw-Hill, NY, 2006, p270-280.
4) Peng, X. et al.: Clinical and protein metabolic efficacy of glutamine granules-supplemented enteral nutrition in severely burned patients. *Burns*, **31**: 342-346, 2005.
5) Williams, J. Z., Abumrad, N., Barbul, A.: Effect of specialized amino acid mixture on human collagen deposition. *Ann Surg*, 236; 369-375, 2002.
6) 木山輝郎，徳永　昭：創傷治癒と栄養．新臨床栄養学．岡田　正，馬場忠雄，山城雄一郎編，医学書院，東京，2007, p143-148.
7) Wilmore, D. W.: The effect of glutamine supplementation in patients following elective surgery and accidental injury. *J Nutr*, **131**(Suppl 9): 2543S-2549S, 2001.
8) Eley, H. L., Russell, S. T., Baxter, J. H. et al.: Signaling pathways initiated by β-hydroxy-β-methylbutyrate to attenuate the depression of protein synthesis in skeletal muscle in response to cachectic stimuli. *Am J Physiol Endocrinol Metab*, **293**: E923-E931, 2007.
9) Nissen, S. L., Abumrad, N. N.: Nutritional role of leucine metabolite β-hydroxy-β-methylbutyrate(HMB). *The Journal of Nutritional Biochemistry*, **8**: 300-311, 1997.
10) Wilson, G. J., Wilson JM., Manninen A. H.: Effects of beta-hydroxy-beta-methylbutyrate (HMB)on exercise performance and body composition across varying levels of age, sex, and training experience. A review. *Nutr Metab(Lord)*, **5**: 1, 2008.
11) Smith, H. J., Mukerji, P., Tisdale, M. J.: Attenuation of proteasome-induced proteolysis in skeletal muscle by β-hydroxy-β-methylbutyrate in cancer-induced muscle loss. *Cancer Res*, **65**: 277-283, 2005.
12) Hsieh, L. C., Chien, S. L., Huang, M. S. et al.: Anti-inflammatory and anticatabolic effects of short-term β-hydroxy-β-methylbutyrate supplementation on chronic obstructive pulmonary disease patients in intensive care unit. *Asia Pac J Clin Nutr*, **15**: 544-550, 2006.

Q96 oral nutritional supplements(ONS)とは何ですか？

A oral nutritional supplements(ONS)とは，付加的経腸栄養剤の経口投与のことで，周術期[1]や高齢者の急性疾患[2]において有用性が報告されている．

欧州静脈経腸栄養学会(European Society for Clinical Nutrition and Metabolism：ESPEN)ガイドライン[3]によると，栄養サポート(nutritional support)は，食物栄養強化(food fortification)，経腸栄養(enteral nutrition)，静脈栄養(parenteral nutrition)に分類されて，経腸栄養はさらに経管栄養(tube feeding)と経口栄養補給(oral nutritional supplements：ONS)に分けられている(図96-1)．

ONSは，「通常の食事に加えて，特別に医学的に目的のある食物の補強的な経口摂取」と定義されており，通常は液状タイプであるが，粉末状，デザート形式，バーのようなタイプも利用され，文献的にはちびちびと少しずつ飲む(sip feeds)ものと同義である．」と記載されている[3]．

ONSの臨床的効果には種々の報告があり，下部消化管手術における術前後のONSは，体重減少率を低下させマイナーな合併症の発生を減少させ[1]，高齢者の急性疾患に対しては，入院中のONSは栄養状態の改善や再入院の頻度を減少させる[2]．また，わが国では食道癌術後の著明な体重減少を認めた外来患者に半消化態栄養剤(エンシュア・リキッド® もしくはエンシュア®・H)を，1日1缶自由に経口摂取させることで，活動性の増加，QOLの向上，体重増加を認めた報告がある[4]．

ONSの経口投与量はさまざまであるが，通常の食事量に影響を与えないで摂取

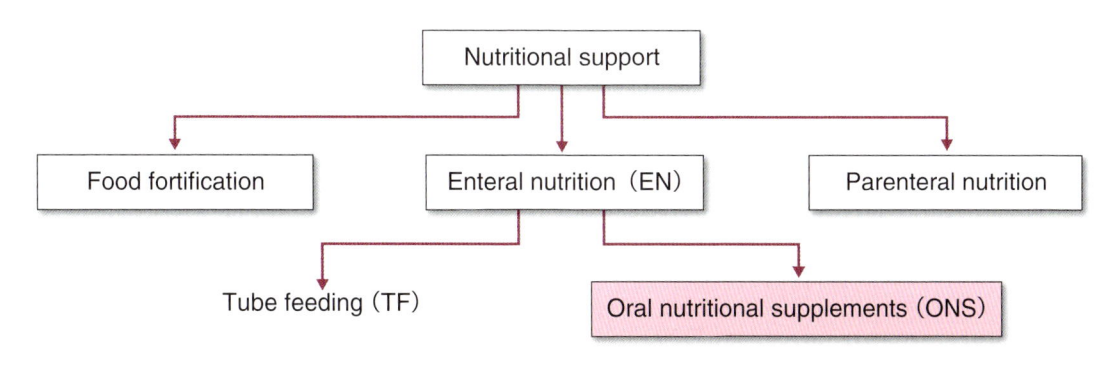

図96-1　栄養サポート(Nutrition support)の分類(ESPENガイドライン)

できる量がよいため，250〜600 mL/日程度で，1日エネルギー量として5 kcal/kg前後を増加させることが，活動性を増加させるために必要な最低エネルギーであると推察されている[4]．

栄養剤の種類としては，ONSは付加的な栄養剤投与であることから通常の半消化態栄養剤を使用すればよいと考えられる．また，外来通院患者や在宅患者に行う場合には，食品として販売されている栄養剤はコスト高となるため，薬品タイプの処方で提供できる栄養剤が患者負担を軽減するのでよい．

最近では，特定の栄養素を強化した特殊栄養剤を使用することもある．特に癌患者に対してエイコサペンタエン酸（eicosapentaenoic acid：EPA）を強化した特殊栄養剤の投与の報告がある．6カ月で5%以上の体重減少を認めた切除不能膵癌患者において，EPAを強化した濃厚流動食を2パック（1日あたり620 kcal，EPA 2.2 g）投与（実際には平均1.4パックの投与）により，体重増加と除脂肪体重（lean body mass：LBM）の増加が認められたと報告されている[5]．また，蛋白質やコラーゲン合成を促進する栄養成分，アルギニン，グルタミン，β-hydroxy-β-methylbutyrate（HMB）を含有する食品（アバンド™）が，褥瘡や熱傷[6]，縫合不全や創部哆開[7]の創傷治癒を促進すると報告されている．

ONSは，付加的な栄養補助であるため，通常の食事摂取量を落とさずに摂取できることが肝要である．そのため，患者の自発的な意志がないと継続することは困難である．医療者は当該患者におけるONSの意義，摂取方法などをエビデンスに基づいて詳細に説明し，内服を促すことが必要になる．また，医師のみの対応だけでは不十分であり看護師，栄養士の協力のもとでNSTなども利用しながらONSの継続を支援することが必要である．

（三松謙司）

文献

1) Smedley, F., Bowling, T., James, M. et al.：Randomized clinical trial of the effects of preoperative and postoperative oral nutritional supplements on clinical course and cost of care. *Br J Surg*, **91**：983-990, 2004.
2) Griballa, S., Forster, S., Walters, S. et al.：A randomized, double-blind, lacebo-controlled trial of nutritional supplementation during acute illness. *Am J Med*, **119**：693-699, 2006.
3) Lochs, H., Allison, S. P., Meier, R. et al.：Introductory to the ESPEN guidelines on enteral nutrition：terminology, definitions and general topics. *Clin Nutr*, **25**：180-186, 2006.
4) 池田健一郎, 木村祐輔, 岩谷 岳, 他：Oral nutritional supplements（ONS）の食道癌術後低栄養患者に対するQOL改善効果. 静脈経腸栄養, **23**：617-621, 2008.
5) Fearon, K. C. H., von Meyenfeld, M. F., Moses, A. G. W. et al.：Effect of a protein and energy dense n-3 fatty acid enriched oral suppluement on loss of weight and lean tissue in cancer cachexia：a randomized double blind trial. *Gut*, **52**：1479-1486, 2003.
6) 森脇久隆監修, 東口高志編集：創傷治癒経過記録集. Vol. 1, Nutrition Support Journal, 特別号：p6-45, 2011.
7) 斎野容子, 三松謙司, 川崎篤史, 他：術後縫合不全・創部哆開の創傷治癒遅延に対してCaHMB-βL-アルギニン-βL-グルタミン配合飲料（アバンドTM）の経口投与が有効であった1例. 静脈経腸栄養, **27**：945-949, 2012.

Q97 癌化学療法時の口内炎に対して有用な経腸栄養剤はありますか？

A グルタミンによる粘膜上皮修復作用とヒスチジンによる腸管炎症抑制作用は，口内炎の粘膜治癒効果に有用と考えられている．グルタミンとヒスチジンを含有するエレンタール®は，口内炎の治療と予防に有用な栄養剤である．

癌化学療法時の口内炎

口内炎は，癌化学療法を行っているときに，高頻度（30〜40％）に発現する副作用である．特に5-FU系抗癌剤投与時に顕著に現れる．

通常，強度の癌化学療法における口内炎の発現率は，5-FUを含まないレジメンの場合では平均10％以下であるが，5-FUを含むレジメンの場合，Grade 3の口内炎の発現率は平均15％以上になるとされている[1]．口内炎は疼痛により，食事摂取量を減らし，コミュニケーション機能を阻害し，QOL低下の重要な因子となり，また，化学療法の継続を妨げる因子にもなる．

癌化学療法時における口内炎の発生機序には，抗癌剤により発生した活性酸素によるDNA傷害および転写因子の活性化やサイトカインなどの産生によるアポトーシス誘導によって引き起こされる一次性と，抗癌剤による免疫機能低下が原因となる細菌，真菌等への感染によって引き起こされる二次性がある．このため，口内炎は，抗癌剤投与に伴い好中球数が減少（500〜1,000/μL以下）する3〜5日前から発生しやすくなる．

口内炎の発生は，口腔粘膜上皮の細胞周期と関連しており，一般的には抗癌剤投与後5〜10日で出現する．口腔粘膜は通常7〜14日サイクルで再生しており，回復までに通常2〜3週間を要するが，抗癌剤の種類や投与量，併用される治療法（放射線），患者の状態によって発生頻度や回復までの期間が異なる．

口内炎のリスクファクターには，口内炎を起こしやすい抗癌剤の種類，癌腫，治療内容，患者の状態がある（**表97-1**）．

口内炎の予防と治療

口内炎の予防で最も重要なのは口腔ケアである[2]．骨髄抑制を軽減防止，抗腫瘍効果を減弱させないように解毒をはかること，投与量・スケジュールの調整を行うことも予防対策になる．

口内炎の予防及び治療薬の処方例を（**表97-2**）に示す．

表 97-1　口内炎のリスクファクター

◆ 口内炎を起こしやすい抗癌剤
フルオロウラシル(5-FU など)，メトトレキサート(メソトレキセート®)など 他の抗癌剤においても，用量依存的に，あるいは他の因子と関連して高頻度に発現することがある．
◆ 口内炎を起こしやすい癌腫と治療内容
造血器腫瘍(固形癌に比べ強力な化学療法あるいは大量化学療法を行うことが多く，骨髄抑制の程度が強い) 頭頸部腫瘍(放射線療法との併用が多い) Grade 3/4 の発生率 乳癌 8%，大腸癌 6～8%，食道癌 46%，肺癌 6～9%，前立腺癌 14%，胃癌 8%，膵癌 14%，頭頸部がん 42%
◆ 口内炎を起こしやすい患者の状態
歯や歯肉の衛生状態不良(う歯，歯肉炎，義歯が合わないなど)，口腔内の清潔習慣，免疫能の低下(糖尿病の合併，ステロイドの使用)，ビタミン欠乏症など

エレンタール® の有用性

　アミノ酸には腸管機能や粘膜免疫に対するさまざまな効果がある(図 97-1)．エレンタール® には 17 種類のアミノ酸が含有されており，このうち，グルタミンは抗酸化作用と抗炎症作用を有し，口内炎や粘膜炎を軽減させると報告されている[3]．また，クローン病の粘膜治癒のメカニズムとしてグルタミンによる粘膜上皮の再生修復作用と，ヒスチジンによる腸管粘膜の炎症抑制作用[4]が動物実験で判明していることから，癌化学療法時の粘膜障害においても同様のメカニズムが期待されている．

　臨床的にも，大腸癌に対する化学療法(mFOLFOX や FOLFIRI)[5]や食道癌に対する化学療法(5-FU/シスプラチンもしくは 5-FU/ネダプラチン)[6]における口内炎治療と予防におけるエレンタール® の有用性が報告されている．エレンタール® には L-グルタミンが 1,932 mg/袋(80 g)含有されている．成人の 1 日の食事にはおよそ 4～5%(約 2,700 mg)のグルタミンが含まれているため，エレンタール® を 1 日 1 袋内服することでほぼ 1 日分のグルタミンを摂取できるとされている[6]．

　臨床例では 1 日 1 袋程度，1～2 週間の内服で口内炎の軽減が報告されているが，エレンタール® の投与量が多いほうが効果的で，口内炎の予防効果は用量依存性が認められている[5]．また，マーズレン®(アズレンスルホン酸ナトリウム)には L-グルタミンが 990 mg/包含有されており，エレンタール® 1 袋にマーズレン® 6 包(L-グルタミンとして 5,940 mg＋1,932 mg＝7,872 mg)を内服させている施設もある．エレンタール® の内服は風味の問題から継続することが困難な場合もあるが，効果についての十分な説明を患者に行うことやフレーバーの工夫，ゼリーにすることで内服を継続してもらうようにする必要がある．

表 97-2 口内炎の予防・治療の処方例

	薬剤(商品名)	剤形/用法	処方	効用
殺菌消毒薬	ポビドンヨード(イソジン® ガーグル)	含嗽	イソジン® ガーグル 2〜4 mL 水 約60 mL	口腔内粘膜の消毒、細菌、真菌、ウイルスに有効
	塩化デカリニウムトローチ(SP トローチ明治)	トローチ/口中で溶解		抗菌作用、感染予防、真菌に有効
抗真菌薬	アムホテリシンBシロップ(ファンギゾン® シロップ)	含嗽または塗布	ファンギゾン® シロップ 0.5〜10 mL 水 全量 500 mL	抗真菌作用、感染予防
消炎薬(非ステロイド)	アズレンスルホン酸ナトリウム・炭酸水素ナトリウム(含嗽用ハチアズレ®)	含嗽	含嗽用ハチアズレ® 1P(2 g) 水 100 mL	アズレン：抗炎症作用 炭酸水素ナトリウム：粘液溶解
	トラネキサム酸(トランサミン® 注 10%)	含嗽	トランサミン® 注 10% 1A(1 g) 水 全量 100 mL	抗炎症作用、抗プラスミン作用、止血作用
消炎薬(ステロイド)	トリアムシノロンアセトニド(アフタッチ®)	貼付		抗炎症作用、患部保護作用 注）口腔内に感染を伴う場合、免疫機能が低下している場合は原則として使用を控える
	トリアムシノロンアセトニド軟膏(口腔用ケナログ®)	軟膏/塗布		抗炎症作用 注）口腔内に感染を伴う場合、免疫機能が低下している場合は原則として使用を控える
	デキサメタゾン(デキサルチン® 軟膏(口腔用))	軟膏/塗布		抗炎症作用 注）口腔内に感染を伴う場合、免疫機能が低下している場合は原則として使用を控える

表 97-2 つづき

	薬剤（商品名）	剤形/用法	処　方	効　用
鎮　痛	塩酸リドカインビスカス（キシロカイン® ビスカス）	ビスカス/塗布		局所麻酔 激しい疼痛を伴う場合，食前・含嗽前に塗布するまたは，口内に含ませた後吐き出させる
	塩酸リドカイン液（キシロカイン® 液「4%」）	含嗽	キシロカイン® 液「4%」 5 mL 炭酸水素ナトリウム 10 g 水 全量 300～500 mL	キシロカイン®：局所麻酔 炭酸水素ナトリウム：粘液溶解
その他	アロプリノール錠（ザイロリック® 錠 100）	含嗽	ザイロリック® 錠 100 5 錠 CMC-Na 5 g 水 500 mL	抗癌剤による活性酸素発生時の中和作用
	メシル酸カモスタット錠（フオイパン® 錠）	含嗽	フオイパン® 錠 10 錠 単シロップ 50 mL 精製水 500 mL	抗癌剤による活性酸素発生時の中和作用
	ロイコボリンカルシウム注射剤（筋注用ロイコボリン®）	含嗽・含かん	筋注用ロイコボリン® 15 mL 水 全量 100 mL	ロイコボリン®：抗葉酸代謝拮抗薬 メトトレキサート療法時の口内炎予防，毒性軽減
	フィブリノリジン，デオキシリボヌクレアーゼ配合（エレース®）	含嗽	エレース® 3～6 V 水 300 mL	エレース®：病的産出物（血液凝固物，線維性産出物，壊死組織，膿汁）を溶解し，局所の清浄化および正常化し，治癒を促進
	アルギン酸ナトリウム（アルロイド G®）	含嗽・含かん		粘膜保護作用（本来は消化性潰瘍の粘膜保護・止血薬，粘膜保護の目的で口腔内に含ませる）
	氷片	クライオセラピー		抗癌剤による活性酸素の口腔粘膜への移行を減少
	エレース® アイスボール	クライオセラピー	エレース® 2 V 水 160 mL 製氷器にて球状に凍らせる	抗癌剤による活性酸素の口腔粘膜への移行を減少

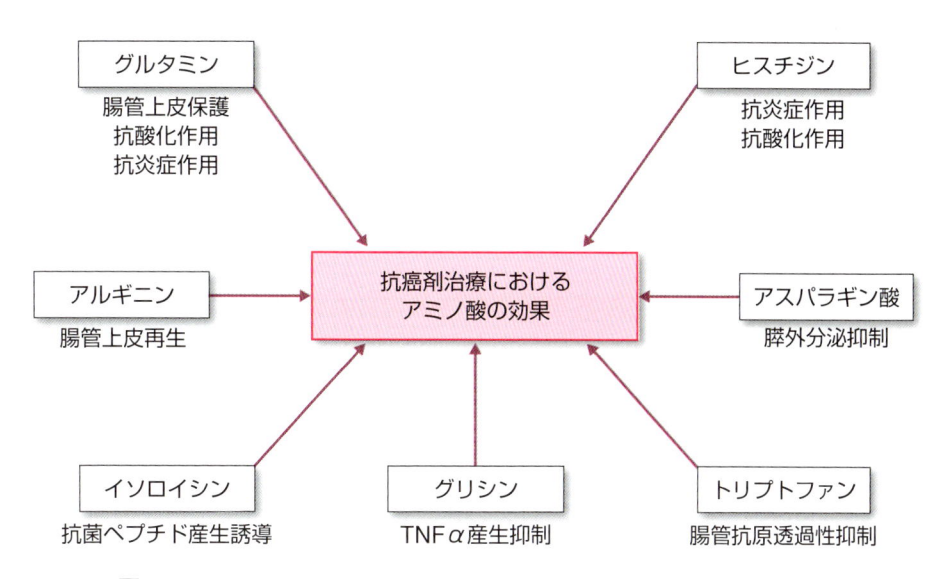

図 97-1 アミノ酸の腸管機能，粘膜免疫に対する効果(文献7)を改変)

（三松謙司）

文　献

1) Sonis, S. T., Elting, L. S., Keefe, D. et al.: Perspectives on cancer therapy-induced mucosal injury: pathogenesis, measurement, epidemiology, and consequences for patients. *Cancer*, **100**: 1995-2025, 2004.
2) 越野美紀，坂井千恵，小倉孝文，他：癌化学療法時の口腔ケアによる口内炎予防効果．癌と化学療法，**36**：447-451，2009．
3) Sharma, R., Tobin, P., Clarke, S. J.: Management of chemotherapy-induced nausea, vomiting, oral mucositis, and diarrhoea. *Lancet Oncol*, **6**: 93-102, 2005.
4) Andou, A., Hisamatsu, T., Okamoto, S. et al.: Dietary histidine ameliorates murine colitis by inhibition of proinflammatory cytokine production from macrophages. *Gastroenterology*, **136**: 546-574, 2009.
5) 緒方　裕，山口圭三，笹冨輝男，他：消化器がんの副作用としてのエレンタールの効用．経腸栄養をめぐる最近の話題．消化と吸収，**33**：346-351，2011．
6) 福井忠久，伊藤由理子，折原美佳，他：食道癌化学療法におけるエレンタールの口内炎予防・軽減効果についての検討．癌と化学療法，**38**：2597-2601，2011．
7) 田中善宏，緒方　裕，佐藤　弘監修：口内炎など消化器癌の副作用対策に成分栄養剤の利点を生かす．がんサポート，Vol. 91(11)，2010．

Q98 癌悪液質に有用な経腸栄養剤はありますか？

A 癌悪液質を改善できる有効な治療法は確立されていないが，n-3系脂肪酸（eicosapentaenoic acid：EPA）を高濃度に含有する特殊経腸栄養剤の有用性が報告[1-5]されている．

悪液質とは

悪液質（cachexia）はギリシャ語の kakos（bad）と hexis（condition）に由来し，生体が衰弱した状態を表す．悪液質は，悪性腫瘍，心不全，慢性肺疾患，炎症性疾患など多くの基礎疾患が原因となり，食欲不振，体重減少，全身衰弱，倦怠感などをおもな症状とする症候群である．しかし，悪液質の原因のすべては解明されておらず，世界的な統一基準も存在しなかった．

このため2006年に Cachexia Consensus Working Group により初めて悪液質の定義が提唱され「悪液質は，基礎疾患に関連して生じる複雑な代謝異常であり，体重と骨格筋の減少を認め，脂肪減少の有無は問わない．」と述べられている[6]．また，その診断基準も記されている（**表98-1**）．

特に，癌による悪液質を癌悪液質（cancer cachexia）といい，日本緩和医療学会では，癌悪液質は「悪性腫瘍の進行に伴って，栄養摂取の低下では十分に説明されない，るいそう，体脂肪や筋肉量の減少が起こる病態」と定義している．体重減少は，癌患者の15～40％に，進行癌患者の80％に認められるといわれており，

表98-1 成人における悪液質の診断基準

基礎疾患があり，12カ月以内に少なくとも5％以上の体重減少に加え，以下3項目を満たす．
・筋力低下
・倦怠感
・食欲不振
・生化学的異常
a）炎症マーカーの上昇（CRP，IL-6）
b）貧血（＜Hb 12 g/dL）
c）低アルブミン血症（＜3.2 g/dL）

進行胃癌や膵癌では体重減少は80％以上に認められる[7]．癌悪液質では，癌もしくは担癌宿主からサイトカイン（IL-1，IL-6など）や，lipid mobilizing factor（LPM）や proteolysis-inducing factor（PIF）というペプチドが放出されて，糖，脂肪，蛋白代謝に影響を及ぼし，筋肉の崩壊や脂肪の減少，体重減少を引き起こす．LPMは脂肪組織の分解を促進し，PIFは骨格筋蛋白の分解を促進して筋肉や脂肪を減少させる[8]．

癌悪液質は炎症と深くかかわりがある．癌細胞は炎症性サイトカインを放出し，癌患者における炎症を惹起している．癌が進行するに従い，サイトカインの放出は増加し細胞の水分調節を乱し，胸腹水の貯留，全身浮腫などを伴う悪液質の状態にいたる．癌による代謝異常，炎症さらに癌に対する治療がさまざまにかかわりあって悪液質が進行してゆくこととなる．

したがって，癌患者に対する炎症を軽減することが悪液質の進行を予防するために重要である．

癌悪液質による体重減少はなぜ起こる

癌悪液質による体重減少の原因は，食欲低下，エネルギー消費の亢進，代謝異常によるものである．食欲低下は，癌による消化管狭窄や腹水貯留による腹部膨満などの物理的状態も関係するが，特に血清レプチンというペプチドが関与している．レプチンは，視床下部にある食欲促進系ニューロンを抑制し，同時に食欲抑制系のニューロンを活性化して，食欲・体重抑制作用を発現するため，レプチンの減少は食欲を亢進させることになる．癌悪液質では，サイトカインがレプチン様のシグナルを視床下部に与えて，体脂肪が十分に蓄積しているような誤った食欲・体重調節応答が起こり，結果として体重減少にもかかわらず食欲低下が起こる[9]．

また，癌患者では安静時エネルギー消費量（REE）が亢進していると考えられており，特に肺癌や膵癌ではREEが増加するとされている．しかし，個体差が大きく一定の傾向は認めないとされている．さらに，癌組織では腫瘍細胞がブドウ糖を消費するため，ブドウ糖の取り込みが促進されており，このブドウ糖は低酸素下に乳酸に変換される．乳酸はさらにブドウ糖に再合成されるが，この回路はColiサイクルとよばれ，担癌状態ではこのColiサイクルの活性化により300 kcal/日が消費されることになり[8,9]，このエネルギー消費の亢進が体重減少の一因となっていると考えられている．

したがって，癌患者における体重減少を予防することが悪液質の進行を抑制するために重要である．

癌の栄養療法

癌患者の治療では，炎症の軽減と体重減少を予防することが悪液質の進行を予防するための重要なポイントである．そのためには多面的なアプローチが必要と

なるが，栄養療法は重要な治療法である．

　癌患者に対する栄養療法の是非について，以前より栄養投与が腫瘍の成長を促進するという懸念がもたれてきた．動物実験では静脈栄養が担癌動物の腫瘍増殖を促進するが，ヒト癌患者では不明である．栄養サポートを受けた120例と対照群84例を含む12編の論文の解析結果では，12編のうち7編では栄養サポートは腫瘍増殖を促進すると報告している[10]．しかし，栄養不良の癌患者は癌に対する治療に伴う合併症を引き起こす危険性が高く，治療が完遂できないことから予後不良となる危険性があり，このような場合には栄養療法は推奨されると考えられる．

　癌悪液質のエネルギー亢進状態に，エネルギー消費量に見合うだけのエネルギーを強制的に投与しても癌悪液質は改善しないとされている．食欲を促進させるためのさまざまな薬物療法が試みられており，ステロイド性抗炎症薬やプロゲステロンなどのホルモン製剤は食欲を増進し，メトクロプラミド（プリンペラン®）やモサプリドクエン酸塩（ガスモチン®），イトプリド塩酸塩（ガナトン®）は胃排出能を促進し早期満腹感を軽減する．また，漢方薬の六君子湯（リックンシトウ）は胃からのグレリンの放出を促進することで食欲を促進させる[11]．

■ 悪液質に対する経腸栄養

　悪液質患者に対する経腸栄養は，投与方法，投与量，投与栄養剤，合併症に注意する必要がある．

　投与方法では，可能であれば経口投与を選択する．経鼻経管栄養は，チューブ違和感や逆流による誤嚥の危険性があるため，経管栄養を行う場合には胃瘻（PEG）や腸瘻を選択するのがよいと思われる．しかし，胃瘻や腸瘻造設における合併症発生リスクと予後を考慮する必要がある．通常は予後が4週間以内であれば適応はないと考える．

　投与量は，経口投与では oral nutritional supplements（ONS）として食事に対する付加栄養と考えて250〜600 mL/日程度で十分と考えられる．経管栄養では患者の状態に合わせて決定するが，癌性腹膜炎による腸閉塞の合併を考慮して少量から経腸栄養ポンプを使用して投与するのが安全である．

　癌悪液質患者に有用な経腸栄養剤として，n-3系脂肪酸のエイコサペンタエン酸（eicosapentaenoic acid：EPA）を高濃度に含む濃厚流動食が報告されている．悪液質を伴う膵癌患者において，低下したエネルギー消費量を改善し，身体活動レベルを回復することが報告されている[1]．また，6カ月に5%以上の体重減少をきたした進行膵癌患者における大規模比較試験では，EPA摂取量と体重・除脂肪体重との間の関連が示されている[2]．

　食道癌手術における検討では，術前5日間，術後21日間のEPA強化濃厚流動食（プロシュア™）（EPA 2.2 g）の投与は，対象の栄養剤（エンシュア・リキッド®）投与に比較して合併症の発生に有意差はなかったが，除脂肪体重を維持すると報

告されている[3]．非小細胞肺癌での検討では，EPA を強化した濃厚流動食 2 パック（EPA 2.2 g）を投与することで，quality of life，performance status の向上と身体活動性の増加を認めたと報告されている[4]．わが国では，転移性乳癌患者において検討されており，EPA 強化濃厚流動食（プロシュア$_{TM}$）を 1 日 2 パック 3 カ月間，経口投与することで 1 カ月後の体重と筋肉量の増加を認め，女性の担癌患者で低下するとされている血清レプチンが上昇し健常化傾向を示したとの報告がある[5]．

しかし，2006 年の ESPEN ガイドライン[12]では，癌患者に対する EPA を含む免疫修飾栄養剤の使用は推奨されておらず，また 2007 年のコクランデータベース・システマティック・レビュー[13]でも，癌悪液質患者において EPA の有用性を示す十分なデータはなく，EPA を強化した栄養剤とプロゲステロンを併用した栄養剤投与の比較では，進行癌患者にみられる悪液質に関する症状の改善効果に差はないと報告されている．

このように現時点では EPA に明らかなエビデンスはないものの，前述のような癌悪液質に対する特殊栄養成分としての効果が注目されている．特に，CRP 高値の悪液質症例では，EPA を投与することで宿主の慢性炎症や癌細胞から産生される炎症性サイトカインを抑制し悪液質改善に効果が期待できる[14]．

さらに，近年，癌治療において分子標的薬が腫瘍から産生されるサイトカインを抑制し増殖を抑えるとして効果を発揮しているが，その作用機序は VEGF（vascular endothelial growth factor：血管内皮増殖因子）や EGFR（epidermal growth factor receptor：上皮細胞増殖因子・受容体）の中和抗体や受容体拮抗薬であり，増殖因子産生を抑制するものではない．

このため，分子標的薬の効果を相乗的に高めるためには，癌細胞からの増殖因子産生，炎症性サイトカインそのものを抑制する必要があると考えられている．EPA はこれら腫瘍増殖因子や炎症性サイトカインを抑制し，分子標的薬の効果を高め，癌患者の生存期間の延長にも寄与する可能性が示唆されている[15]．

（三松謙司）

文　献

1) Moses, A. W., Slater, C., Preston, T. et al.：Reduced total energy expenditure and physical activity in cachectic patients with pancreatic cancer can be modulated by an energy and protein dense oral supplement enriched with n-3 fatty acids. *Br J Cancer*, **90**：996-1002, 2004.
2) Fearon, K. C., Meyenfeld, M. F., Moses, A. G. W. et al.：Effect of a protein and energy dense n-3 fatty acid enriched oral supplement on loss weight and lean tissue in cancer cachexia：a randomized double blind trial. *Gut*, **52**：1479-1486, 2003.
3) Ryan, A. M., Reynolds, J. V., Healy, L. et al.：Enteral nutrition enriched with eicosapentaenoic acid(EPA)preserves lean body mass following esopghageal cancer surgery：results of a double-blinded randomized controlled trial. *Ann Surg*, **249**：355-363, 2009.
4) van der Meij, B. S., Langius, J. A., Spreeuwenberg, M. D. et al.：Oral nutritional supplements containing n-3 polyunsaturated fatty acids affect quality of life and functional status in lung

cancer patients during multimodality treatment：an RCT. *Eur J Clin Nutr*, **66**：399-404, 2012.
5) 三好和也，森田哲生，大浜　修，他：転移性乳癌患者における，エイコサペンタエン酸(EPA)強化濃厚流動食投与のおよぼす効果．静脈経腸栄養，**26**：1133-1140，2011．
6) Evans, W. J., Morley, J. E., Argiles J. et al.：Cachexia：A new definition. *Clin Nutr*, **27**：793-799, 2008.
7) Dewys, W. D., Begg, C., Lavin, P. T. et al.：Prognostic effect of weight loss prior to chemotherapy in cancer patients. Eastern Cooperative Oncology Group. *Am J Med*, **69**：491-497, 1980.
8) 中屋　豊：がんにおける糖質，脂質，蛋白質代謝．がん栄養療法ガイドブック．第2版，メディカルレビュー社，東京，2011，p27-37．
9) 網谷真理恵，小木曽和磨，網谷東方，他：がん悪液質の病態，臨床的側面から．がん緩和ケアにおける胸水・腹水管理．太田恵一朗編，真興交易医書出版部，東京，2010, p17-34．
10) Bozzetti, F, Mori, V.：Nutritional support and tumor growth in humans：a narrative review of literature. *Clin Nutr*, **28**：226-230, 2009.
11) Matsumura, T., Arai, M., Yonemitsu, Y. et al.：The traditional Japanese medicine Rikkunshito increases the plasma level of ghrelin in humans and mine. *J Gastroenterol*, **3**：300-307, 2010.
12) Arends, J., Bodoky, G., Bozzetti, F. et al.：ESPEN Guidelines on enteral nutrition：non-surgical oncology. *Clin Nutr*, **25**：245-269, 2006.
13) Dewey, A., Baughan, C., Dean, T. et al.：Eicosapentaenoic acid(EPA, an omega-3 fatty acid from fish oils)for the treatment of cancer cachexia. *Cochrane Database Syst Rev*, **24**；(1) CD004597, 2007.
14) Miki, C., Konishi, N., Ojima, E. et al.：C-reactive protein as a prognostic variable that reflects uncontrolled up-regulation of the IL-1-IL-6 network system in colorectal carcinoma. *Dig Dis Sci*, **49**：970-976, 2004.
15) 三木誓雄，毛利靖彦，楠　正人，他：癌治療における外科代謝栄養学の direct evidence の確立を目指して．外科と代謝・栄養，**45**：81-84，2011．

Q99 癌終末期の患者に対して経腸栄養は有用ですか？

A 栄養管理の原則は，腸が使用できるならば経口・経腸栄養を行うことであり，癌終末期患者においても，患者や家族の要望を聞きながら，できるだけ経口・経腸栄養を行い，静脈栄養は補助的に使用する．経腸栄養を施行する際には，その投与ルートは十分に考慮するべきである．

癌終末期の定義については一定の見解はないが，「癌縮小による延命のための治療」から，「症状の緩和および患者の quality of life の向上のための治療」に移行する頃から癌終末期とわれわれは考える．癌の進行により静脈栄養療法の効果は低下し，逆に悪影響を与えることがある．そのため癌終末期における経腸栄養管理の理解は不可欠である．適切な経腸栄養管理を行うことにより，癌終末期患者の肺炎などの感染症や褥瘡などの合併が減少することが報告されている[1,2]．

癌終末期患者の栄養障害

1）悪液質
癌の進行により不可逆的な代謝障害を起こす．
- 耐糖能障害→低血糖症状
- 骨格筋の蛋白合成の低下および分解の亢進→筋力の低下
- 脂肪組織の異化亢進および合成の低下→臓器障害など

以上の病態により，コントロール不能な全身浮腫や腹水，胸水などをきたす．

2）消化管閉塞
- 上部消化管（食道，胃，十二指腸）の閉塞による摂食量の低下が原因の栄養障害であれば，空腸瘻などの経腸栄養などで改善する場合がある．
- 小腸，大腸の閉塞による栄養障害の場合，経口摂取や経腸栄養は困難である．

3）悪心・嘔吐
- 化学療法の副作用によるもの
- 脳転移などによる頭蓋内圧亢進によるもの
- 高カルシウム血症によるもの

4）多臓器転移
- 肝転移による肝不全
- 腎不全など

表 99-1　末期癌患者の輸液・栄養管理－悪液質を伴わない症例－

1．水分投与量：25～35 mL/kg 体重/day（およそ kg 体重あたり 30 mL/day）
　　　　　　　注：一般症例；30～40 mL/kg 体重/day（およそ kg 体重あたり 35 mL/day）
2．必要エネルギー（kcal/day）：基礎代謝消費量（BEE）×活動因子（AF）×侵襲因子（SF）
　　　　　　　　　　　　　　　　　　　　　　　　　BEE：Harris-Benedict の式より算出
　　　　　　男性：66＋（13.7×体重 kg）＋（5.0×身長 cm）－（6.8×年齢）
　　　　　　女性：655＋（9.6×体重 kg）＋（1.7×身長 cm）－（4.7×年齢）
　　　　　　AF＝1.0～1.8（ベッド上安静→1.0，歩行可能→1.2，労働→1.4～1.8）
　　　　　　SF＝1.0～2.0（生体侵襲度・重症度に応じて判定：担癌症例→1.2 以上）
3．蛋白（アミノ酸）投与量（g/day）：体重（kg）×侵襲因子（SF）；必須アミノ酸を含む
4．脂肪投与量（g/day）：（必要エネルギーの 20～50%）×1/9；（0.5～1.0 g/kg 体重）；必須脂肪酸を含む
　　　　　　脂肪 1 g＝9 kcal として算出，経静脈栄養における脂肪投与速度；0.1～0.2 g/kg
　　　　　　体重/hr
5．糖質投与量（g/day）：［必要エネルギー（kcal/day）－アミノ酸投与量（kcal/day）
　　　　　　　　　　　　－脂肪投与量（kcal/day）］×1/4
　　　　　　糖質 1 g＝4 kcal として算出
　　　　　　NPC/N（非蛋白カロリー/窒素量）：150～200；腎不全では 300～500
6．ビタミン・微量元素投与量：1 日必要量＋欠乏量

　　　　　　原則：経口投与　→　やむをえない場合のみ：経腸・静脈栄養を併施

（藤田保健衛生大学外科・緩和医療学講座）（文献 1）より）

癌終末期患者に対する栄養管理

1）経腸栄養投与経路

癌終末期では，代謝の変化により中心静脈栄養による合併症が通常より多くなり，その有用性もほとんど認められていない．したがって消化管閉塞や患者の病態などにより経腸栄養が不可能でないかぎり，経口・経腸栄養を基本とする．投与経路については，経鼻胃管，胃瘻（PEG），空腸瘻の造設が必要で患者の病状などを考慮して選択する．

2）癌終末期患者に対する栄養管理（**表 99-1，2**）[1]

① 癌終末期には臨床的な悪液質の出現時期とほぼ一致してエネルギー消費量が低下する[3]．

② 悪液質を伴わない症例では，原則経口摂取として，水分投与量は 25～35 mL/kg/日，必要エネルギー量は，Harris-Benedict の式より基礎代謝消費量（BEE）を算出して，活動因子，侵襲因子を掛けて算出する．

表 99-2　末期癌患者の輸液・栄養管理—悪液質を伴う症例—

A．経口摂取可能症例
1．緩和ケア食：好きな食事・食べられる食品を個人対応で提供
2．本人の理解・承認が得られる場合：
　　　①ビタミン・微量元素剤
　　　②高脂肪高蛋白栄養剤（肺転移・呼吸障害合併例）
　　　③GFO®：グルタミン・水溶性ファイバー・オリゴ糖（摂食不良症例，免疫能低下例，麻薬投与例）
　　　④分岐鎖アミノ酸・グルタミン製剤（筋萎縮・四肢だるさ発症例）

B．経口摂取不能症例
1．本人・家族の希望：①強制的な輸液・栄養補給実施せず
　　　　　　　　　　②間欠的輸液（末梢静脈栄養；ヘパリン/生理食塩水ロック）
　　　　　　　　　　③持続的輸液（末梢静脈栄養/中心静脈栄養；長期ルート保持困難例）
2．水分投与量：15〜25 mL/kg 体重/day（およそ kg 体重あたり 20 mL/day；500〜1,000 mL/day）
　　注：口渇対策；輸液に頼らず口腔ケアをかねて緑茶スプレー（カテキン効果）を実施
3．投与エネルギー（kcal/day）：5〜15 kcal/kg 体重/day（およそ 200〜600 kcal/day）
4．投与栄養素：①糖質が中心
　　　　　　　②必要に応じてアミノ酸（分岐鎖アミノ酸）・必須脂肪酸を少量投与
5．ビタミン・微量元素：1 日必要量＋欠乏量投与（口内炎，褥瘡発生予防のため）

悪液質：高度癌進展による全身衰弱，コントロール不能な胸水・腹水，全身の浮腫合併例

（藤田保健衛生大学外科・緩和医療学講座）（文献 1）より）

③ 一般に悪液質とは，癌の進行により不可逆的な代謝障害を起こし，コントロール困難な体液過剰状態を示す．悪液質の出現時期とほぼ一致してエネルギー消費量が減少することが報告されている[1,2]．

④ 経口摂取が可能な症例については，患者本人の希望に応じる（対応食）．EPA 配合栄養機能食品（プロシュア™）を併用することで，栄養補給だけでなく，炎症性サイトカイン産生が抑制され癌悪液質時の免疫機能が改善されたと報告されている[3]．

⑤ 経口摂取が困難である症例については，経腸栄養の導入を検討する．その際の水分投与量は 15〜25 mL/kg/日，必要エネルギー量は 5〜15 kcal/kg/日とし，糖質を中心とする．

⑥ ビタミン・微量元素は，口内炎や褥瘡予防のために 1 日必要量を投与する[2]．

（川崎篤史，三松謙司）

文 献

1) 東口高志, 伊藤彰博, 定本哲郎, 他：癌緩和医療における輸液・栄養管理. コンセンサス癌治療, **7**：162-165, 2008.
2) 東口高志, 森居 純, 伊藤彰博, 他：全身症状に対する緩和ケア. 外科診療, **96**：934-941, 2007.
3) 三木誓雄, Donald McMillan, 毛利靖彦, 他：癌患者の栄養管理：癌悪液質患者の生存期間延長を目的とする EPA 配合栄養機能食品プロシュア™の分子標的免疫栄養療法としての意義. *Nutrition Support Journal*, **23**：11-15, 2009.

Q100 在宅経腸栄養に移行する際の注意点は何ですか？

A 在宅経腸栄養では，在宅における医療制度の特徴から，使用する栄養剤，物品に制限があるため，患者の経済的負担にならないように十分注意する必要がある．

在宅で経腸栄養を行うことを在宅経腸栄養法（home enteral nutrition：HEN）という．病院から在宅へ移行して経腸栄養を行う場合には，まず，患者の行く場所と経腸栄養を行う環境を把握する必要がある．自宅か，リハビリ病院か，療養病床か，介護施設かなど行く場所によって経腸栄養を管理する介護者が大きく異なり，それぞれに合わせた指導や配慮が必要になってくる．

在宅経腸栄養における医療請求項目は，病院でのものと異なることが多いため，在宅と病院での医療制度の違いを理解しておくことは，患者に大きな自己負担をかけないためにも重要である．

在宅医療で請求できる管理料は栄養剤の種類によって異なる（**表100-1**）[1]．在宅療養指導管理料の1つに在宅成分栄養経管栄養法指導管理料（2,500点/月）がある．これは，在宅成分栄養経管栄養法に関する指導管理を行った場合に算定するもので，栄養素の成分の明らかなもの（アミノ酸，ジペプチドもしくはトリペプチドをおもな蛋白源とし，未消化態蛋白を含まないもの）を用いた場合のみであり，単なる流動食の経管栄養は算定できない．

したがって，成分栄養剤（エレンタール®）や消化態栄養剤（ツインライン®など）を投与している患者が対象になる．この在宅成分栄養経管栄養法指導管理料

表100-1　栄養剤の種類と在宅管理料算定

	濃厚流動食 半消化態栄養剤	消化態・ 成分栄養剤
在宅療養指導管理料	在宅寝たきり患者処置指導管理料 （1,050点/月）	在宅成分栄養経管栄養法指導管理料 （2,500点/月）
注入ポンプ	算定不可	注入ポンプ加算 （1,250点/月）
ボトル・チューブ・ その他消耗品	算定不可	栄養管セット加算 （2,000点/月）

には，注入ポンプ加算(1,250点/月)と栄養管セット加算(2,000点/月)が請求でき，在宅で経腸栄養ポンプを使用する場合には請求が可能で，また，経管栄養にかかる栄養管セットやイルリガートルを物品として請求できる．

しかし，これらは成分栄養剤・消化態栄養剤を使用している患者しか請求できないことに注意が必要である．これらの管理料加算を請求するには，入院中に半消化態栄養剤を使用していても在宅では成分栄養剤や消化態栄養剤に変更して投与せざるをえない．

一方，半消化態栄養剤(ラコール®，エンシュア・リキッド® など)や濃厚流動食を投与している患者では，在宅寝たきり患者処置指導管理料(1,050点/月)を請求することになる．これは，在宅患者にかかわるさまざまな処置に対して請求できるもので，寝たきり状態もしくはそれに準ずる患者に対して請求でき，内容としては，創傷・褥瘡の処置，導尿や膀胱留置カテーテル，喀痰吸引などが含まれ，通常の経腸栄養管理費用もこれに含まれる．

したがって，経鼻胃管や胃瘻に必要とされる栄養カテーテル(経鼻胃管チューブやPEG)を除いたイルリガートルや接続チューブなどの費用もこれに含まれる．これら経管栄養にかかわる物品は患者負担ではなく，医療機関が支給するものとされているため，1,050点/月で収まるようにするためには栄養管理物品の支給はかなり限定したもののみになってしまう．

以上のように，在宅で成分栄養剤もしくは消化態栄養剤を使用すれば，ポンプ加算やチューブやボトルなどの消耗物品まで加算請求でき，合計5,750点/月になるのに対して，半消化態栄養剤を使用した場合には，1,050点/月のみしか請求できない．このため，在宅経腸栄養に移行する場合には，使用栄養剤を十分吟味する必要がある．

また，栄養剤に関して，入院中は，食品に分類される経腸栄養剤を食費の範囲で使用するのが一般的である．在宅で食品扱いの栄養剤を使用すると，栄養剤の価格は全額患者負担となることから月に約4万円が患者負担になってしまう．一方，薬剤は患者負担が一般には3割であるため，食品の栄養剤よりも経済的負担は軽減される(Q47参照)．

したがって，在宅では薬品の栄養剤(エンシュア・リキッド®，ラコール® など)を使用することが多くなり，また，先ほどの管理加算を考慮すると成分栄養剤か消化態栄養剤を使うことが多くなると思われる．

在宅医療の制度上，投与する栄養剤によって患者負担が大きく異なるため，十分な配慮が必要である．

(三松謙司)

文　献

1) 吉野浩之, 吉野真弓, 水田耕一, 他：経腸栄養について在宅医療職が知っておきたいこと. 訪問看護と介護, **11**：994-1003, 2006.

おわりに

　私は，外科医として多くの癌患者さんの治療に携わり，治すためには何が必要かを考え続けてきました．根治度が高く合併症のない手術を目指すことは自明の理ですが，手術だけでは治癒が見込めない癌患者さんに対しては，発展著しい化学療法が必要であると考えました．そこで，2006年に当院に外来化学療法を開設しました（2012年4月に新装）．さらに，手術関連合併症の予防や治療，化学療法を継続するためには栄養管理が大切であることに気づき，NST活動において経腸栄養をメインに取り組んできました．

　その取り組みのなかで，手術による縫合不全，呼吸器合併症に対して経腸栄養を行うことで劇的に状態が改善した症例を経験しました．また，NSTの回診で，他科の患者さんの栄養管理に協力することで，重症の呼吸器感染症や脳血管疾患の患者さんが，経腸栄養により栄養状態が改善したばかりでなく，経口摂取が可能となった症例を経験させていただくことができました．このように実臨床を通して，栄養管理の大切さを実感できたことは大きな喜びであり，財産だと感じています．

　チーム医療の推進が掲げられる昨今の医療体制において，NSTはその先駆けとなりチーム医療活動を行ってきました．本書を通じて，一人でも多くの栄養管理に興味をもつ医療者が増えること，さらにNSTを含めたチーム医療の根幹を担える若手医師が台頭してくれることを願ってやみません．

　本書刊行に際し，医歯薬出版の関係各位に心より感謝申し上げます．

　そして最後に，日々の診療から本書の執筆に関して助言いただきました当院の大井田尚継外科主任部長ほか，外科スタッフ，病棟看護師，NST委員会の方々に感謝申し上げます．

三松　謙司

和文索引

〈あ〉

アーガイルニューエンテラルフィーディングチューブ　18
アクアサポート®　220
アノム®　102
アバンド™　242
アミノグリコシド系薬　179
アミノフィール®　190, 192
アミノレバン®　96
アミノレバン®EN　190
アルギニン　99, 242
亜鉛　169, 171, 244
悪液質　254

〈い〉

イーラス　216
イムン®a　102
イルミネーションテスト　42
イントロデューサー法　36
インフォームド・コンセント　47
胃食道逆流　150
胃食道逆流現象　202
胃食道逆流症　202
胃全摘術後　230
胃内投与　78
胃瘻　4, 154
胃瘻カテーテル交換法　40
胃瘻チューブ　130
意識障害　7
咽頭炎　20

〈え〉

エネルギー投与量　238
エレファントノーズ型固定　19
エレンタール®　92, 208, 225, 250
エンシュア・H　96, 229
エンシュア・リキッド®　96, 229
エンテロノン®-R　177
エントモール®　177
栄養カテーテル　4
栄養サポート　247
液体栄養剤　125
炎症期　242
炎症性腸疾患　7, 92
嚥下運動　150
嚥下訓練　159
嚥下障害患者　154

〈お〉

オキシーパ®　193
オリゴ糖　106
悪心・嘔吐　259

〈か〉

カード化　24
カームソリッド　129
カイモラール　26
カテーテル感染　1
カテーテルチップシリンジ　71, 72
カフなしカテーテル　159
カルニチン　185
下部食道昇圧帯　202
加圧バッグ　126
過敏性腸症候群　141
潰瘍性大腸炎　206
外部ストッパー　33
核酸　99
完全静脈栄養　224
肝障害　7
肝不全用経腸栄養剤　96
間欠的口腔-胃経管栄養法　154, 156
間欠的口腔-食道経管栄養法　154
間歇投与　76
感染性合併症　47
簡易懸濁法　173, 175
癌悪液質　254
癌化学療法　249
癌終末期　259

〈き〉

気管切開患者　159
気管内誤挿入　20
気胸　1
基礎エネルギー量　67
器械的合併症　133
機能性便秘　143
逆流性食道炎　20
吸収不良症候群　7
穹窿部　27
急性呼吸窮迫症候群　193
急性呼吸不全　193
急性膵炎　7, 210
急性肺障害　193
局所の感染徴候　48

巾着縫合　28
筋蛋白崩壊　1, 2
禁忌（PEGの）　31
禁忌（経腸栄養の）　8

〈く〉

クローン病　204
グアーガム　2
グルセルナ®-Ex　187
グルタミン　99, 243, 249
空腸内投与　79
空腸瘻　4, 58
空腸瘻チューブ　60

〈け〉

下痢　137, 139
外科的胃瘻　27
外科的胃瘻造設方法　27
外科的空腸瘻　58
外科的切除　56
経胃瘻的空腸栄養　62
経管栄養カテーテル交換法　40
経口抗癌剤　181
経口摂取　4, 159
経口摂取困難患者　152
経口補水液　220
経口補水療法　220
経腸栄養アクセス　4
経腸栄養剤　10, 76, 89
経腸栄養剤に起因する便秘　145
経腸栄養投与経路　6, 260
経腸栄養投与チューブ　75
経腸栄養ボトル　71
経腸栄養ポンプ　72, 80
経腸栄養輸液セット　71
経皮胃瘻　58
経皮経胃瘻の空腸瘻造設術　62
経皮経食道胃管挿入術　64
経皮内視鏡的胃瘻造設術　30, 64
経鼻胃管　12, 58
経鼻胃管チューブ　14
経鼻胃経管栄養法　154
経鼻栄養チューブ　16
経鼻経管栄養法　4
経鼻経管チューブ留置　157
経瘻孔法による栄養法　4
痙攣性便秘　145
頸部前屈　14
血液凝固期　242

267

〈こ〉

血中 DAO　105
呼吸不全　7
誤嚥　150
誤嚥性肺炎　20, 76, 86
誤嚥の徴候　48
誤接続　20
誤接続防止コネクター　20
口腔ケア　86
口腔ケアの徹底　48
口内炎　249
甲状軟骨　15
交換間隔（PEG カテーテルの）　40
抗酸化物質　101
後輪状披裂筋　22

〈さ〉

サルコペニア　45
サンエット®-GP　102
細菌汚染　140
細径チューブ　16
最小発育阻止濃度　179
在宅経腸栄養　263
在宅経腸栄養法　263
三大栄養素　67
酸化ストレス　171

〈し〉

シリコン　16
シンバイオティクス　109
ジェジュノストミイカテーテル　59
自然食品流動食　89
弛緩性便秘　145
脂質　67
脂溶性ビタミン　168
次亜塩素酸ナトリウム　26
耳管閉塞　20
自己抜去　20
事故抜去の可能性　49
重症外傷　7
重症急性膵炎　9, 210
重症熱傷　7
出血の徴候　48
術前栄養管理　213
小腸広範囲切除　239
消化管外瘻　7, 9
消化管生理機能　1, 2
消化管閉塞　259
消化管ホルモン分泌　1

消化管縫合不全　7
消化管瘻　4
消化器系合併症　132
消化吸収障害　94
消化酵素剤　26
消化態栄養剤　89, 225
消毒　51
硝酸銀焼灼　56
上顎固定　19
食道入口部粘膜　22
食道癌　7
食道クリアランス　202
食道切除術　227
食道瘻　4
食物繊維　2, 111
梅瘡　242
診断群分類　115
人工濃厚流動食　89
腎疾患　183
腎障害　7

〈す〉

スキンケア　51
ステロイド軟膏塗布　56
ストレス係数　68
スピーチカニューレ　160
水溶性食物繊維　106
膵外分泌能低下　94
膵癌　7
膵頭部十二指腸切除術後　232

〈せ〉

セファロスポリン系薬　179
セブンイー®・P　26
セレン　169, 171
生菌製剤　141
成熟期　242
成分栄養　225
成分栄養剤　9, 89
接続ルート　71
絶対的禁忌（PEG の）　32
洗浄　51
穿刺アプローチ　42
選択的消化管除菌法　211
全身性炎症反応症候群　228

〈そ〉

早期経腸栄養　218, 224
相対的禁忌（PEG の）　32
造設部位のマーキング　48
増殖期　242
増粘剤　125

〈た〉

タピオン® a　189
ダンピング症候群　135
多臓器転移　259
代謝亢進　2
代謝亢進状態　7
代謝合併症　132
体重減少　255
耐性乳酸菌製剤　177, 179
大腸癌　208
脱胃瘻　44
胆汁うっ滞　1, 2
蛋白　67
蛋白質　69
蛋白質強化製品　244
短腸症候群　7, 9, 92, 94, 239

〈ち〉

チューブ型　33
チューブ断裂　20
チューブ閉塞　20
チューブ閉塞原因　24
中耳炎　20
腸管炎症抑制作用　249
腸管関連リンパ組織　1
腸管粘膜萎縮　1
腸管免疫能　1, 2
腸蠕動運動　1
腸瘻　154
直腸性便秘　145

〈つ〉

追加水　76, 82

〈て〉

ティーエスワン®配合カプセル　181
ティーエスワン®配合顆粒　181
ティッシュこより　52
テトラサイクリン系薬　179
ディムベスト®　189
低 Na 血症　162
低アルブミン血症　141, 142, 148
鉄　169, 244
点滴スタンド　71

〈と〉

投与速度（経腸栄養の）　78
投与量（経腸栄養の）　78
糖質　67

糖尿病　7, 187
糖尿病用経腸栄養剤　187, 197
銅　169, 171
特殊栄養成分強化製品　245

〈な〉
ナリジクス酸　179
内部ストッパー　33

〈に〉
入院時食事療養費　115

〈ね〉
粘膜上皮修復作用　249

〈の〉
脳血管疾患　7
脳血管障害患者　199
濃厚流動食　89

〈は〉
ハイアウトプット　9
バクテリアルトランスロケーション　224
バルーン型　33
バンコマイシン　141
バンパー型　33
バンパー・チューブ型　130
パイエル板　1
パンクレアチン　26
廃用症候群　86
撥水クリーム　53
半固形化栄養材　117, 119, 125, 127
半固形化栄養材短時間注入法　122
半消化態栄養剤　89, 96

〈ひ〉
ヒスチジン　249
ビオフェルミン®R　177
ビタミンA　243
ビタミンB_1　243
ビタミンC　243
ビタミンE　243
ビタミンK欠乏　200
ビタミン欠乏　166
皮膚清拭剤　53
皮膚洗浄剤　30
皮膚被膜剤　53
皮膚保護剤　53

非破裂型穿刺バルーン　64
微量元素　169
微量元素欠乏　169
微量元素・ビタミン強化製品　245
鼻翼壊死　20
鼻翼潰瘍　20
必要脂質量　69
必要水分量　70
必要糖質量　70
必須脂肪酸欠乏　240

〈ふ〉
フィーディングチューブ　21, 77
フラッシング　24
プル・プッシュ法　36
プルモケア®-Ex　193, 196
プレバイオティクス　107
プロバイオティクス　107
不顕性誤嚥　202
不良肉芽　56
普通流動食　89
副鼻腔炎　20
腹腔鏡補助下経皮内視鏡的胃瘻造設術　27
腹腔内誤挿入の徴候　49
腹部膨満　147, 148
腹膜炎の徴候　48
分岐鎖アミノ酸　197

〈へ〉
ヘパスⅡ　190
ヘパンED®　92, 190
ベリチーム®　26
ペクチン　2
ペニシリン系薬　179
ペプタメン®AF　193
ペプチーノ®　209, 225
ヘパスⅡ®　192
閉鎖式栄養剤　226
便秘　143, 200
便秘への対応　48

〈ほ〉
ホエイペプチド　100
ボタン型　33
ポリウレタン　16
ポリ塩化ビニル　16
ポリオレフィン　16
ポリブタジエン　16
保護　52

補助栄養素　237
補助経管栄養投与　154
放射線性腸炎　7
縫合不全　235
縫合不全発生時　235

〈ま〉
マクロライド系薬　179
慢性呼吸不全　193, 195

〈み〉
ミキサー食　89

〈め〉
メトロニダゾール　141
明治インスロー®　189
明治メイバランス®R　85
免疫増強栄養剤　102
免疫増強経腸栄養剤の周術期投与　213
免疫調整栄養剤　102

〈や〉
薬剤性腸炎　141

〈ゆ〉
指サイン　42

〈ら〉
ライフロン®-QL　193, 197
ラコール®　96, 102
ラックビー®R　177, 179

〈り〉
リーナレン®LP　183
リーナレン®MP　183
リーバクト®　190, 192
リソース®・グルコパル®　189
リフィーディング症候群　136

〈れ〉
レティナ　160
レナウェル®3　183
レナウェル®A　183
レベニン®　177
連結チューブ　126

〈ろ〉
瘻孔部感染　54

269

欧文索引

⟨A⟩
acute lung injury　102
acute respiratory distress syndrome　102
ALI　102, 193
ARDS　102, 193
ASPEN ガイドライン　6

⟨B⟩
β-ヒドロキシ-β-メチル酪酸　243
bacterial translocation　1
BEE　67

⟨C⟩
curd 化　24

⟨D⟩
DAO　105
decision tree　12
diagnosis procedure combination　115
diamine oxydase　105
DIMS　189
DPC　115
dumping syndrome　135

⟨E⟩
ED　92
eicosapentaenoic acid　254
elemental diet　92
enhanced recovery after surgery　216
EPA　254
ERAS　216
ERAS プロトコル　216
ESPEN　216

⟨F⟩
finger push test　42
fornix　27

⟨G⟩
GALT　1
gastro-esophageal reflex disease　202
GERD　202
GFO®　105
GFO® 投与　141

⟨G⟩ (cont.)
glutamine-fiber-oligosaccharide (GFO) enteral formula　105
gut associated lymphoid tissue　1

⟨H⟩
Harris-Benedict の式　67, 228
HEN　263
HMB　243
home enteral nutrition　263

⟨I⟩
IED　102
immune-enhancing diet　102
immunonutrition　99
IMPACT®　102
IOE　154
IOG　156

⟨L⟩
laparoscope assisted PEG　27
LAPEG　27

⟨M⟩
mechanical loading　230
MEIN　102
MIC　179
minimum inhibitory concentration　179

⟨N⟩
n-3 系脂肪酸　100, 254
Na⁺-ブドウ糖共輸送機構　221
nasogastric tube syndrome　22
Needle catheter jejunostomy　59
needle catheter jejunostomy　58

⟨O⟩
ONS　247
oral nutritional supplements　229, 247
oral rehydration solution　220
oral rehydration therapy　220
ORS　220
ORT　220
OS-1®　82, 129, 220
Oxepa®　102

⟨P⟩
PEG　27, 30, 64

PEG-J　62
Peptamen® AF　102
percutaneous endoscopic gastrostomy　30
percutaneous endoscopic gastrostomy with jejunal extension　62
percutaneous endoscopic gastrstomy　64
percutaneous transesophageal gastrotubing　64
Prosure™　102
PTEG　64

⟨R⟩
ready-to-hang　226
ready-to-hang 製剤　71, 84
refeeding syndrome　136
RFB　64
RTH　226
RTH 製剤　71, 84
rupture-free baloon　64

⟨S⟩
sarcopenia　45
SDD　211
selective decontamination of the digestive tract　211
SGLT 1　221
SIRS　228
sodium-dependent glucose transporter 1　221
Stamm 法　27
systemic inflammatory response syndrome　228

⟨T⟩
TGJ　62
The European Society for Clinical Nutrition and Metabolism　216
total parenteral nutrition　224
TPN　224
transgastrostomal jejunal　62
transillumination test　42

⟨W⟩
Witzel 法　27

【編者略歴】

三　松　謙　司
みまつけんじ

1968 年 8 月	和歌山県生まれ
1995 年 3 月	日本大学医学部卒業
1995 年 5 月	日本大学医学部付属板橋病院(第一外科入局)
2000 年 3 月	公立阿伎留病院(外科医長)
2001 年 3 月	日本大学医学部大学院卒業(博士課程)
2001 年 5 月	横須賀市立市民病院(外科医員)
2002 年 4 月	社会保険横浜中央病院(外科医長)
2004 年 4 月	社会保険横浜中央病院(化学療法科部長兼外科医長)
2008 年 3 月	社会保険横浜中央病院(化学療法科部長兼 NST 部長兼外科医長)
2008 年 4 月	日本大学医学部兼任講師

現在に至る

経腸栄養　100 の疑問　　ISBN978-4-263-73145-1

2012 年 9 月 25 日　第 1 版第 1 刷発行
2013 年 3 月 20 日　第 1 版第 2 刷発行

監修者　大井田尚継
編　者　三　松　謙　司
発行者　大　畑　秀　穂
発行所　医歯薬出版株式会社

〒113-8612　東京都文京区本駒込 1-7-10
TEL.（03）5395-7641（編集）・7616（販売）
FAX.（03）5395-7624（編集）・8563（販売）
http://www.ishiyaku.co.jp/
郵便振替番号　00190-5-13816

乱丁，落丁の際はお取り替えいたします　　印刷・三報社印刷／製本・榎本製本
Ⓒ Ishiyaku Publishers, Inc., 2012. Printed in Japan

本書の複製権・翻訳権・翻案権・上映権・譲渡権・貸与権・公衆送信権（送信可能化権を含む）・口述権は，医歯薬出版(株)が保有します．
本書を無断で複製する行為（コピー，スキャン，デジタルデータ化など）は，「私的使用のための複製」などの著作権法上の限られた例外を除き禁じられています．また私的使用に該当する場合であっても，請負業者等の第三者に依頼し上記の行為を行うことは違法となります．

JCOPY ＜（社）出版者著作権管理機構　委託出版物＞
本書を複写される場合は，そのつど事前に（社）出版者著作権管理機構（電話 03-3513-6969，FAX　03-3513-6979，e-mail:info@jcopy.or.jp）の許諾を得てください．